中医名家名师讲稿丛书
第四辑

姜建国伤寒论讲稿

姜建国　著

人民卫生出版社

图书在版编目（CIP）数据

姜建国伤寒论讲稿/姜建国著．—北京：人民卫生出版社，2015

（中医名家名师讲稿丛书．第4辑）

ISBN 978-7-117-21691-3

Ⅰ.①姜…　Ⅱ.①姜…　Ⅲ.①《伤寒论》—研究

Ⅳ.①R222.29

中国版本图书馆 CIP 数据核字（2015）第 259185 号

| 人卫智网 | www.ipmph.com | 医学教育、学术、考试、健康，购书智慧智能综合服务平台 |
| 人卫官网 | www.pmph.com | 人卫官方资讯发布平台 |

中医名家名师讲稿丛书·第四辑

姜建国伤寒论讲稿

著　　者：姜建国

出版发行：人民卫生出版社（中继线 010-59780011）

地　　址：北京市朝阳区潘家园南里 19 号

邮　　编：100021

E - mail：pmph @ pmph. com

购书热线：010-59787592　010-59787584　010-65264830

印　　刷：北京铭成印刷有限公司

经　　销：新华书店

开　　本：710×1000　1/16　**印张：**23　**插页：**4

字　　数：413 千字

版　　次：2016 年 5 月第 1 版　2022 年 12 月第 1 版第 4 次印刷

标准书号：ISBN 978-7-117-21691-3

定　　价：49.00 元

打击盗版举报电话：010-59787491　E-mail：WQ @ pmph. com

（凡属印装质量问题请与本社市场营销中心联系退换）

作者简介

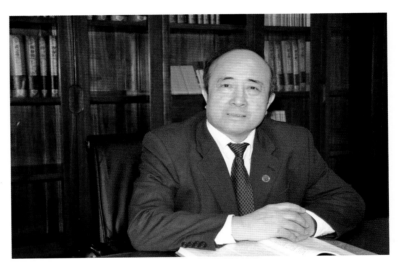

姜建国，山东中医药大学教授，博士生导师。国家中医药管理局重点学科"中医全科医学"学科带头人，第五批全国老中医药专家学术经验继承指导老师，国家中医药管理局"姜建国名医工作室"主持人，中华中医药学会仲景学说分会副主任委员，山东中医药学会仲景学说专业委员会主任委员，山东省名中医药专家。

师从著名伤寒学家徐国仟、李克绍教授，从事《伤寒论》教学、研究和临床40余年。研究方向是"《伤寒论》六经辨证论治思维"，提出"六经辨证复杂性辨证论治思维"的新概念。主编新世纪全国高等中医药院校七年制规划教材《伤寒论》等5种教材，编写教材及学术著作40部，发表学术论文百余篇。

临床主要从事消化系统疾病（肝胆脾胃病）、癌症以及不孕不育症的研究。对于肝炎、肝硬化、胆囊炎、胆石症、胃炎等，具有较为丰富的治疗经验，创立治疗肝病的"金虎丸"系列方药。秉承中医学的扶正祛邪、人瘤共存、瘥后防复等理念，对各种的癌症采用不同的、具有针对性的个体治疗方案，并创立治疗癌症的纯中药制剂"泰乐"系列方药。近年来从事不孕不育症的研究，对于卵巢功能低下、多囊卵巢综合征、月经不调等因素导致的不孕症，以及男子弱精、精液不液化导致的不育症，创立了"育麟丹"系列方药。以上系列经验方药，经临床验证，疗效很好。

4

作者简介

出版者的话

自20世纪50年代始，我国高等中医药院校相继成立，与之相适应的高等中医教育事业蓬勃发展，中医发展史也掀开了崭新的一页，一批造诣精湛、颇孚众望的中医药学专家满怀振兴中医事业的豪情登上讲坛，承担起传道、授业、解惑的历史重任。他们钻研学术，治学严谨；提携后学，不遗余力，围绕中医药各学科建设和发展，充分展示自己的专业所长，又能够结合学生的认识水平和理解能力，深入研究中医教学规律和教学手段，在数十年的教学生涯中，逐渐形成了自己独特的风格，同时，在不断的教学相长的过程中，他们学养日深，影响日广，声誉日隆，成为中医各学科的学术带头人。中医教育能有今日之盛，他们居功至伟，而能够得到各位著名专家的教诲，也成为莘莘学子的渴望，他们当年讲课的课堂笔记，也被后学者视为圭臬，受用无穷。

随着中医事业日新月异的发展，中医教育又上一新台阶。在当今的中医药院校中，又涌现出一大批优秀教师，他们继承了老一辈中医药学家的丰富经验，又具有现代的中医知识，成为当今中医教学的领军人物。他们的讲稿有着时代的气息和鲜明的特点，沉淀了他们多年的学术思想和研究成果。

由于地域等原因的限制，能够亲耳聆听名家、名师授课的学生毕竟是少数。为了惠及更多的中医人，我们策划了"中医名家名师讲稿丛书"，分辑陆续出版，旨在使后人学有所宗。

第一辑（13种）

《任应秋中医各家学说讲稿》　　　《王绵之方剂学讲稿》

《任应秋内经研习拓导讲稿》　　　《王洪图内经讲稿》

《刘渡舟伤寒论讲稿》　　　　　　《李德新中医基础理论讲稿》

《李今庸金匮要略讲稿》　　　　　《刘景源温病学讲稿》

《凌耀星内经讲稿》　　　　　　　《郝万山伤寒论讲稿》

《印会河中医基础理论讲稿》　　　《连建伟金匮要略方论讲稿》

《程士德中医学基础讲稿》

第二辑 (8 种)

《孟澍江温病学讲稿》　　　　　《邓中甲方剂学讲稿》

《颜正华中药学讲稿》　　　　　《张之文温病学讲稿》

《周仲瑛内科学讲稿》　　　　　《张家礼金匮要略讲稿》

《李鼎针灸文献讲稿》　　　　　《费兆馥中医诊断学讲稿》

第三辑 (13 种)

《张伯讷中医学基础讲稿》　　　《杨长森针灸学讲稿》

《李培生伤寒论讲稿》　　　　　《刘燕池中医基础理论讲稿》

《陈亦人伤寒论讲稿》　　　　　《张廷模临床中药学讲稿》

《罗元恺妇科学讲稿》　　　　　《王庆其内经讲稿》

《李飞方剂学讲稿》　　　　　　《王永炎中医脑病学讲稿》

《孟景春内经讲稿》　　　　　　《金寿山温病学讲稿》

《王灿晖温病学讲稿》

第四辑

在第四辑中，遴选了在中医药院校推进中医教育创新，深化教学改革中涌现的学术造诣高、授课经验丰富的全国知名教授主讲的讲稿，突出讲稿的基础性、研究性、前沿性，体现现代中医教育思想，符合科学性、先进性和中医教育教学的发展规律。精选具有鲜明特色、具有一流教学水平、具有丰富教学经验和临床经验、具有教师风范、富有热情和感染力，并在业界内取得显著教学效果的全国中医药院校优秀教师，希冀本系列讲稿具有示范效应和辐射推广作用。

第四辑中，收选有教育部精品课程主讲教师，有全国中医药院校规划教材和创新教材主编或副主编以及编写人员等。近期将推出《孙广仁中医基础讲稿》、《常章富临床中药学讲稿》、《姜建国伤寒论讲稿》等。

本丛书突出以下特点：一是权威性。入选名家均是中医各学科的创始人或重要的奠基者，在中医界享有盛誉；同时又具有多年丰富的教学经验，讲稿也是其数十载教学生涯的积淀。入选名师均是全国中医学院知名的优秀教师，具有丰富的教学经验，是本学科的学术带头人，有较高知名度。二是完整性。课程自始至终，均由专家们一人讲授。三是思想性。讲稿围绕教材又高于教材，专家的学术理论一以贯之，在一定程度上可视为充分反映其独特思想的专著。四是实践性。各位专家都有丰富的临床经验，理论与实践的完美结合能给读者学以致用的动力。五是可读性。讲稿是讲课实录的再提高，最大限度地体现了专家们的授课思路和语言风格，使读者有一种亲切感。同时对于课程的重点和难点阐述深透，对读者加深理解颇有裨益。

在组稿过程中，我们得到了来自各方面的大力支持，许多专家虽年事已高，但均能躬身参与，稿凡数易；高校领导也极为重视，提供了必要的条件，在此对老专家的亲临指导、对整理者所付出的艰辛努力以及学校领导的大力支持，深表钦佩，并致以最诚挚的谢意。

人民卫生出版社

2014 年 2 月

7

为什么要学习

《伤寒论》？(代序言)

　　讲了30年的《伤寒论》，有两个问题一直在思考，也一直困扰着我：作为老师，我们到底要教《伤寒论》的什么东西？作为学生，他们究竟要学《伤寒论》的什么东西？

　　在教学的过程中，学生也经常问：在科学发达、知识爆炸的今天，我们为什么还要学习1800年前的《伤寒论》？近来反对中医者也喊出：中医药院校的学生不要学习《伤寒论》和张仲景。也有人对当前提倡的学习中医四大经典提出异议。

　　针对这些问题，我曾在第十五届全国仲景学说学术研讨会上作了一个发言，题目就是：我们为什么要学习《伤寒论》？其中我主要谈了中医临床诊治疾病的辨证论治思维方法有两种：一是对症疗法，其实就是不辨证论治；一是辨证论治。而辨证论治又可分为两种，我把它叫做一般性辨证论治和复杂性辨证论治。《伤寒论》的精髓，或者说最大的价值，就在于它是阐述复杂性辨证论治最好的一部医书。可以说到目前为止，中医浩如烟海的著作和连续数版的教科书，还没有一部在阐述复杂性辨证论治思维方面超越《伤寒论》。

　　下面分别就不辨证论治、一般性辨证论治、复杂性辨证论治及《伤寒论》的教学等问题，谈谈我的一些认识和观点，或许能把自己长时间思考和困扰的问题表达出一二来。

　　谈到为什么要学习《伤寒论》，自然有人要说到经方临床特别好用，也就是说经方的使用价值很大。毋庸置疑，经方组方简捷，疗效确切，被后世医家所推崇，也为现代的医家所喜用，这都是仲师"博采众方"的结果。正因为如此，历代医家都极为推崇"有是证便用是方"，而我不太同意这种观点。因为这样就很容易把《伤寒论》看作一本验方之书，从而淡化和削弱了

9

《伤寒论》的价值，进而将六经辨证教条化、庸俗化。

我始终认为《伤寒论》对中医学的巨大贡献应该是"六经辨证"，就是六经辨证中所涵示的辨证论治思维方法，尤其是辨证论治思维中的变法思维、恒动思维、相对性思维、整体性思维、发散性思维、司内思维等复杂性辨证论治思维。下面就此讨论三个问题。

其一，关于不辨证论治的问题。

中医临床诊治疾病处方用药基本有两种思维模式：一种是众所周知的辨证论治，还有一种是不辨证论治，也就是所谓的对症疗法，用俗语讲叫做头痛治头、脚痛治脚。有的中医认为头痛治头、脚痛治脚是西医的诊疗模式而不是中医的，这是偏见，是对中医还缺乏全方位的了解。举例说明：针灸中有一个穴位叫"阿是穴"，说白了就是哪里痛哪里就是穴位，就针哪里；这显然不是辨证论治，而是对症治疗。还有中医的验方治病，也常常不需要辨证，例如治头痛验方，临床只要是头痛，不必分经，也没有必要辨证寒热虚实，主旨就是止痛。还有临床的随症加减，有时也属对症治疗，如口渴（缺乏津液）加瓜蒌根（生津止渴），腹痛（不通则痛）用芍药（通络止痛）等。当然随症加减中也有辨证论治的，如小青龙汤的"服汤已渴者"属"寒去欲解"，不可用瓜蒌根；理中丸加减中的口渴加人参，属脾虚不能散精，也不可用瓜蒌根。

把对症疗法思维发挥到极致，乃至完全背离中医学的基本辨证精神，造成严重后果的，应当首推日本的汉方医家。不可否认，日本古代的汉方医家对《伤寒论》的研究水平是不错的，也出现了很多著名的伤寒学家，甚至对张仲景的崇拜更胜于我们。但是，日本汉方医家对待《伤寒论》，特别是"古方派"，走上了一条对症治疗的实用主义的路子，他们最大的特点是"重实用轻理论"、"重对症轻辨证"。近年日本又出现中药西用，就是"重中药轻中医"的倾向。明治维新后日本汉方医学走向衰落乃至灭亡，与此有着千丝万缕的因果联系。所谓"皮之不存毛将焉附"，一旦抛开中医基本的理论体系和灵活的辨证论治，中医势必成为无源之水、无本之木，同时也就失去了特色和优势。

虽然不可否认，对症疗法也是中医的诊疗方法之一，而且这一点与西医学是相同的。但是同样也不可否认，对症疗法并不是中医学的特色，也很难体现中医诊疗理论的精髓，更不属于《伤寒论》六经辨证的精华所在。

其二，关于辨证论治的问题。

这是我们中医所独有的临床诊疗思维和方法。所谓"辨证论治"，是指在中医理论指导下的，具有鲜明中医特色的临床诊疗思维方法。辨证论治又应当分为两个层次，我把它叫做一般性辨证论治与复杂性辨证论治。

先讲一般性辨证论治。所谓一般性辨证论治，就是运用常识、常规、常法分析处理临床问题。例如现在临床通用的《中医内科学》就是讲述一般性辨证论治的标准教科书。《中医内科学》的知识结构就是论述内科病系统中的常见疾病，常见疾病中的常见病因、常见病机、常见病型，同时包括常用治法、常用方剂、常用加减等。一句话，所有的内容离不开一个"常"字。所以，《中医内科学》作为中医内科疾病辨证论治的样板，所论述的应该而且必须是常规常法的内容，在这种知识结构和辨证论治思维的规范下，掌握了《中医内科学》就应该具备了分析和处理临床常见疾病和多发疾病的能力。然而要辨证论治临床的疑难疾病和复杂性疾病，《中医内科学》就显得力不能逮。何况，目前中医的临床教科书，包括内、外、妇、儿科学等，即使是讲述一般性的辨证论治也没有讲全面，例如药物煎服禁忌等内容就阙如，好像中医的辨证论治环节（或过程）只有所谓的理法方药，而不包括煎服禁忌。《伤寒论》就不是这样，病脉证治、理法方药、煎服禁忌一线相贯，充分体现了中医完整而系统的辨证论治过程。令人遗憾的是，目前中医学所有的教科书，除了张仲景的《伤寒论》和《金匮要略》，其他的无一例外全部是有残缺的辨证论治体系。

可见，目前的中医临床教科书，不但内容残缺，就辨证论治思维而言，主在阐常，较少述变。就恒动观辨证论治思维而言，《中医内科学》中除了肺痨、肺痈、消渴等几个病证外，其他大部分病证的辨证论治思维方式基本上是"块状"的，各个病型之间彼此缺少动态性联系。

再谈复杂性辨证论治。所谓复杂性辨证论治，就是指善用复杂性辨证论治思维，如变法思维、恒动思维、相对性思维、整体性思维、发散性思维、司内思维等，分析临床的疑难问题，处理临床的复杂性疾病。因此，复杂性辨证思维所针对的就是临床的复杂性和疑难性疾病。

俞根初讲"六经钤百病"，大多数医家均赞同这一观点，对此我们应当从两方面看。我们不否认"六经钤百病"，但必须知道临床治疗"百病"常用的并不是"六经"，而是八纲辨证与脏腑辨证，而且临床实践已证实运用八纲辨证与脏腑辨证治疗"百病"，辨证思维是正确的，临床疗效也是可靠的。如此说来，"六经钤百病"的说法，岂不是夸大了六经辨证的临床指导意义？其实不然，假如从复杂性辨证论治思维的角度看，从诊治疑难性、复杂性病证的方面看，"六经钤百病"的意义应该是确凿无疑的。原因很简单，因为一般性辨证论治思维解决不了临床的疑难和复杂性疾病。

六经辨证是复杂性辨证，这是《伤寒论》最具生命力的源泉所在，也是为什么要学习《伤寒论》的根本原因所在。《伤寒论》辨证论治的内容极为丰富，形式极为活泼，内涵极为深邃，是阐述复杂性辨证论治思维最为典型的医著，同样六经辨证也是最能反映中医学特色的辨证论治纲领。下面仅举六经辨证中的变法辨证思维和恒动辨证思维以说明之。

所谓的变法辨证思维，"变"是针对"常"而言的，也就是说，凡是有别于常法辨证思维的都应该属于变法辨证思维的范畴。

中医强调知常达变。知常者易，达变者难。因为常者简单而易懂易行，变者复杂而多变难行。《内经》以能否治疗"未病"作为判断上工与中工的标准，而我认为以能否知常与达变作为判断和分类上工与中工的标准则更为恰切。能知常者为中工，就是能运用常理常识常规常法处理临床常见病证，体现了一般水平的中医师；而能达变者才可为上工，就是能运用复杂性辨证思维分析处理临床的疑难和复杂性病证，体现了较高水平的中医师。

作为中医说来，不是要求你临床上要经常达变，而是要求你必须学会达变，必须在临床上能够熟练运用变法辨证思维处理临床疑难问题，特别是当运用常规辨证思维方法难以解决临床问题时，善于达变就显得尤为重要。而张仲景就是善于达变的大师，《伤寒论》就是阐常述变、知常达变的典型。

例如方证论述：一般规律是先全方位地系统展开一个方证的全部内容，也就是先讲常法，然后围绕这个"常"，再讲述"变"法。例如12条的桂枝汤证，35条的麻黄汤证，71条的五苓散证，96条的小柴胡汤证等就是这样讲常法的。讲变法如继12条的桂枝汤证后，仲师又分别写下了15、24、42、44、45、53、54、56、57、95诸条桂枝汤证，分别从不同的角度阐发桂枝汤证的变法。凡是两条的同一方证，基本上也是一条讲常法，一条讲变法。大青龙汤证、小青龙汤证、附子汤证、桃花汤证、白头翁汤证等条文都是这样的。如38、39两条大青龙汤证，38条的大青龙汤证就是讲述关于大青龙汤证的辨证论治的常规、正局，也就是主治伤寒外感表证。而39条的大青龙汤证就是补述关于大青龙汤证的变法、变局，同样是大青龙汤证，但身不疼但重，脉不紧而缓；同样是开鬼门发汗的方剂，但不是为了解表邪，而是为了散水湿。

例如病机阐发：在讲了大量"不通则痛"方证的基础上，又讲了桂枝新加汤证的"不荣则痛"；在讲了大量的实性腹胀满方证的基础上，又讲了厚朴生姜半夏甘草人参汤证的虚性腹胀满；在讲了大量的热扰心神方证的基础上，又讲了桂枝甘草龙骨牡蛎汤证的阳虚烦躁；在讲了大量的阳明病胃家实"大便硬"的基础上，又讲了小柴胡汤证的"不大便"等等。

例如治则治法：除了常用的汗吐下和温清补消八法俱全外，在变法方面，还讲了厚朴生姜半夏甘草人参汤的塞因塞用，白通加猪胆汁汤的引阳入阴，以及大承气汤的以攻为补（急下存阴），小柴胡汤的以补为攻（通下大便）。还有仲师善用人参大枣甘草所揭示的小柴胡汤的以补为和（少阳病），半夏泻心汤的以补为消（心下痞），旋覆代赭汤的以补为降（噫气不除），黄连汤的以补为调（上热下寒）等等。

例如方药方面：仲师的论述则更为灵活，我们仅举麻黄为例。在麻黄汤、葛根汤、大小青龙汤诸方证中，都集中讨论了麻黄发汗解表的常规用法和常规功效，但仲师又于357条麻黄升麻汤阐述了麻黄的发越胸中郁阳和开提肺中气机的另外一种有别于常法的功效和运用，类似这种药物运用和功能的述变，就像后世的阳和汤用麻黄一样，很能给人以启发，其对临床的指导意义有时会超越常法。举临床病例说明之：一脑瘤患者，脑手术后全身浮肿，小便不利，胸膈满闷，痰出不畅（行气管切开术吸痰），神志时清时昧。给予西医利尿药疗效不佳，水肿不退。邀我会诊，望闻问切后，处以麻黄汤加车前子，在场的诸位医生都以为麻黄汤是发汗解表治疗太阳伤寒证的方子，何以能治疗这样的不属于太阳病的重证？纷纷质询其道理。我只回答了八个字：开提肺气，通调水道。见到水肿就专门利尿，连大量西药都利不下的小便，中药就能利得下来？抛开了中医整体观和辨证求本的治疗思维，如何能发挥中医药的特色？本患者肺气郁闭不宣，水道就肃降不利，所以小便少而水肿；胸阳郁闭不宣，所以胸膈满闷；胸肺痰水阻滞，清阳难以上升，所以神志时清时昧。虽然见症于上下，病本却在于肺府。仲师于麻黄升麻汤中举例说明麻黄发越胸阳开提肺气的功能，正与此病的治疗相应。更何况麻黄汤中还有麻黄与杏仁的宣发与肃降相反相成的配伍，麻黄与桂枝的温阳化气相辅相成的配伍。结果患者服了三剂麻黄汤，胸闷得除，小便渐多，水肿消退，神志清醒，后来改用五苓散合二陈汤善后。我经常听到有的中医讲，麻黄汤虽然是《方剂学》的首方，可是临床根本用不上，因为典型的太阳伤寒证极少见。本治例就说明，不是麻黄汤临床无用武之地，而是为医者只知常法不能达变而已。

所谓的恒动辨证思维，就是运用动态的观点诊察和处理临床问题。这也是《伤寒论》与《金匮要略》在辨证方面最大的区别。《金匮要略》以脏腑病证为中心，重视类证鉴别，缺少动态变化。《伤寒论》就不是这样，例如表证与六经病之间的传变叫做"传经"，六经病与六经病之间的传变叫做"转属"，都是恒动辨证观的充分体现。尤其是太阳病篇，在讲太阳本病的前提下，仲师用了大量的条文讲"坏病"，而且还强调对于坏病要"随证治之"，一个"随"字生动地揭示了动态的辨证论治思想。

《伤寒论》中六经病与六经病之间是动态变化的，肤表病与六经病之间是动态变化的，六经病中的每一经病之间也是动态变化的。动态变化的病因多是"若汗若吐若下"，动态变化的时间有"一二日"的，有"二三日"的，也有"三四日"的，等等。至于动态变化的病脉证治则更是丰富多彩的，动态变化的辨证思维则更是活泼的。

最为宝贵的是，仲师在讲完六经病后，又专门写下"辨阴阳易差后劳复病脉证并治"篇。就治疗思想而言，此篇的意义不亚于六经病篇；就辨证的恒动观而言，内容更为生动活泼。"差后"的"劳复"，本身就提示六经病即使瘥后，机体的阴阳气血仍然处于不断的动态变化之中，"差后"不是疾病辨证论治的终结，而是六经病暂时缓解的一个阶段，或者说一个动态的过程。为医者应该以动态的辨证思维看待"差后"问题，采取相应的措施，防止疾病的复发。

六经辨证的恒动观对一些疑难杂证的辨证论治，有着十分重要的指导意义。例如乙型肝炎的中医治疗，我在临床的两个方面运用了恒动辨证思维方法：

一是根据乙肝的发病规律，结合中医的治疗特色，提出"乙肝四段疗法"的理论，就是将乙肝的发病过程分为四个阶段：前驱期阶段（乙肝病毒携带者），发作期阶段（乙型肝炎发作），病退期阶段（慢活肝转愈），缓解期阶段（肝功恢复正常）。并根据四个阶段的不同病机情况，而分别采用丸药预防、汤剂荡邪、汤丸交替、丸药善后等不同的动态的治疗方法。"乙肝四段疗法"的提出，就是用"动态"和"过程"的辨证观分析和处理临床问题。"四段疗法"中，第一段前驱期和第四段缓解期尤为重要，因为前者主在预防，后者主在康复，均体现了中医学"治未病"的治疗学思想和《伤寒论》"差后劳复"的治疗学思想。

二是在乙肝的治疗过程中，恒动辨证思维体现的另一方面是处方用药。我将乙肝主要分为三种基本类型，即肝胆湿热、脾胃气虚和肝郁气滞。三种类型虽然都是病在气分，但是在辨证处方的时候，都配伍了血分药，而且临床证明配伍血分药，会明显地增强临床疗效。气分病运用血分药的依据，除了肝为血脏、体阴而用阳外，最主要的是根据恒动辨证观。西医对此病的认识有"肝炎—肝硬化—肝癌"三部曲；同样，中医对此病的认识也有"气滞—血瘀—积聚"三部曲，在中医的病机理论上叫作"久病入络"。一个"入"字，就生动地体现了恒动的发病观。所以，虽然湿热、气虚、肝郁，都是病在气分，也必须配伍活血药；目的在于防止病入血分，阻止瘀血内结，避免积病的形成。这也可以称为肝病治疗中的"截断疗法"，而"截断"的本身就体现了恒动的治疗观。换句话说，只有在恒动辨证思维的前提下，才会有这种"截断疗法"。

其三，《伤寒论》是辨证论治最好的培养基和教科书。

既然《伤寒论》是体现复杂性辨证论治思维最好的一部书（或一门课程），那么从教育学的角度讲，我理解复杂性辨证论治思维就是"渔"。如果把《伤寒论》比作一条"鱼"，我们讲授《伤寒论》，其实质就是在利用《伤寒论》这条"鱼"，教给学生"渔"的本领。也就是说，"授之以鱼"，还是"授之以渔"，是《伤寒论》教学指导思想和水平的一个考量。换句话说，讲解《伤寒论》到底讲什么？一个字就可以概括——"渔"。

前面讲过《伤寒论》与《金匮要略》的区别，实质就是辨证思维的区别。六经辨证与脏腑辨证相比较，脏腑辨证虽然是临床常用的辨证，但是就辨证思维而言，如变法思维、恒动思维等，显然六经辨证高过一筹。

就因为《伤寒论》的六经辨证讲变法、讲动态、讲相对、讲整体、讲联系甚至讲司内思维，所以疑难问题特别多；就因为疑难问题特别多，所以争论问题又特别多；就因为争论问题特别多，所以能够激发思维；就因为能够激发思维，所以《伤寒论》是培养发现问题、分析问题、解决问题能力的最

15

好教材。换句话说，《伤寒论》是培养"渔"的能力最好的培养基。我主编的新世纪全国高等中医药院校七年制规划教材《伤寒论》，之所以打破统编教材编写的常规，设置"析疑"一项内容，目的就在于此。我之所以不赞成"方证相应"的说法，原因也是如此。因为这样一来就很容易把《伤寒论》当作一本验方治病的书，这就大大降低了六经辨证的价值，所谓的"六经铃百病"就是一句空话。

还要讲一个问题，就是我不赞成将《伤寒论》看作论述外感病的专书，也不同意传统上将六经辨证与卫气营血辨证、三焦辨证并列起来，视为中医外感病辨证的三大纲领。《伤寒论》尽管名为"伤寒"，尽管六经都有外感表证，但是《伤寒论》的绝大部分内容讲的不是外感伤寒病，而是"坏病"，六经辨证自然也不是外感病辨证的大纲。我的理解，仲师的《伤寒论》是拿外感病说事。也就是说，《伤寒论》是以阐述外感病为契机，来揭示疾病复杂性辨证论治思维的。所以，我给《伤寒论》下的定义是：《伤寒论》是以外感病为契机论述疾病辨证论治的医书。

俞根初讲"六经铃百病"，大家都赞同，因为这句话并不是出于对张仲景的崇拜，而根据临床得出的经验体会。可是从来没有人讲"卫气营血辨证铃百病"，或者"三焦辨证铃百病"的。原因很简单，就是卫气营血辨证和三焦辨证确实是专门针对外感病的辨证纲领，其知识结构和辨证思维只适宜外感病的诊治，根本"铃"不了百病。因此，传统上将三个辨证纲领并列，且同确定为外感病的辨证纲领，实在是曲解了六经辨证，也淡化了六经辨证的意义。

还有一个问题也需要讨论一下，就是为什么大家都普遍重视六经病篇（包括两个附篇）的398条内容，而不是《伤寒论》的全部？道理很简单，因为398条是以"六经"提纲挈领的，具有系统性的、临床性的内容，尤其是它的临床性是在"六经"的统领之下的。这就使398条具有了"辨证"的精神，被赋予了"辨证"的意义。我们常说张仲景的六经辨证开了中医临床辨证论治的先河，就是这个意思。

可以这样说，以六经辨证为界限，在《伤寒论》出世以前，中医治病谈不上辨证论治，基本上属于低层次的"对症治疗"，也就是所谓的"方证相应"，或者"有是证便用是方"。自从有了六经辨证，中医的临床诊疗思维和方法才发生了质的飞跃，才上升到一个高的层次，才有了"辨证"的意味。

显然，假如从"方证相应"的角度学习和认识《伤寒论》，无疑是舍本求末。

再谈一个问题，就是结合临床学习的问题。通俗点讲，《伤寒论》就是一本教人如何看病的书。既然如此，学习《伤寒论》就不能脱离临床，就不能读书死于句下。话是好说，但是在学习的过程中真正做到这一点就不容易了。《伤寒》注家的一些云山雾罩的玄说，不知所云的注释，脱离临床的论述，大都与此有关。我们常说实践是检验真理的唯一标准，作为学医行医的我们说来，临床就是检验真理的唯一标准。无论什么学说、什么观点，只要不符合临床，我们就应该怀疑、就应该抛弃。《伤寒论》的398条如果不是从临床上来的，如果不是对临床具有普遍性的指导意义，恐怕不用反对中医者敌视它、否定它，早就被我们中医自己所淘汰了。

最后谈一个问题，那就是克服迷信的问题。著名伤寒学家先师李克绍先生反复告诫我们：学习《伤寒论》一定不要迷信注家，不要迷信权威，不要迷信教材，不要迷信老师，甚至不要迷信张仲景。我体会他不是让我们怀疑一切，而是一定要学会怀疑。特别是对于像《伤寒论》这样疑难争论问题较多的经典著作，可以说没有怀疑精神是绝对学不好的。李克绍先生曾给日本学者题过词：用张仲景的学习方法学习张仲景。意思是说张仲景如果没有怀疑精神也是写不出像《伤寒论》这样伟大医著的，有"序"为证：除了大家所熟知的"勤求古训，博采众方"外，仲景还强烈批评了"今之医""各承家技，始终顺旧"，也就是缺乏怀疑和创新精神。大学的宗旨和精神是：科学、民主、创新。我体会学术上的民主，就是在学术研究的层面上，没有权威和非权威的区分，没有老师和学生的差别，所谓的师生相长就包含了这个意思，李克绍先生的不要迷信老师也是这个意思。只要有了学术上的民主，才会有学术上的创新，在这里民主和创新是具有逻辑关系的。李克绍先生的《伤寒解惑论》提出了很多反传统的创新性的学术观点，在伤寒学术界引起了较大的影响。他生前就讲过，这些学术观点有的就是在教学的过程中师生共同质疑、共同讨论、共同形成的。可以说，先师在日常生活中是典型的老派人物，但思想不老，思维活跃，敢于质疑，勇于创新。先师讲"用张仲景的学习方法学习张仲景"，我要说："除了用张仲景的学习方法学习张仲景外，还要用李克绍的学习方法学习张仲景。"

写到这里，我又想起了一件事。2006年在北京给"第一批全国优秀中医临床人才培训班"讲课，题目是"半夏泻心汤的疑难问题及临床应用"。

我在开场白时就讲：我今天讲的半夏泻心汤与全国统编教材讲的不一样。讲完后，下面递了很多纸条，其中有一张纸条上面是这样写的：你今天讲的半夏泻心汤与全国教材讲的不一样，我们是听你的，还是听全国教材的？我当时是这样回答的：你听我的干什么？话又说回来，你听全国教材的干什么？你应该听谁的？听你自己的！我的意思非常明确，就是不要迷信教材，你要学会独立思考。否则的话，你永远也不会"优秀"，也根本成不了"人才"；说明了治学要破除迷信，解放思想，敢于怀疑，勇于探索，是多么的迫切和重要。

认真学习张仲景，不要迷信《伤寒论》，这是治伤寒学的基本态度，又是治伤寒学的辩证关系。前者要求我们坚定不移地继承和学习这位医圣留给我们的宝贵医学遗产，因为这份遗产已经历了 1800 余年，而恰恰是这 1800 余年的中医发展史和临床实践充分地证明，《伤寒论》是具有强大生命力的；并将继续证明，《伤寒论》对于当今的中医临床仍有极大的现实的指导意义；同时也证明，学习《伤寒论》对于提高辩证思维能力，培养高级中医人才（上工），是非常有必要的。后者就是要求我们在学习的过程中，用客观和科学的态度对待《伤寒论》。这方面应该注意三个问题：一是《伤寒论》终究是经历了 1800 余年的医学著作，虽然是"经典"，我们也不能一味地盲从、全盘地接收，而是应该批判地继承。二是《伤寒论》终究有其历史的局限性，也就是说，医学是在不断发展的，《伤寒论》的某些内容也会随着医学的发展而落后，甚至成为糟粕。三是《伤寒论》终究是汉代的医著，其某些内容及其字词，必然带有时代的印记，应该历史地看待，避免以今释古。

总而言之，用唯物史观讲解和学习《伤寒论》是十分重要的。李克绍先生说"不要迷信张仲景"就是这个意思。有人可能因为极其崇拜张仲景而反对李克绍先生的这句话。我想如果张仲景活着的话，他自己也会这样说的。原因是，仲师在自序中也反对"始终顺旧"。日本汉方医家就是因为无限地崇拜张仲景，最后却背离了张仲景的辩证精神；我们若不能批判地阅读《伤寒论》，最终也必然背离张仲景的批判精神和辩证精髓。

反对学习《伤寒论》（四大经典）者，往往对《伤寒论》（四大经典）持绝对的否定；拥护学习《伤寒论》（四大经典）者，又往往对《伤寒论》（四大经典）持绝对的肯定——这显然都不是客观和科学的态度。而讲解《伤寒论》的，不明白该讲什么；学习《伤寒论》的，又不知道该学什么——这显然都不能达到研习《伤寒论》的目的。我之所以写这本书，就是想用一种实在、客观和科学的态度看待《伤寒论》，希望能讲明白该讲的东西。至于能否达到这个目的，个人努力，读者评判。

　　本书是多年讲授《伤寒论》的讲稿，为了保持讲课的原汁原味，基本上是口语化的。我的学生姜璐、尚云冰参与了本讲稿的整理工作，为本书的出版作出了贡献，特此表示感谢。

姜建国

于山东中医药大学

2015 年 6 月 18 日

19

目录

23

27

29

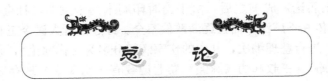

总 论

一、《伤寒论》是一部什么书

《伤寒论》不但是一部医书，后世将其发展成为一门学科。学习《伤寒论》首先要了解它究竟是一部什么书。也就是说，先要下一个定义。以前大多将《伤寒论》看作一本论述外感病的专书，进而将六经辨证定义为外感病的辨证纲领。这个看法存在问题。因为从整个《伤寒论》的内容分析，大多数条文论述的不是外感病。我的看法是，《伤寒论》是一部以外感病为契机论述疾病辨证论治的医书。完整的辨证论治体系与丰富的辨证论治思想是《伤寒论》的最大特征。如果把《内经》看作中医学的理论基础，那么《伤寒论》就是中医学的临床基础。这也是后世医家将本书列入中医学四大经典之一的原因所在。

（一）成书与沿革

任何一部划时代的著作都必然有其深刻的背景，《伤寒论》也是如此。《伤寒论》为东汉末年著名医家张仲景所撰。张仲景，名张机，其生卒年代约为公元150—219年，南阳郡（今河南省邓州市）人。其生平史书记载甚少，宋代林亿等校定《伤寒论·序》引唐代甘伯宗《名医录》云：张仲景"举孝廉，官至长沙太守，始受术于同郡张伯祖。时人言，识用精微过其师。所著论，其言精而奥，其法简而详，非浅闻寡见者所能及"。张仲景生活在东汉末年，这个时代有两个特点：一个是战乱频繁，瘟疫流行。张仲景在自序中就说过："建安纪年以来，犹未十稔，其死亡者，三分有二，伤寒十居其七。"这与曹植在《说疫气》中所描述的"家家有僵尸之痛，室室有号泣之哀"的悲惨状况是一致的。另一个是，当时社会风气败坏，医学界也是如此，张仲景愤慨指出："当今居世之士，曾不留神医药，精究方术……但竞逐荣势，企踵权豪，孜孜汲汲，惟名利是务。"在学术上，又"不念思求经旨，以演其所知，各承家技，始终顺旧"。正是在这种社会背景下，张仲景"乃勤求古训，博采众方，撰用《素问》、《九卷》、《八十一难》、《阴阳大

1

论》、《胎胪药录》，并平脉辨证，为《伤寒杂病论》合十六卷。"约成书于公元 200～210 年。

《伤寒杂病论》成书之后，由于当时印刷术尚未发明，社会又不安定，所以此书流传并不广泛，而且逐渐散佚不全。经过西晋太医令王叔和"搜采仲景旧论"，进行整理编次，其中的伤寒病部分名为《伤寒论》，杂病部分名为《金匮要略》。王叔和的《脉经》卷七记载有《伤寒论》现存 398 条条文中的 315 条，可以看作《伤寒论》现存的最早版本。

（二）篇目与体例

张仲景撰写的《伤寒杂病论》，原为十六卷本。经宋代林亿校正的《伤寒论》，全书分为十卷，二十二篇。卷第一：辨脉法，平脉法；卷第二：伤寒例，辨痉湿暍病脉证并治，辨太阳病脉证并治上；卷第三：辨太阳病脉证并治中；卷第四：辨太阳病脉证并治下；卷第五：辨阳明病脉证并治，辨少阳病脉证并治；卷第六：辨太阴病脉证并治，辨少阴病脉证并治，辨厥阴病脉证并治；卷第七：辨霍乱病脉证并治，辨阴阳易差后劳复病脉证并治，辨不可发汗病脉证并治，辨可发汗病脉证并治；卷第八：辨发汗后脉证并治，辨不可吐，辨可吐，卷第九：辨不可下病脉证并治，辨可下病脉证并治；卷第十：辨发汗吐下后病脉证并治。

平脉法与辨脉法两篇专门论述古代的脉法理论以及脉象主病，伤寒例篇专门论述伤寒病的病因病机以及证候类型。以上三篇，伤寒注家大多以为并非出自张仲景的手笔，应该是王叔和撰集的。痉湿暍病篇，复列入《金匮要略》当中，辨不可发汗以下八篇，均是太阳病等篇内容的重复。所以自明代以后，以上这些病篇大多舍去不论。这样只有辨太阳病脉证并治上、中、下三篇，辨阳明、少阳、太阴、少阴、厥阴病脉证并治五篇，以及辨霍乱、辨阴阳易差后劳复病脉证并治二篇，共十篇，三百九十八段条文，一百一十三方。这十篇自成体系，方证俱全，后世所说的六经辨证，主要是指这部分内容，也是我们学习《伤寒论》的重点及核心内容。

《伤寒论》的体例，基本是以条文形式撰写的。每一段条文都有一个相对独立的意思，其中阐述一个或多个问题。从内容来看，又可分为两类：一类有论有方，侧重阐述辨证与治疗；一类有论无方，主要阐述病因病机、邪气传变、判断预后等内容。

《伤寒论》条文的排列非常有特点，从整体上看，主要有这样几个方面：①先概论，后分述；②先论病因病机，后论脉症方治；③先重点论述主症、主治、主方、主药，后分别列述此方证具体的某一问题；④先论本病本证，确立中心内容，后列述兼证、变证、类证。

二、六经辨证的若干问题

六经辨证是《伤寒论》的核心内容，是中医学的第一个临床辨证纲领，所以我们常说是张仲景开了中医辨证论治的先河。关于六经辨证主要讨论以下五个问题：

（一）六经与六经辨证

要搞清楚六经辨证是怎么一回事，首先必须明确六经的基本概念。

六经虽然称"经"，但不是指经络。六经，是三阴三阳的简称。三阴三阳就是太阳、阳明、少阳、太阴、少阴、厥阴。《易经》讲："一阴一阳谓之道。"阴与阳是性质不同的概念。阴与阳各自由一而分为三，又赋予了"量"的涵义。这就是《内经》所说的"阴阳之气，各有多少，故曰三阴三阳也"和"气之多少异用也"的意思。就三阳说来，太阳阳气最多，所以称之为"三阳"；阳明阳气次之，所以称之为"二阳"；少阳阳气最少，所以称之为"一阳"。同样，就三阴说来，太阴阴气最多，所以称之为"三阴"；少阴阴气较少，所以称之为"二阴"；厥阴阴气最少，所以称之为"一阴"。由此可知，六经所包含的基本概念有两个：一是阴与阳性质的区别，二是阴气与阳气的"量"的不同。

《伤寒论》六经病的顺序也是根据《内经》的阴阳气由多到少按三、二、一顺序排列的，这样一来，三阳病的排列顺序是：太阳病、阳明病、少阳病；三阴病的排列顺序是：太阴病、少阴病、厥阴病。

三阴三阳不是一种空洞的理论概念，在《内经》中已经与人体的脏腑经络紧密联系在一起，成为中医基础理论的重要组成部分。三阴三阳，各分为手足二经，统领手足阴阳十二经及其所属脏腑，这样就概括了脏腑经络及与之相关的气血津液的气化功能，并由此进而概括这些脏腑经络、气血津液的病理变化。当前在《伤寒论》的研究中有一种倾向，就是否定六经辨证与脏腑经络、气血津液的关系，主张简单的所谓方证相应，这势必将三阴三阳理论架空，使六经辨证成为无源之水、无本之木的空洞、僵化的教条，也不符合《伤寒论》的客观实际，如阳明病提纲证张仲景就说"胃家实"。

明确了六经的概念，下面再讨论什么是六经辨证。六经辨证实质上就是三阴三阳辨证。是用三阴三阳概括脏腑、经络及气化功能与病理演变，又用三阴三阳所涵示的阴阳、表里、虚实、寒热，与感受邪气机体所发生的病理变化、脉症特点结合起来，用以说明疾病的正邪斗争、表里进退、虚实转化、阴阳盛衰，用以辨明病邪、病位、病性、病势、预后等。从而确立相应的治疗原则，遣用相应的方剂药物，选择相应的煎服方法。不仅如此，还通过具体的病脉证治，揭示了既有原则又灵活的辨证思维方法，把中医学朴素而丰富的辩证法思想融入在六经病的辨证论治当中，不但给后世医家提供了广阔的思维天地，还赋予了《伤寒论》长久的生命力。

（二）六经辨证的渊源

六经辨证的渊源，就是《伤寒论》的渊源。仲师尽管是一代医圣，同样也是站在前人的肩膀上创建的六经辨证。从文献资料考证，六经辨证的主要渊源有二：一是辨证理论源于《内经》、《难经》，二是处方用药源于《汤液经》、《本草经》。用仲师的话说，前者是"勤求古训"，后者是"博采众方"。

先讨论辨证理论问题。《伤寒论·序》中指出"撰用《素问》、《九卷》、《八十一难》"，这就清楚地明确了《内经》、《难经》与《伤寒论》是渊源关系。《伤寒论》用"六经"作为疾病的辨证纲领，主要源于《素问·热论》，而且是《热论》的继承和发展。《热论》运用三阴三阳理论对外感热病的形成原因、主要证候、传变规律、治疗方法、预后禁忌等，进行了概括。指出："伤寒一日，巨阳受之，故头项痛，腰脊强。二日，阳明受之，阳明主肉，其脉挟鼻络于目，故身热目疼而鼻干，不得卧也。三日，少阳受之，少阳主胆，其脉循胁络于耳，故胸胁痛而耳聋。三阳经络皆受其病，而未入于脏者，故可汗而已。四日，太阴受之，太阴脉布胃中络于嗌，故腹满而嗌干。五日，少阴受之，少阴脉贯肾络于肺，系舌本，故口燥舌干而渴。六日，厥阴受之，厥阴脉循阴器而络于肝，故烦满而囊缩。三阴三阳、五脏六腑皆受病，荣卫不行，五脏不通，则死矣。"又指出治法，说："帝曰：治之奈何？岐伯曰：治之各通其脏脉，病日衰已矣。其未满三日者，可汗而已；其满三日者，可泄而已。"张仲景继承了《热论》的这种六经分证的方法，但是却创造性地进行了发挥与完善。具体说来，《热论》只论经络受病，《伤寒论》则全面阐述脏腑、经络、气血、阴阳的病变；《热论》只论实证热证，《伤寒论》则全面阐述阴阳表里虚实寒热诸证；《热论》只有汗、下二种治法，《伤寒论》则汗吐下和温清补消八法俱全。

再讨论处方用药问题。《伤寒论》方后世医家称之为"经方"，仲师"博采"的"众方"，主要是伊尹的《汤液经》。晋代医家皇甫谧在《针灸甲乙经·序》中就讲过"仲景论广伊尹汤液"。但是仲师并不是机械地"博采"，而是有所创新。在命名方式上作了调整，放弃五脏命名，避免道家称呼，而是注重应用药物命名。在写作体例上，打破《汤液经》方下示证的方式，而采用病下分证、证后列方的方式。更为重要的是，仲师在继承《内经》《汤液经》的基础上，创造性地把古代朴素而丰富的辩证法思想与中医学的藏象理论、病因学说、发病学说、诊断方法、遣方原则、用药规律等紧密有机地结合在一起，创造了既是辩证的纲领又是论治的准则的全新的"六经辨证"体系。

有一种观点，包括日本的汉方医学，否认《内经》与《伤寒论》相关联，只认可《汤液经》与《伤寒论》有渊源关系，这种认识无疑是片面的。"经方"的确源于《汤液经》与《本草经》，试问：《汤液经》与《本草经》中有"六经"吗？如果没有的话，那么张仲景的六经辨证又源于哪里？其实，割裂《伤寒论》与《内经》的关系只是表象，其本质在于抛弃理论、崇尚实用。实用化的结局，只能是将《伤寒论》与六经辨证教条化、庸俗化。最后伤寒学，甚至是中医学，会走向万劫不复的深渊，日本汉方医学的灭亡就是例证。

（三）六经辨证的特色

一部《伤寒论》为什么能历千余年而不衰？仅仅张仲景一家之言，为什么能使历代医家孜孜以求，奉为圭臬？仅仅论病"伤寒"，为什么能对内外妇儿诸科疾病有广泛的指导意义？俞根初讲过"六经钤百病"，我们需要仔细研究一下，为什么六经可以"钤百病"？毫无疑问，这些问题基本取决于六经辨证的特色。可是，什么又是六经辨证的特色呢？不破不立，要想解决这些问题，首先必须打破一些传统的观点，例如外感病的问题。古今不少医家，或惑于"伤寒"之名，或囿于寒温之争，在辨证思维上难以跳出"外感"的藩篱，仍然把《伤寒论》视为外感病专书，把六经辨证视为外感病的辨证纲领。这就从根本上淡化了《伤寒论》的理论价值，也淡化了六经辨证的特色。所以，对六经辨证首先必须在认识上突破"外感病辨证"的框框，给予重新定位。我们从两个方面进行讨论。

其一，《伤寒论》论"伤寒"的名与实问题。《伤寒论》论述的是广义伤寒，这一点现在基本达成共识。广义伤寒就是风寒暑湿燥火"六淫"邪气为病。张仲景既然把书名叫做《伤寒杂病论》，王叔和又以伤寒与杂病分类，分成《伤寒论》与《金匮要略》两部医书，所以不论广义也好，狭义也罢，《伤寒论》总是主论外感疾病的，六经辨证自然也成为外感病的辨证纲领。这种分析逻辑是成立的。但是我们若抛开先入为主的"伤寒"之名，会通全书从实质内容上分析六经病的全部论述，就会发现整个《伤寒论》的398条，专门论述外感病的内容并不多。少阳主论胆病，阳明主论胃肠，太阴主论脾病，少阴主论心肾，厥阴主论肝病。以上诸经均以论脏腑病变为主，只有个别条文于外感病有所涉及。即使专门论述外感病的太阳病篇，虽然前60余条基本上论述的是外感病或与外感病相关的内容，但自61条干姜附子汤证后，论述的却基本上是"坏病"。所谓的"坏病"，实质是指太阳病变坏了。太阳病是外感表病，一旦变"坏"，就是里病，也就是说变成不是外感病的证候了。太阳病篇共有178段条文，其中60余条论述外感病，就条文方证的数目而言仅占1/3。太阳病篇基本上分为本证、兼证、变证、类（似）证四大证，其中只有本证与兼证是外感病或与外感病相关，而大量的变证与类似证都不属于外感病。有的方证条文虽然开始也讲"伤寒""中风"，但仅仅将感受外邪作为病因而已。不只太阳病篇，整个《伤寒论》都是以外感病为契机，以汗、吐、下为诱因而论"病"（广义）的辨证论治的。可知，所谓的中风与伤寒，在六经辨证中只是起到了论述疾病的"引子"作用，这与中医"百病之始生也，必先于皮毛"的传统发病观有关。

其二，《热论》论"六经"的源与流问题。前面讲过，《伤寒论》的六经，实际上源于《素问·热论》的六经，而《热论》的六经，确确实实论述的是外感热病的辨证论治。这样推理的话，《伤寒论》的六经就不应超出《热论》的范围。换句话说，《伤寒论》的六经就是外感热病的辨证纲领。但是张仲景作为一代辨证论治的大师，并不是机械、教条地借用，而是从内容实质丰富、发展了"六经"的内涵。所以，虽然《伤寒论》的六经辨证"源"于《热论》，但是其"流"已发生了根本性的变化。所以《热论》与《伤寒论》同样论述六经，但我们却说是张仲景开了中医辨证论治的先河。因此，若以《热论》界定《伤寒论》的六经，进而肯定六经辨证是外感病的辨证纲领，是对六经辨证学说的发生发展缺乏历史性、客观性的分析，在思维方法上有误区。应该注重运用历史唯物主义和辩证法的观点去分析研究六经辨证的特色。实质上，六经辨证蕴涵了中医学最基本的辨证思维方法，即辨证的常变观、整体观、恒动观、相对观、系统观等。

用比较的方法最能彰示特色的东西，我们把《伤寒论》六经辨证与《中医内科学》的脏腑辨证作一比较。虽然《中医内科学》论病比较全面，辨证相当规范，但就辨证思维而言，《伤寒论》的六经辨证具有较大的特点与优势，可以从五个方面体现：一是《中医内科学》的辨证形式基本是"块状"的（一病分几型），《伤寒论》的辨证形式，除了"块状"的外，更多的是"条状"（经与经相传）与"辐射状"（由表分传六经）。也就是说，六经辨证从形式上更为丰富，更能体现"发散"思维的特点。二是《中医内科学》的证候分型比较刻板，阐常者多，述变者少。《伤寒论》则以病为纲，也分证型，但是谈兼证、谈类证、谈合病、谈并病、谈转属、谈传变，尤其是大谈变证（张仲景以正病对言之称"坏病"）。在"变证"的辨证论治中，充分阐发了"达变"的变法思维，成为《伤寒论》最为鲜明、极为活泼的辨证特色。三是《中医内科学》谈病论证虽然也按诸如呼吸、消化等分类系统，但每个病基本上是独立的，即使证与证之间有联系，也比较少。《伤寒论》则整个六经病既是独立的，又是一个整体，在病与病之间、证与证之间，互为联系，彼此引发，相互影响，充分体现了中医辨证论治的"系统整体观"。四是《中医内科学》由于辨证形式是"块状"，分型谈病过于规范，论病基本是独立的，除了极个别病以外，在辨证思维上缺乏"动态"。而《伤寒论》由于是以风寒外邪为病因、以外邪袭表为契机而"辨病脉证治"的，所以，表病是动态变化的，表病传里更是动态变化的。每一经病是动态变化的，病与病之间的传变转属也是动态变化的。如条文中的"一二日""二三日"是表明动态变化的时间，"发汗吐下后"是表明动态变化的前因等等。可以说整个六经辨证是动态的，充分显示了中医辨证论治的恒动观。五是《中医内科学》（以及外妇儿诸科及大部分临床医著）的辨证论治过程大都截止到药物加减，可以说，这样的辨证论治过程不系统，环节有缺陷，是一个"半截子"的辨证。《伤寒论》不但病脉证治、理法方药具备，而且每一证每一方的"方后注"中还阐述了辨证论治的最后几个环节，即药物的煎法、药物的服法、药物的禁忌、服药后的反应和处理方法等。内容与前面的病脉证治、理法方药组成了一个完整的辨证论治整体。可以说，《伤寒论》的六经辨证才真正体现了中医辨证论治的整体性。

通过以上的分析，《伤寒论》的六经辨证具有整体观、常变观、恒动观及联系性、系统性、相对性等特点，这些特点，就是《伤寒论》的"活力"所在。六经辨证的主要价值还不在于它开了中医辨证论治的先河，那是它的历史价值，而在于它的现实意义，这就是通过398条、112方的病脉证治，科学地、形象地、真实地、理论联系实际地揭示了中医辨证论治过程中最为精髓、最为宝贵的思维特征，即"动"的、"活"的，亦即"变"的辨证思维大法与规律。可以说，就中医辨证论治的"达变"思维而言，在自古至今浩如烟海的医学著述中，至今还没有能达到《伤寒论》六经辨证的水平者。

（四）六经辨证与八纲辨证的关系

《伤寒论》并没有明确提出"八纲"辨证，显然，就辨证体系的形成来说，六经辨证在前，八纲辨证在后。八纲辨证是后世医家在《内经》的辨证理论和《伤寒论》的辨证体系的基础上，逐步发展并完善的一种带有总纲性质的辨证方法。但《伤寒论》的六经辨证却无处不包含着阴阳表里虚实寒热八纲辨证的内容，因此，六经辨证与八纲辨证有着密切的关系。有一种观点认为，《伤寒论》的六经是用八纲归类总结而成，这在六经与八纲辨证体系的源流方面是本末倒置的。

阴阳：六经辨证实质就是三阴三阳辨证，从这个角度讲，也就是阴阳辨证。阴阳是辨别疾病的性质，就三阴三阳而言，三阳病，一般阳气亢盛，正邪交争较为激烈，因此多表现为亢奋状态，临床以热证、实证为主。三阴病，一般正气不足，抗病力弱，因此多表现为虚衰状态，临床以寒证、虚证为主。这是阴阳对六经病的基本概括。

表里：表里辨证主要辨析病位的浅深。一般说来，邪在肌肤者为表，邪入肌肤以里者为里。表与里的概念是相对而言的，应当具体分析看待。就六经而言，邪在三阳者为表，邪入三阴者为里。就三阳病而言，邪中太阳者为表，邪入阳明者为里，邪在少阳者为半表半里。进一步讲，太阳与少阳相较，太阳为表，少阳为里；少阳与阳明相较，则少阳为表，阳明为里。就经腑而言，病在经络者为表，病入脏腑者为里。就脏腑相关而言，太阳为表，少阴为里；阳明为表，太阴为里；少阳为表，厥阴为里。

虚实：虚实辨证主要辨析正邪的盛衰。外感发病的过程，始终贯穿着正邪交争，并由此决定着疾病的虚实。一般认为，虚多指正气不足，实多指邪气亢盛。正如《素问·通评虚实论》所言："邪气盛则实，精气夺则虚。"就六经病而言，三阳病多属实证，三阴病多属虚证。但具体说来，三阳病也有虚证，如阳明中寒证，就是胃肠虚寒；三阴病也有实证，如太阴腹痛证，就是气血瘀滞。

寒热：寒热辨证主要辨析疾病的性质。作为外感热病来说，寒热的辨证尤为重要，所以《伤寒论》对寒热的论述及辨析极其详尽。三阳病以阳盛发热为主，三阴病以阴盛恶寒为主。如太阳病发热恶寒，阳明病但热不寒，少阳病寒热往来，无论恶寒与否，发热是必然的，否则就不是三阳病。三阴病阳气虚衰一般不发热，以手足厥寒为主。但也不是绝对的，在特殊情况下，也会出现热象。如少阴表证，邪闭阳郁的"反发热"；阴盛格阳，虚阳外浮的"里寒外热"；阳气回复，由阴出阳的"发热脉数"等。还有更为复杂的寒热错杂、真热假寒、真寒假热、厥热胜负等。《伤寒论》详尽而复杂的寒热描述与辨析，为后世八纲辨证的寒热辨证提供了典型的范例及丰富的内容。

（五）六经辨证与脏腑辨证的关系

六经辨证不同于脏腑辨证，但与脏腑辨证又有着极为密切的关系。脏腑是人体功能活动及病理演变的核心，所以六经病的发生、发展及传变，不能脱离脏腑而孤立存在，如阳明病张仲景就用"胃家实"作为提纲证。有一种观点否认六经与脏腑经络的关系，显然与《伤寒论》的实际内容不符。

但是六经辨证又不是脏腑辨证，它是脏腑、经络、气血、津液及其气化功能发生病变的一种综合性反应。因此，六经辨证就其脏腑病变而言有其特殊性。如太阳病只论及膀胱，未涉及小肠。而论膀胱又不主在膀胱腑的司小便功能，而重点论述膀胱阳气的气化及经络的连表，并由此展开太阳主肤表、统营卫的功能及病变。所以，太阳病不是小肠与膀胱腑本身的病变，而是以发热恶寒、脉浮为临床表现的肤表证候。总而言之，六经辨证与脏腑辨证既要相互参校，又要区别对待。

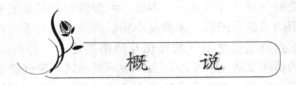

第一章
辨太阳病脉证并治

概　说

这部分内容，主要讨论两个问题，分别是太阳的涵义和太阳病的概念。

1. 太阳的含义

太阳，就是阳气最多的意思。《内经》讲："阴阳之气，各有多少，故曰三阴三阳也。"按照阴和阳以其气的多少分类三阴三阳的基本原则，太阳之气，敷布体表，领域最广，阳气最多，所以太阳又叫做"三阳""巨阳"。

太阳，联系到脏腑经络，包括手太阳小肠与足太阳膀胱。《伤寒论》的太阳病，主要论述的是足太阳膀胱所主的肤表的病变。足太阳膀胱经，起于目内眦，上额交颠，入脑下项，挟脊抵腰，络肾属膀胱，主行人体之背，背部属阳为表。足太阳膀胱腑，与肾互为表里，《灵枢·本脏》讲"肾合三焦膀胱，三焦膀胱者，腠理毫毛其应"，所以膀胱秉承元阳之气，内主持气化而通利小便，外面通过经络敷布于体表，这就是《灵枢·营卫生会》所指出的"太阳主外"的意义。

太阳主外的功能，具体又表现在卫气（阳）和营血（阴）的关系方面，卫阳的盛衰又是重心所在。《灵枢·本脏》讲："卫气者，所以温分肉，充皮肤，肥腠理，司开合者也。"在卫气的四种功能当中，尤其温分肉和司开合的功能，与太阳病紧密相关。说明太阳营卫是人体维持肤表功能、防止外邪入侵的重要因素。所以说太阳主肤表，统营卫，为一身之藩篱。

按照整体观念，太阳与少阴互为表里，太阳主外，少阴主里。太阳卫外而固护少阴，少阴藏精而支持太阳。这就是《素问·阴阳应象大论》所讲的"阳在外，阴之使也；阴在内，阳之守也"。所以，太阳一旦失去固护，就会导致病邪内传少阴，从而形成少阴病；少阴里虚，又会导致太阳虚馁，容易感受外邪而发病。

2. 太阳病的概念

太阳病是太阳所主的肤表与经络感受外邪，正邪交争于体表，营卫功能失调而发生的疾病。

外邪侵袭太阳肤表，直中太阳经络，正邪交争，营卫失调，经输不利，从而出现恶寒发热、头痛项强、脉浮等反映太阳肤表、经络、气化方面病变的脉症。因为病变主在太阳，所以叫做"太阳病"；又因为脉症见于肤表，所以又称之为"太阳表证"。

由于感受邪气性质的不同、体质强弱的差异，所以太阳发病主要分为两种类型，一是太阳中风证，以发热汗出、脉象缓弱为特点。二是太阳伤寒证，以身痛无汗、脉象紧实为特点。另外，还有太阳轻证。

根据《内经》"其在皮者，汗而发之"的治疗原则，太阳病应当治以"汗"法。《伤寒论》的太阳病，主要是风寒表证，所以是辛温发汗法。又根据病型的不同，太阳中风证，治以桂枝汤，发汗解肌；太阳伤寒证，治以麻黄汤，发汗解表。

太阳病篇并非全是太阳病，是以太阳病为基本病证、为辨证的核心，展开一个完整、复杂、灵活的辨证论治系统。内容包括太阳本证、兼证、变证、类似证四大病证。《内经》讲："百病之始生也，必先于皮毛。"同样百病之变也会从皮毛变起，所以太阳病的变证最多，这是太阳病篇体例的重要特点之一。

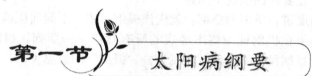

第一节　太阳病纲要

《伤寒论》的写作体例是，每一病篇仲师都要先写出与本病篇有关的、带有纲要性质的几段条文，这些条文不出方药，内容大体有提纲证、证候分型、脉证辨证、愈期推测、欲解时等。太阳病篇也不例外，主要论述了这五个方面的内容。

一、太阳病提纲

【原文】

太陽之爲病，脈浮，頭項強痛而惡寒。（1）

【释义】

本条论述太阳为病的基本脉症。太阳主肤表而统营卫，当外邪伤人，太阳首当其冲，卫行于脉外，必然先受其邪气，卫阳与邪气相搏，卫阳浮盛于外于表，脉搏必然显示浮象。卫阳因为外邪的侵扰，失去"温分肉"的功能，就会恶寒。足太阳经脉上额交颠，还出别下项，外邪侵袭太阳的经络，经气不利，就头项强痛。

本条揭示了太阳受邪而功能失常和经气不利的基本病机特征，所以作为辨太阳病的脉症提纲。

【疑难解析】

提纲证——整体性辨证思维的问题：《伤寒论》六经病的写作有一个最为突出的特点，就是每一病篇都有一条用"之为病"打头的，而且都位于这个病篇的第一条（阳明病篇例外），所论述的基本上属于本经病脉症提要性质的内容。清代伤寒注家柯韵伯是这样评述的："仲景作论大法，六经各立病机一条，提揭一经纲领，必择本经至当之脉证而表章之。"并且强调"后凡言太阳病者，必据此条脉证。"自此确立了"提纲证"一说。有的人不同意提纲的说法，主要理由是提纲证对于本经脉症的归纳总结不完整、有缺陷，例如太阳病提纲证就没有谈到"发热"。其实，对于提纲证是否成立的看法，应该综合六经病的提纲整体看，也就是说，必须运用整体观进行分析，才能够得出较为合理的、符合仲师原意的认识。比方说，太阳病提纲证中没有提及发热的问题，一定要与第 3 条太阳伤寒证的"或未发热"和第 7 条的"发热恶寒者发于阳也"联系起来，用整体辩证思维分析，才能理解其中的道理，后面还要详细谈这个问题。

从另一个角度讲，所谓的提纲，就应该提纲挈领，不能面面俱到，这叫做纲举目张。如果在提纲证中将本经病的所有脉症一一罗列，那就是"纲目"并举了。一旦纲目并举的话，也就失去"提纲"的意思了。

二、太阳病分类

【原文】

太陽病，發熱，汗出，惡風，脈緩者，名爲中風。（2）

【释义】

本条论述太阳中风证的主要脉症。先提出提纲，后讨论分型，这是仲师惯用的写作方式。所以紧接着太阳病提纲证的后面，分别列出太阳病的两大证候类型。本条论述的是太阳中风证的主要脉症特点，是与下条太阳伤寒证相对而言的。

本条首先提到"太阳病"，应当含着第 1 条太阳病提纲证中的脉症。最后说的"名为中风"，又提示我们本条重点在于论述太阳中风证的脉症特点。

风寒邪气从外侵袭人体，太阳肤表首先承受。但是人的体质有所差异，感邪的性质也有所不同，因此同是太阳病可以出现不同的证候类型。本条的汗出与脉缓，是鉴别不同证候类型的重要指征。风寒邪气外袭肌表，卫阳浮盛于表抗邪，则发热；卫阳失去了温分肉的功能，则恶风，无论哪一种类型太阳病都是一样的。关键在于汗出与脉缓，充分反映了风性疏泄的致病特点。汗出是肌表疏松，卫失开合，这是从正面说明了风邪致病。脉缓是与下条伤寒证的脉紧相对而言的，紧脉主寒邪为病，脉搏没有呈现紧象，就说明不是寒邪致病，这又是从反面说明了风邪致病。可知，无论正面还是反面，都是意在揭示风性疏泄的致病特点，所以"名为中风"。

仲师在第12条讲"阴弱者汗自出"，所以汗出不只是提示了风邪致病，还说明了患者平素体质虚弱。具体说来，就是卫气不能固外，营弱不能内守，所以本证又叫做太阳表虚证。

【疑难解析】

（1）恶风——脱离临床的问题：《伤寒论》是一部临床经典，这就决定了品读和注解《伤寒论》绝对不能脱离临床。对于恶风的注解就存在这个问题。恶风，通俗地讲，就是怕风。怕风，也是一种寒冷的感觉，只是恶寒怕冷的程度比较轻，并且有阵阵风吹怕冷的那种感觉。一句话，恶风与恶寒仅仅是怕冷程度的轻重区别。正因为是这样，仲师有时恶风与恶寒混称的。具体到本条，还具有与下条伤寒证对比的意思，下条的太阳伤寒证明确讲"必恶寒"，这样一来，本条的恶风就有了特殊的指向。有的注家和教科书认为恶风的涵义，是有风则恶，无风则安，这种解释不太合适，最为关键的是脱离了临床，在玩文字游戏。

恶风也罢，恶寒也罢，病机总是与卫阳"温分肉"的功能失职有关，但是有外感和内伤的区分，尽管仲师没有"畏寒"的称呼。外感的恶风寒，是"卫强"难以温分肉，不是阳虚无以温分肉。正是由于卫阳在外邪作用下的功能性失常，所以其怕冷与否，与外在的环境因素影响关系不大，即使是近火厚覆也必然恶风寒不止的。可知，外感的恶风，从临床上看，有风当然会恶的，关键是无风也会恶的。

（2）脉缓——相对性写作体例和辨证思维的问题：相对性的脉症阐述，是仲师最为突出的写作体例特点，本条中风证的"脉缓"就是一个例证。脉缓应该是脉浮缓，因为太阳提纲证中已经讲过脉浮了，所以本条就省略了脉浮，只讲脉缓就可以了。本条的脉缓，不同于后世脉法中的缓脉，为此王太仆特意作出解释："缓者，缓纵之状，非动而缓也。"事实上，"缓纵之状"在临床上是很难体会到的。还是钱天来说得好："缓者，紧之对称，非迟缓之谓也。"并且还阐明了道理："风为阳邪，非劲急之性，故其脉缓也。"真实的情况应该是，脉缓与下条伤寒证的"脉紧"是相对而言的，也就是说，脉搏没有呈现紧象，就是"缓"的具体意思，以此说明感受的不是寒邪而是风邪。换句话说，"缓"这个字是虚的，只有与伤寒证的脉紧相对比，才会有实质的意义，因此一定要注意从缓与紧相对的角度去体会和理解脉缓的涵义。

通过对于脉缓的分析，从中应该读出仲师相对性写作的特点，这对于研读《伤寒论》是十分重要的。必须用相对性的辨证思维去分析认识，还要用联系的观点，将整个六经病篇、398条看成一个整体，去理解原文的含义及精神实质，古人讲的"会通全书读伤寒"就是这个意思。

【原文】

太陽病，或已發熱，或未發熱，必惡寒，體痛，嘔逆，脈陰陽俱緊，名爲傷寒。（3）

【释义】

本条论述太阳伤寒证的主要脉症特点。本条也是承接第1条的太阳病提纲证，并与上条的太阳中风证相对而言，其中体痛与脉阴阳俱紧是辨证的重点。

太阳病是必然要发热的，这就是"或已发热"的意思。但是具体到太阳伤寒证，就可能有意外的情况，因为寒邪的特性是凝敛的，容易郁闭卫阳，在伤寒发病的初期，卫阳被寒邪郁遏难以伸展，就有可能出现暂时的"或未发热"。不论已经发热的，或者是还没有发热的，恶寒是必然的。寒邪外束，卫阳被遏，失于温煦，所以首先是"必恶寒"。寒性凝敛，阻遏经络，不通则痛，一定会身体疼痛。寒性凝敛，经脉收引，脉必然呈现紧象。至于呕吐，不属于必见症，这是寒邪犯胃，胃气上逆。

本条与上条的太阳中风证，同属于太阳表证，但是有虚实的区别——太阳中风证为表虚证，太阳伤寒证为表实证。两者在脉症上，以发热的迟早、体痛的有无、汗出与无汗、恶风与恶寒、脉缓与脉紧作为鉴别的要点，尤其是汗出和脉紧更为重要。

【疑难解析】

（1）或未发热——有详有略写作体例与会通全书的问题：首先应该指出的是，"或"字，具有不确定的意思；而"未"字，却不是"不"字的意思。所谓的"或未发热"，只是暂时还没有发热的意思，与无热恶寒的"无热"不能混为一谈。同时，必须注意两个问题：一是太阳伤寒证虽然有的时候具有或未发热的现象，但是一旦发起热来，其热势比起太阳中风证说来严重得多。原因是中风证有汗出，只要出汗，体内的阳热就有"热越"的机会，所以仲师称中风证的发热特点是"翕翕发热"。伤寒证则恰恰相反，寒邪郁闭卫阳愈重，发热就会愈重，所以伤寒证有阳郁心烦的大青龙汤证和阳郁致衄的热迫血行证。

其二，太阳伤寒证的或未发热，为提纲证没有发热提供了佐证。恶寒与发热这两个症状相比较，恶寒更能突出太阳表证的特征，第3条的"必恶寒"的"必"字，就提示了这一点。这也是后世医家说的"有一分恶寒便有一分表证"的意思。

"或未发热"，还提示了我们研读《伤寒论》要重视仲师的写作体例问题。有详有略是他惯用的写作手法，也可以叫做"省文法"。正是因为太阳伤寒证有或未发热，而或未发热的前提是三阳病本来就应当发热，所以在提纲证中就可以省略了。省文写法一般是前详后略，而在这里是属于前略后详的。省文的本身，就说明了会通全书读《伤寒论》的重要性和必要性。

（2）脉阴阳俱紧——逻辑思维的问题：关于脉阴阳的"阴阳"，后世注家有二种解释：一种以脉的部位分阴阳。也就是说，阴阳指的是尺部和寸部，以关为界，关前为寸属于阳，关后为尺属于阴。脉阴阳俱紧，就是寸、关、尺三部脉都紧的意思。二是以取脉手法分阴阳。意思是轻手浮取的为阳，重按沉取的为阴，这种说法就有问题了。问题其一，是言之无据，也就是说缺乏理论根据。查遍古今的脉书，有用浮沉脉象来分类阴阳的，从来没有用浮沉取脉手法来分类阴阳的。话又说回来，手法怎么能分阴阳？请问：什么是诊脉的阳法？什么是诊脉的阴法？问题其二，是于理不通，也就是说缺乏逻辑思维。仲师于第6条有"脉阴阳俱浮"的说法，假设按照取脉法分阴阳来推理的话，浮取为阳，脉"阳浮"还可以勉强讲得通。但是沉取为阴，按这个解释的话，脉"阴浮"就应该是脉沉取为浮，请问：沉取如何能得"浮"脉？我们品读经典很容易浮于表面，顺文释义，很少有人从思维的角度，比如逻辑思维，来考虑一下，这种说法究竟合适不合适？脉阴阳的注解，就存在这种问题。

【原文】

太陽病，發熱而渴，不惡寒者，爲溫病。若發汗已，身灼熱者，名風溫。風溫爲病，脈陰陽俱浮，自汗出，身重，多眠睡，鼻息必鼾，語言難出。若被下者，小便不利，直視失溲。若被火者，微發黃色，劇則如驚癇，時瘛瘲，若火熏之。一逆尚引日，再逆促命期。（6）

【释义】

本条主要论述太阳温病的主要脉症和误治后的变证。太阳温病，顾名思义，应该是感受温热邪气所导致的病证，与太阳中风证和太阳伤寒证的伤于

15

风寒邪气有明显的区别。太阳温病的证候是"发热而渴",其实强调的是"口渴"和"不恶寒"。口渴,说明温热邪气伤了津液;不恶寒,说明温热邪气重于寒邪。这两点都体现了病于"温"的临床特点,所以仲师明确地指出"为温病"。

自"若发汗已"到条文最后的"再逆促命期",是本条讨论的第二个问题,就是太阳温病容易误治和误治以后可能发生的一些变证。并且分别举出了误用汗法、下法、火法的变证情况。

首先是误用辛温发汗法可能发生的变证。太阳温病虽然属于表热证,但它是感受温热邪气所导致的,治法应该是辛凉解表,而麻黄汤、桂枝汤属于辛温发汗,以温治温,就容易助热伤津耗气,从而出现身灼热、脉阴阳俱浮、自汗出、身重等脉症。多眠睡,是昏睡状态,机理是热盛神昏。舌属于心之苗,鼻又为肺之窍,风煽热炽,心肺不利,于是鼻息必鼾,语言难出。出现的这些脉症,都提示了温热熏灼、风煽热炽的病机,所以叫做风温。

其次是论述误用下法可能发生的变证。太阳温病是表热证,下法属于里热证的治法,假如误用了下法,就容易产生阴伤邪陷的变证。阴液大伤,水源枯竭,会小便不利;阴精不能上承,目睛失于滋养,则两目直视而转动不灵;邪气内陷,心神被蒙,大小便就失去了约束。

最后是论述误用火法可能发生的变证。古人非常习惯用火法来治疗疾病,例如熏法、熨法、烧针等等,但是太阳温病,如果用火法的话,就是典型的以温治温,很容易劫阴助热,轻的火热相熏灼,瘀热郁蒸,身体发黄,皮肤颜色晦暗,就像用火熏了一样;重的热迫神明,肝风内动,出现如惊痫的形状;或者是热伤阴液,筋脉失养,偶尔出现瘛疭的情况。

以上仅仅是温病误治变证的举例而已,目的是提示我们临床上对于温病辨证论治一定要谨慎,尤其是不能用治疗中风证和伤寒证的方法。否则,一次的失误,还可以延长生命的时日,还可以有救治的时机。假如一误再误,就会有危及生命的危险,这就是仲师"一逆尚引日,再逆促命期"的含义。

【疑难解析】

(1)不恶寒——实事求是的问题:本条的"不恶寒"比较难以理解,因为太阳温病终究属于太阳病,既然是太阳病就应该恶寒。可是原文讲得很清楚,就是不恶寒,于是有的医家就将不恶寒改成"微恶寒"。岂不知把"不"字换成了"微"字,意思发生了本质性的变化。因为尽管是微恶寒,它也是恶寒啊!其实,"不"恶寒与"微"恶寒是有原则性区别的,不应该随意改动仲师的原文。出现这种说法的根本原因,是没有用实事求是的观点来对待《伤寒论》,无数的例子证明了这样做的话,往往会把自己的观点强加给仲师。

（2）太阳温病——类比性辨证思维的问题：后世伤寒注家大多将太阳温病与太阳中风证、伤寒证鼎足而立，看作太阳病并列的三大证型。从广义"伤寒"的角度来分析，"今夫热病者，皆伤寒之类也"（《素问·热论》）。"伤寒有五，有中风，有伤寒，有湿温，有热病，有温病"（《难经·五十八难》）。这样说来，温病属于太阳病中一个证型是可以理解的。

但是我认为仲师本条提出"温病"的概念，是为了类比以辨异。理由有以下三个方面：第一，从条文体例来看。太阳中风证与伤寒证，都是紧承太阳提纲证而分别论述的，而"温病"就不是这样，是讨论完传与不传等内容后才列述的。如果仲师的确把温病与中风证、伤寒证并列而看待的话，为什么不于第4条承接"伤寒"后论述太阳温病呢？放在第6条，后置而讨论温病，显然，从条文排列的体例上提示温病与中风、伤寒两证还是有所区别的。第二，从证候特点来看。中风与伤寒两证是在提纲证"脉浮，头项强痛而恶寒"的前提下分别论述的。其脉症的内容与提纲证是前后连贯的。而温病就不是这样，不但提出口渴，还明确地说"不恶寒"，这都是与太阳提纲证是相悖的。所以在脉症方面根本不存在承前的涵义。这样的话，怎能将其看作太阳病的第三个证型呢？第三，从治疗方药来看。中风与伤寒两个证，治以辛温发汗法，分别用麻黄汤、桂枝汤两方，其辨证、理法、方药、兼症等，论述得十分完整而系统。而温病就仅仅论述了这一条，而且还没有正式的、明确的治法和方药。而且，误用汗、下、火等治法导致的种种变证，恰恰又证明了仲师对于温病是缺乏治疗经验的。

后世的注家由于把太阳温病与中风证、伤寒证鼎足而看待，同时又难于摆脱"太阳病"三个字的局限，所以对于此条的分析思路，总是难以摆脱"太阳"框框，以至于把"不恶寒"改为"微恶寒"。其实，不恶寒正说明病于"温"与伤于"寒"的截然不同，大可不必用后世温病卫分证的框子来硬套太阳温病。何况仲师所谓"温病"的概念，也与后世不尽相同，原文当中的"风温"，就是一个很好的证明。

关于本条冠名"温病"的意义，清代伤寒注家尤在泾的解释还是颇有见地的。他认为于第6条列出"温病"，此"正是与伤寒对照处"，并且把温病归属于"太阳类病法中"。尤在泾言"对照"，称"类病"，我认为与仲师的本意很是接近，因为类比鉴别是仲师最擅长运用的辨证方法。

三、太阳病传变

【原文】

伤寒一日，太阳受之，脉若静者，爲不传。颇欲吐，若躁烦，脉数急者，爲传也。(4)

伤寒二三日，阳明少阳证不见者，爲不传也。(5)

【释义】

以上两条论述"传"的问题。仲师在六经的分证方面是承袭《素问·热论》的，但是在阐述辨证论治理论上有了很大的发展与创新。例如在判断疾病的传变上，就突破了《素问·热论》逐日传经的理论模式，提出了以脉症为凭、不必拘于时日的唯物辩证的理论。以上两条就是对这种据脉症辨证理论的举例。

外感病的初起，就是所谓的"伤寒一日"，太阳主肤表首当其冲，所以说"太阳受之"。肤表感受外邪虽然仅仅才一日，也会有传与不传的变化和辨证。假若脉象与症状相符而没有呈现数急的现象，就表明邪气还在肤表而没有发生传变，这就是所谓的"不传"；如果脉象已经呈现数急了，而且又出现了恶心欲吐、烦躁不安的症状，就说明疾病已发生了传变，这叫做"为传也"。至于邪气传到何经，就需要结合其他的脉症进行进一步地辨证分析，方能作出正确的诊断。

第5条承接第4条，说明太阳主肤表，所以一日是受邪之期，假如见到太阳的脉症，就可以诊断为太阳病。阳明与少阳在太阳的里面，所以二日、三日是它们的见证之期，但必须以脉症为判断是否传变的依据。假如虽然受邪二三日了，但是仍然不见阳明病或少阳病的脉症，就说明病邪仍然在肤表。

【疑难解析】

脉若静——相对性辨证思维和死于句下的问题：相对性的阐述问题是仲师写作的特点，因为这种相对性最能体现类比鉴别的辨证方法，本条的脉若静就是例证之一。"静"，在这里虽然冠称"脉"，其实，并不是具体的脉象，应该属于形容词，是与下面的"脉数急"相对而言的。同样的是相对，脉数急却属于具体的脉象。也就是说，脉"静"是虚的，脉"数急"是实的。换句话说，脉象没有呈现数急的现象，就是"静"的意思。虚实相对，不但把脉象作为辨证的指征，还作为了说理的工具。有的教科书竟然将脉"静"解释为"静止"，请问：都"太阳受之"了，脉象还能静止吗？之所以出现这种死于句下的注释，就是没有理解仲师这种脉法运用灵活性以及相对性辨证思维的特点。

其实，像这种虽然冠以"脉"却不存在具体脉象涵义的所谓的脉诊内容，在六经病篇很常见，如后面的脉和、脉平、脉解、脉负、脉绝等。这些特异的脉象的描述，目的只有两个：一是为了辨证，二是为了说理。

【原文】

太陽病，頭痛至七日以上自愈者，以行其經盡故也。若欲作再經者，針足陽明，使經不傳則愈。（8）

【释义】

本条主要论述经尽的道理和再经的处理方法。本条开始就说太阳病，应当具有发热、恶寒、脉浮等脉症，在这里只讲头痛，是一种省文的写作方法。《素问·热论》说："七日巨阳病衰，头痛少愈"，说明太阳病经过六七日，正气会逐渐恢复，邪气也会逐渐消退，这时太阳病有自愈的可能。仲师把这种自愈的规律性叫做"经尽"。那么仲师说的这个"经"字，显然指的是"七日"的日期概念，这是古代医家经过长时间的外感病发病规律的临床观察而得出来的经验总结。现在临床上的一般性感冒，不经过药物治疗，多喝水，注意休息，经过一周左右也会自愈的，证明了古人的这种经验的总结和规律的揭示是多么的可贵。

"经尽"的这种自愈，仅仅说有这种可能性，意思并不是必然痊愈。也就是说，表证既有自愈的可能，也有延缓的可能，仲师又把这种太阳病延缓持续的情况，叫做"再经"，意思是进入了第二个"七日"的阶段。这时候医生要预防和截断疾病的传变转属，在这里仲师以欲传阳明为例，指出"针足阳明，使经不传则愈"。针刺足阳明经穴，使其经气得以流通，抗病能力得到增强，正气自然能战胜邪气，以此阻止邪气的进展，从而达到痊愈的目的。这与《金匮要略》中"夫治未病者，见肝之病，知肝传脾，当先实脾"的精神是一致的，体现了既病防变的治未病思想，也具有"截断疗法"的意思。

至于针刺阳明的什么穴位，陈修园讲"宜针足阳明足三里穴"，周禹载则主张针跗阳，可供大家参考。

【疑难解析】

经——想当然与脱离临床的问题：关于"经"字，传统观点认为是六经之"经"。"六经"的这个说法本身就不是规范的，因为它比"三阴三阳病"更简单，后世就约定俗成地叫做六经。把一个本来不规范的六经，再牵强地把本条的"经尽"、"再经"与六经拉扯在一起，就更没有道理了，这就是典型的想当然。李克绍先生首次对这种传统的观点进行了批驳，并提出了新的传经理论。他认为传统的所谓循经传、越经传、首尾传、传足不传手等等，既不符合仲师的原意，也不符合临床实际，纯粹属于玄说。同时提出，"经"，指的是日期，而不是六经病；传经，是本经病的相传，因为六经病都可以有表证，具体说来传经是从肤表的前驱期到本经病的见证期的过程；转属，才是一经病转化到另一经病。李克绍先生六经都有表证的观点，使得六经病的传变理论立体化了，不但符合中医学的整体观念，而且更符合临床的实际情况。

注家提出的循经传、越经传、首尾传、传足不传手等说法，一直是六经传变理论的主导，尽管古今临床找不到一个这样的实例，但是对于这种虚玄的说法，专家这样讲，教科书也这样讲，大家都在津津乐道，确实值得我们反思。

四、太阳病愈期

【原文】

太陽病，欲解時，從巳至未上。(9)

【释义】

本条根据天人相应的理论，推测太阳病将要痊愈的时间。中医认为，人与自然界息息相关，人体的阳气与天阳自然也是息息相关的。《素问·生气通天论》就讲过："阳气者，一日而主外，平旦人气生，日中而阳气隆，日西而阳气已虚。"这说明人身的阳气随天阳的升降而具有盛衰的变化，从巳至未上，是以中午为核心，这是一天当中阳气最盛的时刻，太阳的阳气正与此时相应，人体的阳气得到天阳的帮助，驱逐外邪更加地有力量，所以患者容易在此时邪解而病愈。

六经病都有一条欲解时，欲解都各有一定的时间，都与天阳的活动和正邪的进退有关。有一点必须明确，患者只有在自身正气逐渐充实，邪气逐渐衰退的情况下，才会有欲解的可能，而并不是说所有的太阳病统统从巳至未上痊愈。

【原文】

風家表解，而不了了者，十二日愈。(10)

【释义】

本条论述表邪未尽者可以推测十二日愈。风家，凡是仲师提到"家"字，往往指的是久病和体质问题。风家，指的就是经常患伤风感冒的人。风家外感基本痊愈以后，往往还存在着精神不爽，身体不适等现象，这就是"不了了"的意思。这是因为感冒的大邪虽然解除了，但是还有余邪的存在。根据外感病的发展规律，可以推测这种情况，一般不会超过两经，也就是十二日，就会精神爽慧而彻底痊愈的。

外感病有六日为一经的演变规律，第8条的"太阳病，头痛至七日以上愈者，以行其经尽故也"已经证明了这个问题。本条所谓的"十二日"，显然是"再经"的经尽之时。所以方有执说："十二日，经尽之时也。"柯韵伯也说："七日表解后，复过一候，而五脏元气始充，故十二日精神爽慧而愈。"柯氏所谓的复过一候，就是指再经的经尽。实际上，本条是在第8条的"经尽"的基础上，进一步强调外感病最多不会超过两经，也就是十二日就会彻底痊愈的。

五、辨病发阴阳

【原文】

病有發熱惡寒者，發于陽也；無熱惡寒者，發于陰也。發于陽，七日愈。發于陰，六日愈。以陽數七，陰數六故也。(7)

【释义】

本条论述病发阴阳的辨证。阴阳是疾病的属性分类，阳为热，阴为寒，所以阴病阳病的区分，关键在于发热的有无，也就是说，发热的就属于阳，不发热的就属于阴。而发热与否，取决于病人的体质以及正邪斗争的状况。外邪侵袭人体，卫阳首当其冲，卫阳不能温分肉了，必然会产生恶寒，但是发热与否就不一定了。假若阳气充盛，就能起而与邪气抗争，正邪交争激烈就会发热。反过来，假若阳气虚弱，没有力量与邪气抗争，就不会发热。所以我们可以用发热与否来区分和判断是发于阳病，还是发于阴病。显然，这是提纲挈领、执简驭繁的临床辨证方法。

本条用阴阳寒热将六经的发病进行了高度的概括，因而伤寒注家将本条看作六经辨证的总纲。

由于疾病的属性不同，因而疾病的愈期也有差异，"发于阳，七日愈；发于阴，六日愈"，就是对阳病阴病愈期的一种预测。至于"阳数七，阴数六"的说法，出于伏羲氏河图生成数，生成数为"天一生水，地六成之，地二生火，天七成之……"古人以一、二、三、四、五，为五行的生数，六、七、八、九、十，为五行的成数。六，水数为六，水为阴，六表示水气最盛，也就是阴气最盛，所以说"发于阴，六日愈"。七，火数为七，火为阳，七表示火气最盛，也就是阳气最盛，所以说"发于阳，七日愈"。"阳数七，阴数六"，意思是阴阳水火之气已经充足，能够战胜邪气的意思。这是古人以五行的阴阳水火生成数的推理方法，不可过于执凿，仅供参考而已。临床上还应根据脉症及疾病的发展趋势、正气的强弱来分析，才能得出正确的判断。

【疑难解析】

21

发于阳、发于阴——整体性辨证思维的问题：关于本条的病发阴阳，后世伤寒注家有不同的看法，归纳起来大致有三种：一是认为发于阳是发于阳经，发于阴是发于阴经。如钱天来说："发于阳者，邪入阳经而发也；发于阴者，邪入阴经而发也。"也有更为具体的，认为发于阳是发于太阳，发于阴是发于少阴，如张隐庵说："发热恶寒而发于太阳也……无热恶寒而发于少阴也。"

二是认为发于阳、发于阴都是病在太阳，阴阳是指风邪寒邪和营阴卫阳。如方有执说："凡在太阳，皆恶寒也，发热恶寒者，中风即发热，以太阳中风言也，发于阳之发，起也，言风为阳，卫中之，卫亦阳，其病是起于阳也。无热恶寒者，伤寒或未发热，故曰无热，以太阳伤寒言也，发于阴者，言寒为阴，荣伤之，荣亦阴，其病是起于阴也。"

三是认为阴阳是指寒热而言的，不必强求分出营卫经络和三阴三阳。阳病不发热就是病发于阴，阴病发热就是病发于阳，如柯韵伯说："无热是初得病时，不是到底无热，发阴指阳证之阴，非指直中于阴，阴阳指寒热，勿凿分营卫经络。"

以上这些看法都有一定的理由，但是从三阴三阳病整体性辨证思维的角度讲，发于阳应该指的是三阳病，发于阴应该指的是三阴病。这样理解才会有"总纲"的意味。

六、辨寒热真假

【原文】

病人身大热，反欲得衣者，热在皮肤，寒在骨髓也；身大寒，反不欲近衣者，寒在皮肤，热在骨髓也。(11)

【释义】

本条论述寒热真假辨证的问题。外感病一定要重视寒热的辨证，上条讨论的是根据寒热这种外感病常见的症状，来辨析阴病和阳病。本条则进一步讨论寒热是有真有假的，应该注意辨析真热假寒或者真寒假热。

具体到辨析方法是，病人虽然肤表大热，反而想近衣厚覆的，这是热在肤表、寒在内里的真寒假热证。反过来，病人虽然肤表大寒，却不想近衣厚覆的，这是寒在肤表、热在内里的真热假寒证。这里病人对于寒热的喜恶，是辨证真假的关键所在。因为表象的寒热可以有假的，但是病人的喜恶一定是真的，这就要求医生善于透过现象看到本质。仲师在这里提示我们，病情发展到了严重的阶段，患者的临床脉症往往出现与其本质相反的假象，这时的病情往往危重而且复杂，应该四诊合参作全面的分析，以便于去伪存真，

22

避免误诊误治。

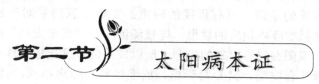

第二节 太阳病本证

一、太阳中风证

太阳病篇共论述有 28 条中风证，其中，重点条文有 7 条，而核心条文，也就是常法条文仅仅是第 12 条。除了此条，其他所有的桂枝汤证条文都属于变法条文，都是从某一个角度阐述有关桂枝汤证辨证论治的意义。另外，还论述了 3 条桂枝汤禁例。

（一）桂枝汤证治

【原文】

太陽中風，陽浮而陰弱，陽浮者，熱自發，陰弱者，汗自出，嗇嗇惡寒，淅淅惡風，翕翕發熱，鼻鳴乾嘔者，桂枝湯主之。(12)

桂枝湯方

桂枝三兩（去皮） 芍藥三兩 甘草二兩（炙） 生薑三兩（切） 大棗十二枚（擘）

上（原作"右"，現改。下同）五味，㕮咀三味，以水七升，微火煮取三升，去滓，適寒溫，服一升。服已須臾，歠熱稀粥一升餘，以助藥力。溫覆令一時許，遍身漐漐微似有汗者益佳，不可令如水流漓，病必不除。若一服汗出病差，停後服，不必盡劑。若不汗，更服依前法。又不汗，後服小促其間，半日許，令三服盡。若病重者，一日一夜服，周時觀之。服一劑盡，病證猶在者，更作服。若汗不出，乃服至二三劑。禁生冷、粘滑、肉面、五辛、酒酪、臭惡等物。

【释义】

本条论述太阳中风证的辨证论治。本条不但是《伤寒论》第一个方证俱全的条文，同时也是论述太阳中风证或者桂枝汤证的主要条文，我们又可以把它称之为常法条文。本条论述了四个内容：方证病机、重点症状及其机理、症状的具体表现以及方药的运用方法。

首先，仲师指出太阳中风证的病机是阳浮而阴弱。阳浮，指的是卫阳浮盛；阴弱，指的是营阴不足。阳浮阴弱表现在症状上就是发热与汗出。发热是风邪侵犯肌表，卫阳浮盛于外；汗出是外在的卫阳不固，内里的营弱不守，所以说"阳浮者，热自发，阴弱者，汗自出"。条文中恶寒与恶风并列，提示两者没有本质的差别，只有程度的轻重。需要注意的是对于恶风的描述，淅淅，有如风吹阵阵怕冷的意思。桂枝汤证不会"或未发热"的，但是本证因为汗出，卫阳有向外发越的机会，所以发热的程度比较轻浅，只是翕翕发热而已。肺外合皮毛，又开窍于鼻，皮毛受邪，肺窍不利，就会鼻鸣。胃为卫之源，表气失和影响于胃，胃气上逆而见干呕。

理解本条当与第 1 条和第 2 条合参。总的说来，太阳中风证的病机为阳浮阴弱（营弱卫强）；主要症状是发热与汗出；治法是解肌祛风，调和营卫；方药是桂枝汤。

【方解】

桂枝汤由五味药组成，组方配伍分了三个层次，两组对药：桂枝与芍药是第一个层次，桂枝辛温，解肌祛风，重点是治疗卫强（阳浮）；芍药苦平，补益阴血，重点是治疗营弱（阴弱）。两味形成对药的相伍，达到解肌祛风，调和营卫（阴阳）的目的。第二个层次是生姜与大枣，生姜辛散，来帮助桂枝散邪；大枣甘温，来帮助芍药养阴，两味药形成对药的配伍，为桂枝芍药的佐助。第三个层次，是炙甘草调和诸药。对于桂枝汤全方的功效，清代医家柯韵伯作了一个很好的总结，说："此为仲景群方之冠，乃滋阴和阳，调和营卫，解肌发汗之总方也。"

有一个问题需要说明，桂枝汤尽管桂枝是方中的主药，但是最能体现理法方药特色的却不是桂枝，而是芍药。只有充分理解芍药的功用，才能够对桂枝汤有一个深刻而全面的认识。具体说来，芍药在桂枝汤中究竟起到什么功用呢？用一个字就可以概括，就是"补"字，也就是《本草经》说的"益气"。太阳中风证又叫做表虚证，虚在什么地方呢？用仲师的话说，就虚在"阴弱"或者"荣弱"方面。方中什么药针对"荣弱"的病机呢？毫无疑问，只能是芍药，也包括大枣。芍药和大枣，补益营血，主在和营。也就是说，桂枝汤的调和营卫，桂枝和生姜，通过辛温发汗来调卫；芍药和大枣，通过苦甘补阴来和营。同时也说明，桂枝汤是一张汗中寓补、攻补兼施的方剂，这是与麻黄汤最大的区别之处。

我们常讲病脉证治，理法方药，煎服禁忌，一线相贯。假设用芍药为纲串联起来，就很能说明问题：病因——风邪；症状——汗出；病机——阴弱；治法——和营；方药——芍药、大枣；服法——啜粥。可见，只有抓住了芍药，才能对桂枝汤方证的特点有一个深刻的理解。

煎服禁忌又是《伤寒论》六经辨证论治的特色之一，桂枝汤作为《伤寒论》的第一方，仲师借着此方提示了一个典型的例证。仲师用了比正文还要

24

多的文字，来阐述桂枝汤的服法与护理，其用意是极其深远的，可惜后世的医家对于方药的煎服禁忌大多是忽视的，甚至包括一系列的临床教科书。

桂枝汤的服法与药后调护可以归纳为以下几个方面：

①药后啜粥：服用本方发汗，仲师强调必须啜热稀粥，目的是帮助药力，容易酿汗。徐灵胎作了详细的解释："桂枝本不能发汗，故须助以热粥。《内经》云：'谷入于胃，以传于肺'，肺主皮毛，汗所从出，啜粥充胃气，以达于肺也。"

②温覆微汗：温覆能够帮助卫阳，有利于出汗。仲师还特意叮嘱"遍身漐漐微似有汗者益佳"，这一点很重要，因为桂枝汤证属于表虚证，本身存在"阴弱"的因素，汗出过多必然加重损伤正气。还有一点，就是发汗太过于骤急，往往导致药过病所而驱邪不尽。

③获效停药：就是"不必尽剂"的意思，目的仍然是避免过于发汗损伤正气。

④无汗续服：强调"若汗不出，乃服至二三剂"，说明了即使辨证用药十分地准确，因为桂枝汤的发汗力比较弱，也会有发不出汗的情况。但是只要是脉症没有发生变化，就可以继续服药发汗，所以关键是"病证犹在"四个字。

⑤服药忌口：强调"禁生冷、粘滑、肉面、五辛、酒酪、臭恶等物"，是说发汗的方药气味是清轻的，在饮食方面也应该与之相应，否则的话会直接影响疗效。

【疑难解析】

（1）阳浮阴弱——尊重原文问题：尊重原文和作者的本意是品读经典的基本原则，我们学习古老的《伤寒论》更应该注意这个问题，对于"阳浮阴弱"的注解就是一个例子。有的注家认为，阳浮阴弱指的是脉象，这种解释是一种想当然的，完全悖离原文的，为什么这样说呢？因为仲师在"阳浮阴弱"的前面并没有冠上"脉"字。还有的就像解释第3条"脉阴阳俱紧"一样，将"阴阳"指作是浮沉取脉法，例如程郊倩说："阴阳以浮沉言，非以尺寸言。"其实，退一步讲，即使"阳浮阴弱"的确指的是脉象，其"阴阳"也只能指的是尺寸。因为用浮沉取脉法分类阴阳，自古缺乏记载，也于理不合。

（2）芍药——惯性思维和迷信问题：按照传统的观点，包括《伤寒论》、《中药学》、《方剂学》等一系列教科书都认为，桂枝汤中的芍药其味是酸的，其功能是收敛而止汗的，这已经形成了一种惯性思维。因此，对于对芍药性味功能的分析认识，已经超出了芍药本身，凸显了如何打破惯性思维和破除教材迷信的问题。

王新陆教授于1981年首次针对芍药的酸收止汗提出异议，令人遗憾的是，他的反传统的学术观点受到了普遍的质疑。下面我们从四个方面阐述论证这个问题。

其一，《本经》的论述：用历史唯物主义的观点分析，从经方药物的源头方面探索，仲师的"博采众方"，应该是本于《本草经》和《汤液经》的。《本草经》论述芍药，除了"益气"的作用外，主要讲的是：味苦，破阴结，通血痹，利小便。请注意：这里的"破"、"通"、"利"，显然全是苦泄的功能。《本草经》充分证明了，芍药味是苦的，而不是酸的；功能是苦泄的，而不是收敛的。

其二，《内经》的理论：《内经》论述药食的性味功能是极其辩证的，而且还体现了知常达变的思维。《内经》在论述五味功能以及五脏所属的时候，明确指出"酸则收"、"酸入肝"，这是讲酸味功能的常法。但是，《内经》同时又指出"酸苦涌泄"，这显然是在"酸则收"的常规功能的基础上讲的变法，意思是，酸味也有与苦味相同的"泄"的功能。提示我们认识药物的酸味功能，应该辩证地看，应该具体药物具体分析，不能一概而论。我们再举一个例子，例如山楂，味是酸甘的，有三大功能：行气血，消食积，化瘀滞。这里的"行"、"消"、"化"，与芍药的"破"、"通"、"利"一样，显然都属于泄的功能。

其三，仲师的方用：前面讲过，研读《伤寒论》有一个基本的原则，就是尊重仲师的原意。我们用联系的观点会通全书进行分析的话，发现仲师在《伤寒论》中用芍药达到了33方（次），总结一下，无非是补和泄两个字。所谓补，自然是补益阴血，如桂枝新加汤、黄连阿胶汤、当归四逆汤、小建中汤等，当然也包括桂枝汤治疗"营弱"的养阴和营。所谓泄，自然是苦泄祛邪，如大柴胡汤、四逆散的"破阴结"；桂枝加芍药汤、桂枝加大黄汤的"通血痹"；桂枝去桂加茯苓白术汤、真武汤的"利小便"等。没有发现芍药有什么酸敛的功能，更谈不上什么敛汗。而且真正止汗的，仲师用的又不是芍药。如大青龙汤证"汗出多者，温粉粉之"。桂枝加附子汤证"发汗，遂漏不止"，加的是附子而不是（重用）芍药。用仲师运用芍药来证明《伤寒论》芍药的性味功能，无疑是最有说服力的。

其四，芍药甘草汤：按照传统的观点，《伤寒论》中最能体现芍药酸味功能的还有芍药甘草汤，这就是所谓的"酸甘化阴"。芍药甘草汤源于第29条，主要治的是阴虚导致的"脚挛急"，凡是筋脉挛急性的病变，病机大都属于阴血虚少筋脉失养，所以芍药甘草汤养阴舒筋的功能是肯定的。可是注家由此而推论芍药甘草汤必然是"酸甘化阴"的，这就有问题了。这里有两个分析思维的误区：一是酸味与甘味配伍确实容易"化阴"，但是也不是绝对的。比如前面讲的山楂本身就是"酸甘"的，连与甘草的配伍也可以免了，但是却"化"不了"阴"；二是酸甘配伍确实能够"化阴"，难道芍药的苦与甘草的甘配伍就"化"不了"阴"？其实，本方根本不用讲什么酸甘苦甘化阴，一味芍药就能够滋养阴血，压根就不需要"化"。问题的关键在于，大家都把分析的思路集中在"化阴"上了，而忽视了本方真正的功用。本方是一张标本兼治的方子，而且治标远比治本重要得多。芍药的滋阴养血，甘草的补中益气，这是治本；芍药的活血通络，甘草的味甘缓急，这是治标。通络与缓急的功能，虽然属于治标，但是针对"脚挛急"来说，其疗效应该占据主导的地位。源于惯性思维，有人肯定不同意这种说法，我们可以换位思考一下：对芍药甘草汤不是都十分重视和强调"酸甘化阴"吗？试问：如果将芍药换成乌梅和山茱萸，乌梅的酸、或者山茱萸的酸，与甘草配伍，"酸甘化阴"是肯定的了，可是治疗"脚挛急"能有效吗？答案应该是否定的。

通过以上的分析论证，说明芍药不是酸的，也不具备酸敛止汗的功能。最为重要的，如果像传统观点这样讲解芍药，不但将芍药的性味功能讲错了，关键的是将桂枝汤的配伍特点讲没了，将调和营卫的功能讲没了，进而将桂枝汤证的辨证思维讲没了。由此带来的直接后果是，临床上见到没有"汗自出"的桂枝汤证就不会运用桂枝汤了。原因很简单：既然没有"汗自出"，就不需要芍药酸敛止汗，自然不用桂枝汤了。

对芍药性味功能的不同认识说明，任何理论上的曲解，思维上的偏见，带来的直接后果就是临床上的辨证用药错误。

（3）不可如水流漓，病必不除——逆向辨证思维的问题：这是仲师在桂枝汤方后注中，强调的服药禁忌最为重要的事项。按正常的思维考虑问题，发汗是为了驱邪，那么发汗发得越大，表邪就散得越快。可是在这里却提出了一个和正常想法相反的禁忌：汗发得越急越大，则会适得其反，而"病必不除"。这一个悖论性的提示非常好，它不但教会我们要善于用逆向思维考虑问题，而且还告诉我们驱邪治法运用一定要适度，即使是外感病的治疗也要这样。其实，这属于仲师"缓"治法的范畴，并且"缓"治意思还有在病和在药的分别。在病的方面，例如后面的大陷胸证，当水结高位出现"项强"的时候，就"缓"泻高位之水，以求祛邪务尽，于是改汤为丸，因为丸者"缓"也。在药的方面，例如十枣汤治疗"悬饮"，悬饮也属于高位之水，但方中的甘遂、大戟、芫花都属于峻泻之药，非常容易损伤正气，所以用大

27

枣的甘缓，一者保护胃气，一者缓泻水邪。治疗思维与"不可如水流漓，病必不除"是一致的。简单的一句话，从辨证论治思维方面给了我们启示。

（4）汗剂？和剂？——善于读书与逻辑思维的问题：就汗吐下和温清补消八法而言，汗法与和法的概念应该是十分清楚的。但是，由于桂枝汤有调和营卫的功能，仲师于387条又明确指出"宜桂枝汤小和之"。因此，有的医家就将桂枝汤看作"和剂"，以此推理的话，桂枝汤的治法当然也属于和法的范畴，这种推理与归类显然是不合适的，牵扯到如何读书以及如何思维的问题，下面从四个方面分析进行讨论。

首先是因果关系：桂枝汤确实能够调和营卫，但是却不能因此而将桂枝汤看作"和"剂或者"和"法。原因很简单，因为桂枝汤是通过发汗来调和营卫的。也就是说，发汗是先因，调和是后果，这里有因果的关系，不能本末倒置。

其次是主治证候：讨论方药的功能和所体现的治法，不能脱离其主治的对象，也就是病证，因为二者是相关联的。桂枝汤在《伤寒论》中是治疗太阳中风表证的，《内经》讲"其在皮者汗而发之"，所以，桂枝汤对于外感表证来说，就是发汗剂，就属于汗法。原文也可为证，例如42条的"当以汗解，宜桂枝汤"；57条的"可更发汗，宜桂枝汤"；53条的"先其时发汗则愈，宜桂枝汤"。即使是53条治疗"病常自汗出者"，仲师也说"复发其汗，荣卫和则愈，宜桂枝汤"。

三是和法的含义：就八法来说，和法概念的界定应该是十分明确的，就是指少阳病的治法，指柴胡汤的功能。不应该将和法的概念以及适应证扩大化，如果是这样的话，就反而会失去"和"法的本意。因为中医在病机的论述中，除了有营卫不和，还有诸如气血不和，阴阳不和，脏腑不和，表里不和，脾胃不和，肝胆不和，寒热不和等。笼统地讲，治疗这些"不和"，当然需要"和"之了，但是却不能统统地看作和法。例如营卫不和要汗而和之，同样地，还有吐而和之，下而和之，温而和之，清而和之，补而和之，消而和之等等。如此说来，"和"法有广义和狭义的区分，广义的"和"，泛指一切疾病的一切治法。因为凡病都是不和，那么凡是治自然都是和了。需要说明的是，广义的"和"没有任何实质性的意义，因为都是"和"与都不是"和"，殊途同归。所以，只有少阳病柴胡剂这样狭义的"和"法，才有实质性的意义。因为桂枝汤能调和营卫，就将桂枝汤列入和法的范畴，显然是犯了概念性的错误。

我们再谈谈如何读书的问题。有的医家肯定会说，桂枝汤属于和法，有仲师的原文作证，这就是386条所说的"吐利止，而身痛不休者，当消息和

28

解其外，宜桂枝汤小和之"。其实，本条的"小和之"，仲师的本意是小治，也就是稍微调治一下的意思。读书切记不能死于句下，不能因为一个"和"字，就将桂枝汤列入和法的范畴。第29条还讲过"反与桂枝欲攻其表"，难道因此可以将桂枝汤看作"攻"剂？与承气汤、十枣汤、大陷胸汤同样看待？这就说明，具体的问题一定要具体分析，要考虑当时的语言环境，所谓的善于读书就是这个意思。

【医案选录】

感冒误治案

一老年妇女感冒，不发热，轻微恶风，周身酸楚，头目昏蒙，鼻塞，无汗，咽部不适，舌淡红苔薄白，脉不浮而弱。初诊按惯性辨证思维诊为风热感冒，处以银翘散，仅服了半剂药，胃脘和身体极为难受，不敢继续服用。二诊，经过详细询问，发现患者素有红斑狼疮病史，平时体质就较为虚弱，阴气阳气都不足，应该属于虚人感冒，与桂枝汤，结果一剂轻，二剂愈。

按：本案的误治说明了一个问题，尽管第2条和第12条反复阐述"汗自出"，要知道这是仲师在强调中风证的特点和桂枝汤证的常法。具体到临床，就不可一概而论。也就是说，桂枝汤证不一定都是"汗自出"的。《内经》讲"阳加于阴为之汗"，像本案这样的老年病人，阴气阳气都不足，即使感受了外邪也不一定会出汗。而我们医生一旦运用惯性辨证思维考虑问题，眼睛里就光看到"病"，而看不到"人"了，只知道刻板地执凿于"汗自出"，辨治思维一旦出了问题，治疗的结果可想而知。

【原文】

太陽病，頭痛發熱，汗出惡風，桂枝湯主之。（13）

【释义】

本条进一步强调桂枝汤证的主症。本条紧承第12条，论述症状很简单，虽然是重复，但是主旨十分地明确，就是意在提示临床辨证论治必须善于掌握主症。所论述的四个症状当中，最能体现桂枝汤证特点，也就是说，最具有辨证意义的仍然是"汗出"。因为汗出，从病因的角度讲，反映了风邪的致病特点；从病机的角度讲，反映了营弱的病机特点。

自本条以后所有的桂枝汤证的条文，都属于变法条文，都是对第12条的补充，只不过角度不同而已，所体现的无非是"达变"的辨证思维。

【原文】

太陽病，發熱汗出者，此爲榮弱衛強，故使汗出，欲救邪風者，宜桂枝湯。（95）

【释义】

本条补述桂枝汤证营弱卫强的病机。与第12条一样，在症状上仍然突出发热汗出。所不同的是，本条病机不讲阳浮阴弱了，而是讲营弱卫强，其实意思是一样的，只不过所指更加具体化了。卫强而发热，是指风寒袭表，卫阳浮盛，也就是"阳浮者，热自发"；营弱而汗出，是指卫阳失固，营不内守，也就是"阴弱者，汗自出"。既然属于"邪风"导致的营卫不和的太阳病，治法一定是解肌祛风，调和营卫。方剂当然要用桂枝汤。

【原文】

太陽病，初服桂枝湯，反煩不解者，先刺風池、風府，卻與桂枝湯則愈。(24)

【释义】

本条补充论述初服桂枝汤出现反烦不解的处理方法。太阳中风证服桂枝汤，是正确的治法，按正常情况应该是汗出而解。但是有的时候也会有特殊的情况，就像本条所说的第一次服桂枝汤后，不仅症状没有得到解决，反而出现了心烦。这就需要认真地辨析其中的病机变化，如果是服药以后，只是增加了心烦，而没有出现其他热症，这就说明心烦并不是邪气内陷所导致的，而是表邪比较重，郁于太阳的经络，使得药力得不到发挥的缘故。仲师提示在这种情况下，可以先刺风池、风府穴，目的是疏通经络，一旦经络疏通后，这时再服桂枝汤的话，就可以使药力畅达，从而顺利地起到解肌祛邪的作用。

【原文】

太陽病，外證未解，脈浮弱者，當以汗解，宜桂枝湯。(42)

【释义】

本条补述了太阳中风证的正规脉象。由于是重点在于强调脉象，所以对于太阳中风证的症状，只是笼统地说"外证未解"。脉浮弱，浮，表示了阳浮或者卫强，说明病在肌表；弱，表示了阴弱或者荣弱，说明了正气不足，这就是"表虚证"。我们可以这样理解：凡是太阳病，只要脉象呈现浮弱的，就可以判断为表虚证，就可以用桂枝汤。

关于中风证或者是桂枝汤证的脉象，本条提出脉浮弱，第2条提出脉（浮）缓，我们应该如何看待呢？是不是这两种脉象都是太阳中风证（桂枝汤证）的正常脉象呢？其实，只有本条的脉浮弱才可以认定是太阳中风证的常脉，而脉浮缓因为是与第3条太阳伤寒证的脉阴阳俱紧相对而言的，脉搏未有呈现"紧"象就是"缓"的意思。也就是说，具有相对的意义。

本条一句笼统的"外证未解"，如果按照仲景前详后略的写作方式来理解的话，"外证"中应当包括"汗自出"，这样脉症就相符了。还有一种解释，就是仲师在这里之所以笼统地讲"外证"，其本意是不必包括或者不必强调桂枝汤证的"汗自出"，这样一来，辨证的意义就大了。为什么这样说呢？因为前面的第2、12、13诸条反复强调"汗出"，而且"汗出"一症也确实能够真实地反映风性疏泄的"中风"发病特点，这就很容易给我们形成一种定势或者惯性的辨证思维，就是：太阳中风证一定有"汗自出"，临床运用桂枝汤也必定具备"汗自出"。何况《中医内科学》的自汗证又有"营卫不和"一型，主治也是桂枝汤，就更进一步印证了这个辨证论治的思维。其实，研读本条我们可以理解为，仲师之所以不明确写出"汗出"一症，其意提示了桂枝汤证的变法辨证思维，这就是临床上桂枝汤证有时不一定必然具备"汗自出"。换句话说，临床辨治和应用桂枝汤，不必把辨证的眼目印定在是否有"汗出"上。只要凭其他脉症，就像本条的脉浮弱，可以判断为表虚证，就可以运用桂枝汤。如果这样理解"外证"的话，就开拓了桂枝汤证辨证的思路和临床应用的范围，同时也少犯知常而不能达变的辨证失误。

【疑难解析】

脉浮弱——尊重历史读经典的问题：脉浮弱不但是本条的辨证眼目，也是临床上桂枝汤证的常见脉象。脉浮弱的具体涵义，是指脉象浮而无力，浮主表证，弱示正虚。但是，有一个问题需要注意：研读像《伤寒论》这样的经典著作，一定不要脱离历史地去胡乱分析。换句话说，对待《伤寒论》里的名词术语，一定要还原到汉代的语境里去理解，用唯物史观研读《伤寒论》是非常重要的。为什么这样讲呢？因为汉代中医的脉法处于尚未定型的"效象形容"阶段，所谓的脉"浮弱"，意思是脉搏应手浮而乏力。而现代的脉法，关于"弱"脉的概念是十分清晰而明确的，这就是脉"沉而细软无力"，也就是说，从脉象归类来说，弱脉应该属于"沉"脉的范畴。这样一来，浮与弱两种脉象是肯定不能同时兼见的。如果我们在临床上写脉"浮弱"，就等同于写脉"浮沉"，试问：脉"浮沉"是个什么概念？既自相矛盾，又于理不通。可知，关于弱脉的概念，古今是有区别的。一旦缺乏历史观分析看待本条的弱脉，很容易导致以今释古的问题。

【原文】

伤寒发汗已解，半日许复烦，脉浮数者，可更发汗，宜桂枝汤。(57)

【释义】

本条补述伤寒汗后余邪复发不可再用麻黄汤。太阳伤寒证用麻黄汤发汗以后，如果是脉静热退身凉，这是表邪已解了。假若汗后半天左右，又见到心烦，脉象也浮数起来，这往往是余邪未尽，病情复发。既然是病情复发，就可以再次用麻黄汤发汗，可是已经发过一次汗了，正气必然受到了损耗，

31

所以不宜再用发汗力比较峻猛的麻黄汤,而是适宜发汗力比较弱,而且又有扶正功能的桂枝汤。

本条的意义,不但告诉了我们如何科学地运用麻黄汤和桂枝汤,还在于提示了我们病轻则治亦轻以及时时固护正气的治疗学思想。

【原文】

太陽病,下之,其氣上沖者,可與桂枝湯,方用前法。若不上沖者,不得與之。(15)

【释义】

本条论述太阳病误下后出现"其气上冲"的特殊情况的处理。太阳病误用下法,可以有两种情况,一是表证仍在,二是表邪内陷,本条显然属于前者。但是如何根据脉症来判断表邪内陷与否,45 条指出的是"脉浮",56 条指出的是"小便清",而本条则指出了一个非常特异的症状,就是"其气上冲"。其气上冲,是病人自我感觉有一股气从胸腹之间向上冲逆。其机理是,虽然体内的正气受到下药的挫伤,但是仍然有力量向上向外驱逐表邪,说明了邪气仍然在肌表,所以继续用桂枝汤解表。反过来,如果是误下以后其气不上冲的话,说明了邪气已陷正气大伤,显然就不宜桂枝汤了。

【原文】

病人藏無他病,時發熱自汗出,而不愈者,此衛氣不和也。先其時發汗則愈,宜桂枝湯。(54)

【释义】

本条论述"时发热自汗出"的特殊情况的辨证论治。本条有两个关键词,一个是"脏无他病",一个是"时"字。按照常法辨证,发热汗出是桂枝汤证。可是现在的问题是"时发热自汗出",也就是说,发热汗出呈现不定时的间歇性发作。这种发病时间的特异状况,会给表里的辨证带来很大的疑惑。所以仲师提出首先要排除"脏无他病",只有在"脏无他病"情况下的"时发热自汗出",才属于"卫气不和也"。

"先其时发汗则愈",又是针对这种呈间歇性发作的特殊情况,所提出的特殊的治疗方法。意思是说,在发热汗出发作之前服用桂枝汤,使其在邪气正在发作之时到达病所,以发挥调和营卫的作用。如果正在发作之际,或者刚刚发作之后,此时的正邪相争处于暂时的休止状态,营卫也自然处于暂时的协调状态,即使服用桂枝汤也会错过其发挥药效的最佳时机。说明了医者临床应该注意掌握处方用药的技巧。

【医案选录】

妇女周期性腹疼案

一家庭妇女患腹疼，每于月经后第 13 天即腹疼，初在小腹，后必波及全腹，疼痛较重，难以忍受，第二天会不药而愈。连续数月如此，西医内妇科检查无任何异常，颇为疑惑。刻诊舌脉也基本正常，平时性格急躁，腹部怕凉。诊为阴阳不和，肝气郁结，与桂枝汤合柴胡疏肝散（重用芍药 30g）。但是此病颇怪，发病的时间性很强，应当"先其时"用药，嘱经后第 12 天开始服药，连服 3 剂。复诊称仅早晚各痛半小时。效不更方，续服 3 剂，服法如前，下月告愈。

按：中医是讲究天人相应的，"天"包括时间和空间，所以，中医诊治疾病一定要注意时间的因素。这就是《伤寒论》六经病欲解时以及 54 条针对"时发热自汗出"要"先其时发汗"所揭示的基本精神以及中医在治病时所强调的用药技巧问题。

本案属于排卵前期的腹痛，具有定时而发、疼痛严重、查无原因三个要点，厥阴经脉走少腹环绕阴器，其疏泄又与妇科诸如月经、排卵等功能密切相关。患者虽然病因不太明确，但性格急躁说明发病应该与肝气有联系。腹部怕凉又提示有阳虚寒凝脾络的因素。寒凝脾络合并肝气郁结这就是病机分析和处方依据。本案的诊断并不困难，关键在于治疗的技巧问题，这就是定时而发的疾病，应该注意定时而治。受仲师"先其时发汗"的启示，如痛经的治疗，因为痛经也属于定时而发的病证，除了个别的顽固性痛经，我一般都采用定时而治的方法，根据患者的寒热虚实，只开 2～3 剂药，行经的前一天或者当天服药，连续服完，下月仍然如此，直至治愈。这种治法，既对于定时而发的病证有极强的针对性，又可以避免长期服药带来的各种麻烦。

【原文】

病常自汗出者，此爲榮氣和，榮氣和者，外不諧，以衞氣不共榮氣諧和故爾。以榮行脈中，衞行脈外，復發其汗，榮衞和則愈，宜桂枝湯。(53)

【释义】

本条论述自汗患者的病机和治法。有两个关键字需要注意，一个是病常自汗出者的"常"字，一个是荣气和者的"和"字。假若笼统地说自汗出，也许可以理解为外感的太阳中风证，但是一个"常"自汗出，就说明了仲师在这里所论述的应该包括内伤杂病的自汗出。

无论是外感或者是内伤，凡是自汗出的病机都可以说是营卫不和。但是营和卫究竟是如何不和的呢？还需要做具体的分析。仲师用一个"和"字就点明了营卫不和的本质。本质是什么呢？就是"外不谐"，"外"指的就是卫。为了强调卫气在营卫不和中负有主要的责任，仲师又运用了借宾定主的写作方法，具体说来，就是运用"荣气和"之宾，以定"外不谐"之主。所

33

以在"外不谐"之后，又进一步强调说"以卫气不共荣气谐和故尔"。后面仲师又具体阐明为什么要把营卫不和的主要责任归结于卫气的道理，这就是"以荣行脉中，卫行脉外"。

当然，不管是外感的自汗出还是内伤的自汗出，既然病机属于营卫不和，就要应用桂枝汤调和营卫。

【疑难解析】

荣气和——相对性写作体例的问题：由于不了解仲师的写作体例特点，伤寒注家们常常犯一些错误，例如徐灵胎注释"荣气和"的时候就说"荣气和者，言荣气不病"。单纯理解这个"和"字，肯定是平和无病的意思。如果把这个"和"字放在条文的语言环境里理解的话，徐氏的这种说法显然不太合适，因为没有理解仲师善于运用相对比较、借宾定主的写作特点。如果真的把荣气和解释为荣气不病的话，一方面与荣卫不和这个病机概念相违背，另一方面又与医理逻辑不相符合。既然是荣气不病，仲师又为什么在95条明确地讲"荣弱"呢？既然是荣气不病，那么桂枝汤中的芍药与大枣又有什么作用呢？可见，所谓的荣气和，无非是与卫气相对，用这种对比的形式，以强调、提示、反衬卫气的不和在病理中的主导地位而已。换句话说，所谓的"和"，绝不是什么"无病"的意思。因卫气不和必然导致荣阴不守，荣气终究会因外泄而虚弱，这样的话，还能称之为荣气无病吗？其实，本条的荣气和是相对卫气的不和，也就是所谓的"外不谐"相对而言的，具有明显地相对比较的意义。相对性的写作特点和相对性的分析思维，是仲师辨证论治思维的重要特征之一。

总而言之，"荣气和"的问题提示我们，正确理解仲师相对性的写作体例和辨证思维特征，对于读懂《伤寒论》是十分重要的。

【医案选录】

左腿酸痛案

一高校舞蹈专业学生，素有左腿受伤史，因逛街劳累复发，异常酸痛，艰于行走，也难以伸直。西医检查无任何异常，于是就诊于中医。平素体弱怕冷，易自汗出，舌淡，脉细，诊为阴阳两虚，筋脉失养，与桂枝汤合芍药甘草汤。其中赤白芍药各用20g，炙甘草10g。3剂而愈。

按：桂枝汤属于发汗剂，这是毫无疑问的。但是如果仅仅从发汗治疗外感病的角度认识桂枝汤及其功能，就太浅显了。正因为这样，所以有的医家从补益的角度认识桂枝汤，也有的医家从调和的角度认识桂枝汤。补益也罢，调和也罢，都是意在打破"汗剂"的框框和局限，目的是拓展桂枝汤的应用范围，为临床活用桂枝汤提供理论和辨治思维的支持。本案显然不属于外感病，但是体弱怕冷、易自汗出，已经说明了阴阳虚馁、营卫不和的病机，就有了"病常自汗出"的意味，自然"宜桂枝汤"了。本案辨治的意义就在于，对于桂枝汤证的认识不必局限于外感和内伤，只要病机属于营卫不和或者阴阳两虚，就是桂枝汤的适应证。

（二）桂枝汤禁例

【原文】

桂枝本爲解肌，若其人脈浮緊，發熱汗不出者，不可與之也，常須識此，勿令誤也。（16 下）

【释义】

本条论述太阳伤寒证禁用桂枝汤。"脉浮紧"与"汗不出"，虽然没有提出身体痛，也足以说明了这是典型的太阳伤寒证。太阳伤寒证必须用发汗的峻剂麻黄汤，桂枝汤是绝对不可以使用的。因为桂枝汤开表发汗的力量比较弱，对于太阳伤寒证就显得病重而药轻。关键还在于，一旦肤表打不开，发汗不彻底，就反而会辛温助热，导致变证百出。正因为如此，所以仲师特地告诫说"常须识此，勿令误也"。

"桂枝本为解肌"一句，虽然放在条文的前面，可以看作仲师自己解释为什么太阳伤寒证不可以应用桂枝汤的道理。这个道理的关键词就是"解肌"二字。意思是说，桂枝汤是解肌的，麻黄汤是解表的，解肌与解表是有区别的。因此，病在肤表的太阳伤寒证是不能用具有"解肌"功能的桂枝汤的。

【疑难解析】

解肌——遵循《内经》理论与读书思维的问题：后世医家一般肌与表是合称的，通过此条我们知道，原来肌与表还是有区别的。仲师也是遵循古代医家的论述而这样认为的，例如《素问·五脏生成论》论五脏所合时，就有"肺之合皮"与"脾之合肉"的区分。《素问·痹论》论五脏之痹，又有"皮痹"与"肌痹"的区别。这就证明，肌（肉）与表（皮），在脏腑所主及部位层次的深浅内外是有差异的，具体说来，"肌"，位于表皮之里；"营"，位于卫气之内。所以，卫气的功能是充皮肤而司开合，营气的功能是行肌内而濡肌肉。太阳中风证的病机是"荣弱卫强"，病变涉及肌肉和营阴；桂枝汤中芍药、大枣又主要治疗的是"荣弱"，这样一来，治疗荣弱就寓含着"解肌"的意思。可知，从和营解肌的角度来说，显然桂枝汤与麻黄汤的单纯解表是有明显的区别，这就是仲师称"桂枝本为解肌"的真正涵义所在。

关于"解肌"问题的分析，还说明了相对性读书思维的问题。"桂枝本为解肌"，反过来，蕴含的意思就是"麻黄不是解肌"的，相对的意味十分地清晰。因此只有运用相对性思维进行分析，才可能理解其真实的涵义。由于不了解"解肌"的本意，不重视相对性思维的问题，伤寒注家及教科书都是笼统地解释麻黄汤证禁用桂枝汤，之所以禁用的具体道理仍然没有阐释清楚。

另外，讨论"解肌"的问题，其意义不仅仅在于认清"肌"与"表"涵义有什么不同，而在于认清桂枝汤证的病因（风性疏泄）、病机（荣弱）、病证（汗出脉弱）、治法（和营）、方药（芍药大枣）、煎服（啜热粥）的特点。这才体现了病脉证治、理法方药、煎服禁忌、一线相贯的整体性辨证论治思维。

【原文】

若酒客病，不可與桂枝湯，得之則嘔，以酒客不喜甘故也。（17）

【释义】

本条提示酒客湿热内蕴者禁用桂枝汤。酒具有辛甘温热的特性，所以平素嗜好饮酒的人，其体质大多属于湿热内蕴。而桂枝汤本身也属于辛甘温之剂，辛温助热，甘温助湿，因此酒客是湿热壅遏的，服用桂枝汤的时候，容易导致胃气上逆，从而产生呕吐的现象。

"酒客"，应该看作一种举例，仲师在这里以"酒客不喜甘"，阐述禁用桂枝汤的道理，实际上是在提示临床治疗疾病处方用药，要注意患者的嗜好和体质等问题。

【原文】

凡服桂枝湯吐者，其後必吐膿血也。（19）

【释义】

本条提示热邪内蕴者禁用桂枝汤。从服桂枝汤后的呕吐反应推测，里热壅盛的人患太阳中风证，应该禁用桂枝汤。一旦误用甚至还会发生吐脓血的严重情况。这是因为火旺体质再加上桂枝汤的辛温助热，导致里热炽盛，热壅肉腐，最后发展成吐脓血。清代医家徐灵胎就讲过：风嗽挟火者，服桂枝汤，必吐血，百试百验。

二、太阳伤寒证

太阳病篇共论述了 8 条太阳伤寒证，其中第 35 条是重点和常法的条文，其他的属于变法条文。因为麻黄汤的发汗力比较大，运用不妥的话很容易伤损正气，所以仲师还论述了 9 条麻黄汤的禁忌证。

（一）麻黄汤证治

【原文】

太阳病，头痛，發熱，身疼，腰痛，骨節疼痛，惡風，無汗而喘者，麻黄湯主之。（35）

麻黄湯方

麻黄三兩（去節）　桂枝二兩（去皮）　甘草一兩（炙）　杏仁七十箇（去皮尖）

上四味，以水九升，先煮麻黄，減二升，去上沫，内諸藥，煮取二升半，去滓，溫服八合，覆取微似汗，不須歠粥，余如桂枝法將息。

【释义】

本条太阳伤寒证的证治。品读本条应该与前面的第1条、第3条互相参合，联系起来理解。本条除了太阳病共有的发热、恶风、头痛等症状外，重点论述了能够体现寒邪为病特征的两个症，这就是"痛"与"无汗"。身痛、腰痛、骨节疼痛，仲师在这里用了三个"痛"，来说明寒凝经脉，经气不利，不通则痛的机理。前面关于太阳病的论述，只强调了太阳中风证汗出的特点，即使是第3条的"名曰伤寒"，也只是阐明了体痛和脉紧，并没有涉及无汗。可知本条提出无汗一症，具有明确的指向性。用以反映寒性收引、汗孔闭塞的机理和发病特点。至于"喘"，是因为肺外合皮毛，表寒闭郁会影响肺气的宣降的缘故。

综合分析我们会发现，太阳伤寒证有三大主要脉症，或者说特征性的脉症，这就是体痛、无汗、脉紧。因为这三大脉症，都反映了寒性凝敛的致病特点。既然是寒闭肌表，治疗就应该开表发汗，宣肺定喘，方用麻黄汤。

【方解】

麻黄汤共有四味药，最大的配伍特点是仅仅四味药，却以麻黄为核心组合了两个对药，而且这两个对药的配伍理念又正好是相反的。第一个对药是麻黄与桂枝，两味药都是辛温的，开腠发汗解表，属于相辅相成的配伍；第二个对药是麻黄与杏仁，麻黄味辛宣散肺气，杏仁味苦降泄肺气，一宣一降，调节肺气，止咳平喘，属于相反相成的配伍。剩下一味甘草，调和诸药，全方具有发汗平喘的功用。就像桂枝汤中的桂枝与芍药一样，仲师极善于运用对药配伍的形式来组方，而麻黄汤应该属于最为典型和最为精彩的对药配伍的方例。

本方煎服法，要注意两点：①先煮麻黄去上沫，以有利于轻清发汗。②服后温覆取微汗，不需要啜粥。

本方临床应用，只要抓住"宣"与"降"的药用配伍以及"表"与"肺"的病位特点，即可放心大胆地应用。后世医家广泛治疗诸如流行感冒、产后外感、急慢性气管炎、支气管哮喘、大叶性肺炎、小儿麻疹内陷等病证。又据报道，本方还可灵活运用以治疗癫痫、鼻炎、结膜炎、风湿病、小儿夜尿等，就是这个道理。

【疑难解析】

去上沫——尊重《内经》理论的问题：品读《伤寒论》一旦抛开了《内经》，很多的理论问题得不到解决，去上沫就是一个例子。《伤寒论》中的麻黄与葛根，都是先煎去上沫，关于去上沫的道理仲师没有作出具体说明，注家们的解释也不一样，大概有三种说法：一是陶弘景认为"沫令人烦"。太阳伤寒证，寒邪郁闭卫阳，本来就容易生烦，例如下面要讨论的大青龙汤证就是。但是这种烦在服药以前就已经发生了，与去沫不去沫没有任何关系。麻黄汤当中的麻黄与桂枝都是辛温的，发汗时容易鼓动阳气，也可以发生烦躁，显然这种烦与"沫"是不相关的。关键的是后人煎服麻黄汤时，大都不去上沫，也没有见到每每令人烦的。可见，陶弘景说法的证据有些不足，难以令人信服。陶氏是《神农本草经》的亲传者，距离仲师又近，按道理他的话应该是可信的。但是任何观点与说法必须符合医理和逻辑，否则的话，即使是陶弘景讲的，也不能盲目相信。

二是张锡纯指出之所以去上沫的原因是"沫中含有发表之猛力"，这就更难圆其说了。众所周知，麻黄汤之所以用麻黄，就是取其"发表之猛力"的。如果是这样的话，一旦去掉上沫，如何能达到开表发汗的效果呢？再说小发汗三方，麻黄仅分别用一两、十八铢，甚至十六铢，发汗力已经很弱了，为什么也要去上沫呢？退一步说，既然"沫"的发汗力最强，像大青龙汤麻黄就完全可以不用六两，而是像麻黄汤那样仍用三两，只是不去上沫就行了，岂不更为安全可靠？张氏的意思可能是麻黄汤发汗力大容易造成大汗亡阳，去掉"含有发表之猛力"的上沫，可以避免大汗亡阳的后果。本意是好的，但是显然有臆猜的成分。

最为合理的说法应该是清代医家柯韵伯，他指出"去沫者，止取其清阳发腠理之义也"。中医药食气味阴阳的升降理论源于《内经》，《素问·阴阳应象大论》说"阳为气，阴为味"，"清阳发腠理，浊阴走五脏"。又说"阴味出下窍，阳气出上窍"。仲师继承《内经》的理论，把这种药物的气味阴阳、清浊升降的学说运用于临床实践当中，他凭直观地认为"沫"属于浊物，归于"浊阴"的范畴，而浊阴是不具备"发腠理"和"出上窍"的功能，关键还在于凡是浊阴必碍于升发宣散，可见去上沫的意思是取麻黄的轻清之气，上行宣散，有利于发腠理解表邪。

有人否认和割裂《伤寒论》与《内经》之间的关系，"去上沫"这个问题就足以证明仲师在《伤寒论》自序中说的"撰用素问、九卷"，是不容置疑的客观事实。

"去上沫"还提示了读书如何做到泥古不化的问题。麻黄与葛根在煎煮中确实因为植物蛋白的析出而会出现一些泡沫的，但是今天我们临床运用麻黄葛根，在煎煮的过程中都不去沫，也未见有报道因为不去沫而影响疗效的。所以，对于"去上沫"的问题，我们应该客观地对待。一是必须理解之所以"去上沫"的道理所在，换句话说，必须理解《内经》"清阳发腠理"，"阳气出上窍"的理论实质和实际应用；二是去沫与否，不必斤斤计较，以防止泥古而不化。

【医案选录】

（1）脑瘤术后水肿案：一脑瘤术后患者，周身重度水肿，神志时清时昧，小便点滴不下，胸中憋闷异常，行气管切开术吸痰，大量服用西药利尿，水肿仍然不退。邀余会诊，患者用手捶胸示胸闷难忍，舌淡胖苔白厚，因上肢浮肿寸口如按淤泥摸不到脉。诊为肺气郁闭，水道不通。遂用麻黄汤加车前子。在场诸医均大为疑惑：麻黄汤是治疗太阳伤寒证的，何以能够治疗水肿重证？当时回答：宣降肺气，通调水道。结果一剂小便增，二剂神志清，三剂胸闷除。麻黄汤继续服三剂，水肿已消除大半，继用二陈汤合五苓散温阳健脾、祛痰利水以善后。

按：如何能打破麻黄只发汗平喘的框框，突破麻黄汤专治伤寒外感的线性思维，是运用好麻黄汤的关键。本证重度水肿是主症，但是上则神识不清，下则小便不利，中则胸膈憋闷，而病机的关键在于肺脏。肺乃水之上源，又为储痰之器，不但有宣发津液的功能，而且还能通调水道，下输膀胱。一旦痰水阻遏，肺气郁闭，失于宣降，上则清阳不升而神志时昧，下则水道不通而小便不利，中则痰阻气机而胸膈憋闷。所以此病治疗的关键在于宣降肺气，何况麻黄汤中还有桂枝的温阳化气，符合"病痰饮者当以温药和之"的治疗原则。试想：大剂量的西药利尿都不能解决水肿问题，仅靠茯苓之类直接利水如何取效？因此，必须另辟蹊径，充分发挥中医学脏腑相关、整体辨治的特色，也就是我们讲的"提壶揭盖"治法。

（2）风湿外感案：李桂英，女，50岁，济南炊具厂工人。1982年5月29日初诊，门诊号：0084281。四肢乏力沉重，周身酸疼拘紧10余天。发病之初流涕、咽疼，以风热感冒治以银翘散、犀羚解毒丸无效。无浮肿，不汗出，舌淡苔白腻，脉沉滞有力。诊为风寒湿表证，以麻黄加术汤加减：生麻黄6g，桂枝9g，炒杏仁9g，炙甘草3g，生白术15g，白芍9g，羌独活各9g，炮附子6g，木瓜9g，云苓12g。水煎服，取微汗。

6月1日二诊，服药后汗出，小便次数多，周身轻快。胃脘偏左稍感痞闷，上方去麻黄、羌独活，加焦山楂30g，陈皮9g，三帖善后。

按：太阳病风寒表证的主症有身体酸痛拘紧和不汗出，就凭这两个症就可以运用麻黄汤。但是体重、脉沉、苔腻，说明了夹有湿邪，这就需要在麻黄汤发散表寒的同时，加上白术、羌独活、附子等祛湿的药物。服药以后的汗出，是寒邪有了出路；小便增多，是湿邪有了出路。

【原文】

太陽與陽明合病，喘而胸滿者，不可下，宜麻黃湯。（36）

【释义】

本条论述太阳与阳明合病宜用麻黄汤。开始就讲"太阳与阳明合病"，表示太阳与阳明两经的症状是同时出现的。喘，既可以见于太阳表证的肺气不降，又可见于阳明实热的腑气上逆。但是阳明病的喘大多与腹满并见，而本条的喘是与胸满并见的，这就说明病变的重点应该在太阳。所以，本条辨证的眼目在于"胸满"。按表里同病先表后里的治疗原则，应该先用麻黄汤解表宣肺平喘。

【原文】

脈浮者，病在表，可發汗，宜麻黃湯。（51）

【释义】

本条论述脉浮病在表的治疗。本条的写作形式是以脉代证，重点是强调浮脉主表的意义，属于仲师的省文笔法。应当有发热恶寒、身痛无汗等太阳伤寒证的脉症。

【原文】

脈浮而數者，可發汗，宜麻黃湯。（52）

【释义】

本条是紧承上一条进一步提示脉浮数可以发汗。很显然，脉"数"是本条的重点，提示了麻黄汤证不仅脉浮紧，同时也脉浮数。也就是说，太阳伤寒证正常的脉象就应该是脉浮而紧数。浮脉说明病在肤表，紧脉说明感受到是寒邪，而数脉则说明了卫阳浮盛。脉浮，就应该发汗解表，脉浮而紧数，就应该运用麻黄汤。

【疑难解析】

脉浮数——定式辨证思维的问题：仲师在第3、16、38、46、47、55诸条的太阳伤寒证中都提出了"脉浮紧"，其意思十分地明确，要么是直接强调太阳伤寒证的脉象特征，要么是与太阳中风证的浮缓对比鉴别。而独独于本条提出"脉浮数"，尽管有些反常，意思也是十分明确的，这就是提示我们太阳伤寒证不但脉浮紧，而且也脉浮数。其机理也是十分明确的，伤寒证虽然属于寒邪为病，但是寒闭卫阳，阳气被郁必症见发热，既然发起热来脉也必然呈现数象。或者有人会问：紧脉主寒，数脉主热，紧与数脉主病正好相反，两种脉象能够可以同时并见吗？其实，紧是以脉形表示寒性凝敛，数是以至数表示阳郁发热，所以两种脉象是可以兼见的。

由于紧脉与数脉的强烈对比，有的教科书就明确提出：风热表证脉浮数，风寒表证脉浮紧，这几乎成为感冒关于风寒与风热表证脉象辨证的定式思维。如果真的读懂《伤寒论》的本条，就不会产生这种思维误区。

其实，《伤寒论》的脉法尽管有些粗疏，甚至较为原始，但在脉法运用方面和脉象辨证方面却是活泼的，反而不像后世那样的讲究规范，乃至刻板教条。太阳伤寒证脉浮数就是一个很好的证明，不只是52条，第49、57、72、134诸条的伤寒表证，也讲脉浮数，而且是辛温发汗。当然也有例外，如38条的大青龙汤证，症有"烦躁"，治有"石膏"，脉搏却依然是"浮紧"的。如果从临床实际说的话，本证的脉象肯定是浮紧而数的。可此条仲师为什么不直接写"脉浮紧数"呢？我们分析，在这里仲师就是利用"脉"（寒象）与"症"（热象）的这种反差对比，以阐明外寒内热的特殊病机和寒温并用的特殊组方而已。

有一个现象是颇为奇怪的，如果说太阳伤寒证发热，人们是理解的；如果说太阳伤寒证脉数，便有人怀疑，难道还有发起热来脉搏反而不数的道理？可见，还是分析思维出了毛病。

【原文】

太陽病，十日已去，脈浮細而嗜卧者，外已解也。設胸滿脅痛者，與小柴胡湯；脈但浮者，與麻黃湯。（37）

【释义】

本条主要讲述太阳病经过十日以后转归的辨证。三种转归中有两种用脉象作为辨证的指征。第一种转归是将愈的辨证，脉细与嗜卧是辨证的要点。太阳伤寒证脉由浮紧变为浮细，"浮"主表证还在，但是"细"提示了表邪已经衰退。嗜卧，标志着患者已经不太难受。脉症合参，得知表证即将解除，所以是疾病将愈的征兆。

第二种转归是假设太阳病转属少阳。"胸满胁痛"是标志，因为胸胁是少阳经脉循行的部位，胸满胁痛是少阳经脉不利的表现，因此用小柴胡汤枢转少阳。

第三种转归是假设表邪仍在太阳。"脉但浮者"是辨证的眼目。这里讲"但浮"，是与前面的"脉浮细"相对而言的，意思是说脉搏还没有显现细象，既然脉象没有变化，就说明疾病也没有发生变化，仍然继续用麻黄汤发汗。

本条提示两个问题：一是判断疾病的转归当以脉症为依据；二是患太阳病虽然有七日经尽的说法，但是也不必尽拘于时日。有是证机，便用是药，这是仲师的活法，揭示了辨证论治的规律。

【疑难解析】

脉浮细——辨证的相对性和动态性问题：细脉在《伤寒论》中，常法有主血虚的，如当归四逆汤证的"脉细欲绝"；变法有主邪结的，如"脉细者，此为阳微结"，可见对细脉的理解应当灵活些。"细"脉属于小脉范畴，常与大脉相对。《内经》讲"大则病进"，反过来，就说小则病退。可知，太阳伤寒证，脉一旦由浮紧有力变为细小，就说明了表邪衰退，这也属于仲师动态脉法辨证运用的特征之一。例如"少阴病脉紧，至七八日，自下利，脉暴微，手足反温，脉紧反去者，为欲解也"。此脉暴微之"微"，与脉浮细之"细"，意思是类同的，都提示了寒邪逐渐衰退的病机。总之，本条的"细"与上条的"微"，在这里其脉象概念都具有相对的意义，不能从实处来理解，因为它们属于仲师脉法运用相对性的范畴。

"脉浮细"还提示了如何读书的问题。我们常说读书不能死于句下，可是研读《伤寒论》，对于某些字词，在读的时候还就得死于句下，要紧紧抓住不放，因为这些字词往往是辨证的眼目所在。如前面桂枝汤证53条"时发热汗出"和"先其时"的"时"字，54条"病常自汗出"的"常"字。本条的"脉浮细"的"细"字也是如此。"细"字，不但具有相对性，还有动态性。是与十日以前太阳病的脉浮紧相对而言的，只不过"脉浮紧"隐藏在虚处而省略了。所谓读书要善于读无字处，这也是一个例证。由脉浮紧到脉浮细，是一个动态的脉象变化，而我们正是通过这种动态的脉象变化，来推测病气的进退变化的。所以说本条的脉"细"是辨证的眼目所在。

【原文】

太陽病，脈浮緊，無汗發熱，身疼痛，八九日不解，表證仍在，此當發其汗。服藥已微除，其人發煩目瞑，劇者必衄，衄乃解，所以然者，陽氣重故也。麻黃湯主之。(46)

【释义】

本条论述伤寒致衄的特殊现象及其道理。本条是倒装文法，最后的"麻黄汤主之"一句，应当接在"此当发其汗"之后。这是第一段，主要论述太阳伤寒证，虽然多日不解，但只要是脉浮紧无汗发热身疼痛等脉症存在，就属于太阳伤寒证，当用麻黄汤以发其汗。

这一段属于"承前"的性质，目的在于"启后"，所以自"服药已"至"阳气重故也"，才是本条的重点，也就是"衄"的问题。由于寒邪闭表过重，服麻黄汤只能使表邪得到微除，而麻黄汤的辛温助热反而会导致心烦、目瞑，甚至是鼻衄。这是由于阳邪郁闭的过重，阳热迫血妄行，突破了经络而外溢。只是在鼻衄发作以前，往往出现头痛比较重，甚至有心中发烦、闭目懒睁而畏光等预兆。汗血同源，这种衄血，又叫做"红汗"。鼻衄以后往往邪热随着鼻血外泄，所以说"衄乃解"。

仲师很少亲自讲道理，正是因为这样，所以凡是他亲自讲道理的，都是出现了比较特殊或者怪异的临床现象。本条表证而出现衄血，显然属于这个范畴，于是他亲自解释说"所以然者，阳气重故也"。

【原文】

太陽病，脈浮緊，發熱，身無汗，自衄者愈。（47）

【释义】

本条承上条继续讨论伤寒证致衄的转归。上条的鼻衄是在服了麻黄汤以后，除了寒邪郁闭阳气太重以外，还有麻黄汤辛温助热的因素，而本条则是讲没有经过服药而阳郁致衄。同样的道理，只要衄血郁热就会随衄而外泄，而病自愈，所以说"自衄者愈"。

【原文】

傷寒脈浮緊，不發汗，因致衄者，麻黃湯主之。（55）

【释义】

本条继续讨论伤寒衄后表邪不解的情况下，仍然可以用麻黄汤发汗。本条只提脉浮紧，是举脉略症，属于省文的笔法。太阳伤寒证发生衄血了，虽然衄血但是点滴量少，所以邪热并没有得到根本地解除，证没有变，治就不能变，仍然可以用麻黄汤发汗。

本条与46条、47条共同论述了太阳伤寒证致衄的三种情况，这就是衄后仍汗、汗后致衄、不汗致衄。临证时对太阳伤寒证的衄血，要分辨病因，辨证论治，既不能认为见到衄血病就会好，又不可以见衄就治衄，而妄用凉血泄热的治法。

（二）麻黄汤禁例

【原文】

咽喉乾燥者，不可發汗。（83）

【释义】

本条论述咽喉干燥的禁汗。咽喉是三阴经脉所行的地方，有赖于津液的滋润，如果是长期的咽喉干燥不适，提示患者机体阴津虚少，甚至是虚火上炎。麻黄汤属于发汗峻剂，容易伤损津液，又有辛温助热的可能，所以本身阴津虚少的应当慎用。

【原文】

淋家，不可發汗，發汗必便血。（84）

【释义】

本条论述淋家禁汗。淋家，就是平素患有淋证的人，这样体质的人，要么是肾阴虚亏，要么是膀胱蕴热，虽然患有太阳表证，也不可以贸然发汗。假如用麻黄汤误发其汗，就会阴虚热炽，进而热伤脉络，易发生尿血的变故。

【原文】

瘡家雖身疼痛，不可發汗，汗出則痓。（85）

【释义】

本条论述疮家禁汗。疮家，就是指久患疮疡的人。这样的人平素肉腐化脓，脓血流溢，从而导致气血两虚。虽然患有太阳表证，也不可以发汗。假如误发其汗，气血进一步损伤，筋脉失去营养，容易发生筋脉挛急抽搐的痉证。

【原文】

衄家，不可發汗，汗出必額上陷脈急緊，直視不能眴，不得眠。（86）

【释义】

本条论述衄家禁汗。衄家，就是久患鼻衄的人，由于长时间的失血，造成阴血亏虚的体质，虽有太阳表证，也不可以发汗。因为汗血同源，假如误发其汗，就会进一步地损伤阴血，血虚不能营养筋脉，会出现额上凹陷处脉络急紧的状况。"目得血则能视"，血虚不能养目，又会目睛直视而转动困难。血虚不能养心，就会心神不安而不得安眠。

【原文】

亡血家，不可發汗，發汗則寒慄而振。（87）

【释义】

本条论述亡血家禁汗。亡血家，笼统地说就是平素经常大失血的人，气随血亡，往往阴阳两虚，虽有太阳表证，不可以发汗。假如误发其汗，阳气进一步地耗损，失去温煦的功能，就会寒栗抖动；阴血进一步地损伤，失去营养的功能，就会筋脉振颤抽动。

44

【原文】

汗家，重發汗，必恍惚心亂，小便已陰疼，與禹餘糧丸。（88）

禹餘糧丸方闕。

【释义】

本条论述汗家禁汗。汗家，就是平素容易出汗的人，多是因为阳虚不能固摄，营阴随之外泄，从而导致阴阳两虚。这样的人，虽然有太阳表证，不可以发汗。假如误发其汗，就会进一步地损阳伤阴。汗为心之液，误汗伤损心的阴液，心失所养则恍惚心乱。阴津不足，溺窍干涩，还会发生小便结束而尿道疼痛的现象。

本条有方无药，《伤寒论》所谓一百一十三方，实际上是一百一十二方，所缺的一方就是本方。仅从禹余粮甘淡性寒、敛阴止汗、重镇固涩的性味功效推测，本方的主治大概是敛阴止汗。

【原文】

病人有寒，復發汗，胃中冷，必吐蚘。（89）

【释义】

本条论述中焦虚寒的禁汗。所谓的病人有寒，指的是平素阳气不足，中焦虚寒。这种情况，虽有太阳表证，也不可以发汗。假如误发其汗，阳气外泄，导致中焦更加虚寒，胃气上逆而发生呕吐。由于蛔虫有喜温避寒的特性，由肠道上窜还可以见到吐蛔。

【原文】

脈浮數者，法當汗出而愈。若下之，身重心悸者，不可發汗，當自汗出乃解。所以然者，尺中脈微，此裏虛，須表裏實，津液自和，便自汗出愈。（49）

【释义】

本条论述误下损伤正气的禁汗。仲师采用了举脉略症的形式，脉浮数者，是病在太阳，所以说当汗出而愈。假如误下就会损伤正气，假如卫阳受到了挫伤，不能温煦肌肉就身重；营血也虚少了，不能滋养心脉就心悸。

文中提出的"尺中脉微"是补充说明，伴随着身重心悸，脉象也会由浮数变为尺部微弱，尺主里，微主虚，既然是里气虚弱，即使是表证未解，自然也不适宜再次发汗。仲师在这里提出了一个原则，就是等待表里正气自然恢复，津液自己也调和了，可以自汗出而愈。

本条的"当自汗出乃解"应该灵活地对待，原文只是说明疾病有自愈的可能性，临床应根据实际情况，酌情考虑运用小建中汤一类的方子补中寓汗。

【原文】

脉浮紧者，法当身疼痛，宜以汗解之。假令尺中遲者，不可發汗，何以知然？以榮氣不足，血少故也。（50）

【释义】

本条论述血虚禁汗。脉浮紧，身疼痛，属于太阳伤寒证，当用麻黄汤发汗。假设尺部脉滞涩不利，就不可以发汗。因为尺部脉主阴血，迟又是一种滞涩的脉象，所以尺中迟说明了营血不足。《内经》讲"夺血者无汗"，汗血同源，因此营血不足者，不可发汗。

【疑难解析】

尺中迟——述脉的特殊性问题：汉代中医的脉学虽然内容已经相当地丰富，但是在脉学的概念和运用方面仍然处于动态地发展当中，一直到了晋代王叔和《脉经》的出现，才标志着中医的脉诊系统、脉学理论基本成熟了。所以《伤寒论》中有的脉象是万万不可以用后世的脉象概念来进行阐释的，否则容易犯以今释古的错误，本条的尺中迟就是如此。迟脉，按照现代的脉法概念，就是一息三至、脉来缓慢的意思。但是仲师脉法，除了缓慢，还具有脉来滞涩而不流利的意思。有的注家由于不了解《伤寒论》脉象的这种特殊性，直接用一息三至的概念注解尺中迟，结果得出了的意思就是尺部脉搏动缓慢。试问：寸关尺三部脉，要迟的话三部都迟，要数的话三部都数，哪有寸关部不迟而独独尺部迟的道理？

我们如果从《伤寒论》的迟脉中读出滞涩而不流利的意思，本条就很好理解了。在主阴血的尺部脉出现滞涩的现象，提示了阴血虚少。既然是阴血不足，就不可以发汗。另外，正因为寸关尺出现比较奇特的脉象，所用仲师自己开始亲自讲道理了，这就是"以荣气不足，血少故也"。可见，尺中迟证明，必须重视仲师脉法的特殊性问题，千万不要用现代的脉法概念去阐释《伤寒论》的脉象。

以上九条，属于汗法的禁例，因为原文中只讲不可发汗，而没有具体涉及麻黄汤，但是麻黄汤为发汗的峻剂，讲不可发汗者是针对麻黄汤的。以上关于禁汗的论述，说明了发汗必须要有充足的阳气作动力，充足的阴液作汗源。麻黄汤又是发汗的峻剂，所以凡是正气不足，包括阳虚、阴虚、气虚、血虚等等，虽有太阳表证，全在禁汗的范畴。

三、太阳病轻证

仲师在论述了太阳中风证和太阳伤寒证以外，还论述了太阳病轻证。所谓的轻证，是指太阳伤寒证经过一段时间，或者是经过大汗出，表邪衰退

46

了，病情变轻了。病情既然轻浅了，治疗用药也应该随之变轻，于是就有了小发汗法。

小发汗法有三个方子，基本上是麻黄汤与桂枝汤的合方。这又说明了一个问题，麻黄汤与桂枝汤不可以互用，但是在轻证的情况下可以合用，体现了仲师处方用药的灵活性。

【原文】

太陽病，得之八九日，如瘧狀，發熱惡寒，熱多寒少，其人不嘔，清便欲自可，一日二三度發。脈微緩者，爲欲愈也；脈微而惡寒者，此陰陽俱虛，不可更發汗更下更吐也；面色反有熱色者，未欲解也，以其不能得小汗出，身必癢，宜桂枝麻黃各半湯。(23)

桂枝麻黃各半湯方

桂枝一兩十六銖（去皮） 芍藥　生薑（切）　甘草（炙）　麻黃（去節）各一兩　大棗四枚（擘）　杏仁二十四枚（湯浸，去皮尖及兩仁者）

上七味，以水五升，先煮麻黃一二沸，去上沫，內諸藥，煮取一升八合，去滓，溫服六合。本云：桂枝湯三合，麻黃湯三合，並爲六合，頓服，將息如上法。

臣億等謹按：桂枝湯方，桂枝、芍藥、生薑各三兩，甘草二兩，大棗十二枚。麻黃湯方，麻黃三兩，桂枝二兩，甘草一兩，杏仁七十箇。今以演算法約之，二湯各取三分之一，即得桂枝一兩十六銖，芍藥、生薑、甘草各一兩，大棗四枚，杏仁二十三箇另三分枚之一，收之得二十四箇，合方。詳此方乃三分之一，非各半也，宜云合半湯。

【释义】

本条论述了太阳病轻证的第一个方治。太阳病得之八九日，是经过了一经多的时间，原来的发热恶寒变成了间歇性地发作，一日仅仅发作二三次而已，而且发热的时候多，恶寒的时候少，这说明了表邪已经衰退。其人不呕，反映了外邪没有进入少阳；大小便正常，又排除了邪气进入阳明。

这时可能出现三种转归：其一，脉由得病最初的浮紧有力微微地变得缓和起来，说明了表邪已经衰退，正气即将恢复，脉症合参，可以预测太阳病轻证有痊愈可能。其二，脉由得病最初的浮紧有力变成了弱脉，而且恶寒加重，这是表里阳气俱虚的表现，所用禁用汗吐下这样的治法。其三，在发热恶寒如疟状的基础上，如果是面色红、无汗、身痒，这就是表邪郁闭不解，属于太阳病的轻证。太阳病就应当发汗解表，但是邪气已经衰退的轻证又不可以直接用麻黄汤，于是就采用了折中的方案，把麻黄汤与桂枝汤两方合用，叫做桂枝麻黄各半汤。

【方解】

因为表邪郁闭，必须用麻黄汤开泄毛孔；又因为邪衰正虚，适宜用桂枝汤调和营卫。各半的意思是桂枝汤与麻黄汤两个方合起来，不是各用二分之一。实际上是各取两方的三分之一的药量合煎，或者取两方各三合煎液合并。虽然是两方相合，但是药量用得很少，所以叫做小发汗法，正好适宜太阳病轻证。

【疑难解析】

脉微缓——述脉的特殊性与相对性问题：《伤寒论》中的某些脉象，虽然也冠称"脉"，但是实质上并不属于脉象的范畴，本条的脉微缓的"微"就是一个典型的例子。这里的"微"，作微微讲，意思是脉搏由浮紧微微地、慢慢地变成了缓象，用来说明表邪的衰退，否则原文不会说"脉微缓者，为欲愈也"。假若我们把"微"看作脉象，就讲不通了。因为原文的后面说得十分清楚，"此阴阳俱虚"，既然是阴阳俱虚，不可能"为欲愈"的。可知，脉"缓"是相对脉"紧"而言的，尽管原文并没有提到脉紧，八九日之前的太阳病肯定是脉浮紧的，动态的相对性十分明确。而"微"字只是紧与缓之间变化的形容词而已。不理解仲师论述和运用脉象的这种特殊性和相对性，必然对原文带来曲解。

48

【原文】

服桂枝汤，大汗出，脉洪大者，与桂枝汤，如前法。若形似疟，一日再发者，汗出必解，宜桂枝二麻黄一汤。(25)

桂枝二麻黄一汤方

桂枝一两十七铢（去皮）　芍药一两六铢　麻黄十六铢（去节）　生薑一两六铢（切）　杏仁十六箇（去皮尖）　甘草一两二铢（炙）　大枣五枚（擘）

上七味，以水五升，先煮麻黄一二沸，去上沫，内诸药，煮取二升，去滓。温服一升，日再服。本云：桂枝汤二分，麻黄汤一分，合为二升，分再服，今合为一方，将息如前法。

臣億等谨按：桂枝汤方，桂枝、芍药、生薑各三两，甘草二两，大枣十二枚。麻黄汤方，麻黄三两，桂枝二两，甘草一两，杏仁七十箇。今以演算法约之，桂枝取十二分之五，即得桂枝、芍药、生薑各一两六铢，甘草二十铢，大枣五枚。麻黄汤取九分之二，即得麻黄十六铢，桂枝十铢三分铢之二，收之得十一铢，甘草五铢三分铢之一收之得六铢，杏仁十五箇九分枚之四，收之得十六箇。二汤所取相合，即得桂枝一两十七铢，麻黄十六铢，生薑、芍药各一两六铢，甘草一两二铢，大枣五枚，杏仁十六箇，合方。

【释义】

本条论述大汗出导致太阳轻证的证治。太阳病发汗，仲师在桂枝汤的方后注中讲得十分明白，应该是遍身漐漐微似有汗为佳，本条的大汗出，显然属于汗不得法，这样不但会伤损正气，还会造成表邪不解。在这种情况下，会有两种可能：其一，由于辛温药物的鼓动，以致阳气更浮；由于汗出太多，又导致营阴更弱，于是脉象由原来的浮弱而变为来盛去衰的"洪大"脉。这里的"脉洪大者"，属于浮弱的变脉，应该是来盛去衰，与白虎汤证的滔滔满指、来去俱盛的洪大脉，有着本质的区别。所以仍然应该因势利导，继续服桂枝汤取微汗。"如前法"的意思是，还要按照服桂枝汤的调护方法执行。其二，大汗病邪衰退，但是余邪未尽，郁于肌表，临床上发热恶寒，由持续性变为间歇，一日仅仅发作两次，比较桂麻各半汤证更为轻浅，于是改用桂枝二麻黄一汤，微发其汗。

【方解】

本方为桂枝汤与麻黄汤二比一用量的合方。因表邪更为轻浅，所以方中麻黄汤的比例比较各半汤更小，由于本方的发汗之力更加微小，可以称之为微发汗。

【原文】

太阳病，发热恶寒，热多寒少。脉微弱者，此无阳也，不可发汗。宜桂枝二越婢一汤。(27)

桂枝（去皮） 芍药 麻黄 甘草各十八铢（炙） 大枣四枚（擘） 生姜一两二铢（切） 石膏二十四铢（碎，绵裹）

上七味，以水五升，煮麻黄一二沸，去上沫，内诸药，煮取二升，去滓，温服一升。本云：当裁为越婢汤、桂枝汤，合之饮一升，今合为一方，桂枝汤二分，越婢汤一分。

臣亿等谨按：桂枝汤方，桂枝、芍药、生姜各三两，甘草二两，大枣十二枚。越婢汤方，麻黄二两，生姜三两，甘草二两，石膏半斤，大枣十五枚。今以演算法约之，桂枝汤取四分之一，即得桂枝、芍药、生姜各十八铢，甘草十二铢，大枣三枚。越婢汤取八分之一，即得麻黄十八铢，生姜九铢，甘草六铢，石膏二十四铢，大枣一枚八分之七，弃之，二汤所取相合，即共得桂枝、芍药、甘草、麻黄各十八铢，生姜一两三铢，石膏二十四铢，大枣四枚，合方。旧云桂枝三，今取四分之一即当云桂枝二也。越婢汤方见仲景杂方中，《外台秘要》一云起脾汤。

【释义】

本条论述太阳轻证兼有郁热的证治。本条有倒装文法，"宜桂枝二越婢一汤"一句，应当接在"热多寒少"之后。

本条叙证虽然很简单，注家的争论却很激烈，甚至是完全对立的两种认识。用以方测证法来分析的话，从"发热恶寒，热多寒少"来看，与第23条"如疟状，发热恶寒，热多寒少"相类似，但仲师不用桂麻各半汤，却用桂枝二越婢一汤。越婢汤出于《金匮要略》，方由麻黄、石膏、生姜、甘草、大枣组成，治疗风水挟热证，可以看作大青龙汤的加减方。从用越婢汤分析，本证应当属于风寒袭表，内有郁热，可以推测应当有轻度的口渴、心烦等症，用桂枝二越婢一汤微汗解表，兼清郁热。

争论的焦点是"脉微弱者，此无阳也，不可发汗"，一种认观点是，假若脉象微而兼弱，提示了阳气大虚，这就是所谓的"此无阳也"，所以强调"不可发汗"，即便是桂枝二越婢一汤这样的微汗之剂也应该禁用。

【方解】

桂枝二越婢一汤除了有桂枝汤的调和营卫，还有麻黄的发汗解表，石膏的清宣郁热。此方与大青龙汤都治疗邪郁肌表兼有内热证，而桂枝二越婢一汤证是表郁与里热都比较轻浅，症见发热恶寒，热多寒少，稍有口渴、烦躁等；大青龙汤证则为表寒与内热均比较严重，症见发热恶寒，身疼痛，脉浮紧，不汗出而烦躁等。

【疑难解析】

（1）脉微弱——述脉和运用的特殊性问题：还有一种认识，认为本条的"微"，与第23条"脉微缓"的"微"意思相同，不属于脉象，意在说明脉"弱"的。这样一来，脉微弱就是脉搏微微变弱的意思，是相对"热多寒少"以前太阳正病脉浮紧而言的。表邪一旦衰退，脉象必然相应。"寒少"，是在症状上提示邪气衰退；"微弱"，是在脉象上提示邪气衰退。表邪既然已经衰退了，卫阳的郁遏也必然轻浅，所以称之为"此无阳也"。

用脉象表示邪气的衰退，是仲师擅长运用的叙述方法。例如第37条用的是"细"（脉浮细而嗜卧），第23条用的是"缓"（脉微缓为欲愈），本条则用的是"弱"。以上所谓的细、缓、弱，都是相对太阳正病的脉浮紧而言的，都不应该从脉象的角度理解问题。换句话说，脉象不呈现紧实了，就是细、缓、弱的意思。吴人驹对这个问题就有不凡的认识，他讲："微乃微甚之微，而非微细之微，但不过强耳。既曰热多，脉安得无阳？微者，谓表之阳邪微，故不可更大汗。"

（2）无阳——语言叙述的特殊性问题：按照正常的词义解释，所谓"无阳"，就是阳气虚或者阳气亡的意思，前面大多数注家的解释都是本于此的。但汉代仲师的语言叙述有其特点，我们必须重视和理解这种特点才不至于曲解原文。与"阳"有关的特殊用词，除了本条的"无阳"以外，还有以下几种情况：一是亡阳，太阳病篇第 112 条的"亡阳必惊狂"，这里的"亡阳"若真的属于阳气外亡，必然会用四逆汤急温之，不可能运用桂枝去芍药加蜀漆牡蛎龙骨救逆汤治疗。二是阳绝，阳明病篇第 245 条的"阳绝于里……大便因硬"。第 246 条的"胃气生热，其阳则绝"。这里的阳绝，假若解释为阳气的亡绝，显然是不通的。"绝"应该解释为阻绝，是阳气内郁，阻绝于里，不能外达的意思。三是戴阳，厥阴病篇第 366 条的"戴阳"，若按照后世医家的意思解释，应当是阴盛格阳，虚阳上浮，其面嫩红。但是原文的意思却是表阳被郁而面色红赤。

通过以上有关"阳"的特殊性词义的分析和推理，本条的"无阳"，不应简单化地作阳气虚亡解释。"无阳"，与"热多寒少，脉微弱"是一体的，意在说明表邪逐渐衰退，卫阳的郁滞也逐渐减轻。换句话说，"无阳"就是表阳郁闭较轻的意思。正因为是表阳郁闭轻浅，所以仲师提示不可用麻黄汤发汗，只宜用桂枝二越婢一汤小发汗为治。

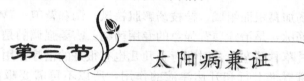

第三节　太阳病兼证

所谓的太阳病兼证，是指在太阳病的基础上又兼有其他的症状。因为主要的脉证和病机还是在太阳，所以兼证的治疗，是在发汗解表的基础上，再加上治疗兼证的药物。太阳病兼证的分类，与太阳中风证和太阳伤寒证一样，也分为两种。太阳中风证兼证有兼项背强几几、兼喘、兼胸满等；太阳伤寒证兼证有兼项背强几几、兼下利、兼烦躁、兼咳喘等。

一、太阳中风兼证

（一）桂枝加葛根汤证

【原文】

太陽病，項背強几几，反汗出惡風者，桂枝加葛根湯主之。(14)

桂枝加葛根湯方

葛根四兩　麻黃三兩（去節）　芍藥二兩　生薑三兩（切）　甘草二兩（炙）　大棗　十二枚（擘）　桂枝二兩（去皮）

上七味，以水一斗，先煮麻黃、葛根，減二升，去上沫，內諸藥，煮取三升，去滓。溫服一升，覆取微似汗，不須啜粥，余如桂枝法將息及禁忌。

臣億等謹按：仲景本論，太陽中風自汗用桂枝，傷寒無汗用麻黃，今證云汗出恶风，而方中有麻黄，恐非本意也。第三卷有葛根汤證，云無汗，惡風，正與此方同，是合用麻黄也。此云桂枝加葛根湯，恐是桂枝中但加葛根耳。

【释义】

本条论述太阳中风证兼项背强几几的证治。足太阳的经脉循行于项背部，风寒外束太阳的经脉，经气不太通利，津液失于分布，肌肉筋脉也就失去了濡养，所以出现项背部肌肉板硬拘急不舒服的感觉。"反"字很值得玩味，意思是说项背强几几这个症状一般不会与汗出恶风同时并见。为什么呢？因为像这种经气不利的情况多见于伤寒证，寒性凝敛收引最容易导致经脉气血流行的障碍。在汗出恶风的太阳中风证中见到项背强几几，显然属于反常现象，所以仲师强调一个"反"字。既然是太阳中风证兼见项背强几几，自然当用桂枝汤解肌祛风，再加葛根升津舒筋。

【方解】

本方由桂枝汤加葛根而组成，桂枝汤解肌祛风，调和营卫；葛根味甘性平，升津液而舒筋脉，是治疗项背强急的专用药物。需要强调的是，方中的芍药养血通络，甘草甘缓挛急，对项背强几几也有很好的治疗作用。

因葛根有鼓舞胃气上行和升达津液的作用，所以不再需要啜粥以助胃气，培汗源。

【疑难解析】

麻黄——尊重历史的问题：宋本《伤寒论》，本方有麻黄三两，按照常理推断应该属于传抄的错误。关于这个问题，林亿在校勘中指出"方中有麻黄，恐非本意也"。并于治疗太阳伤寒证兼项背强几几的葛根汤作了对比说明，结论是正确的。何况另一个版本《玉函经》中的桂枝加葛根汤方并无麻黄。

宋本《伤寒论》中有一些说不通的地方，有的显然属于古代传抄过程当中出现的错误，这是可以理解的。假如《伤寒论》传世近两千年却一点文字毛病也没有，反而倒是不正常了。所以我们研读《伤寒论》时首先要尊重历史，这也是阅读中医经典著作必须具备的治学态度。应该向林亿校勘《伤寒论》所持有的原则和态度学习，对费解的地方可以提出我们的质疑和意见，但是绝不要随意地更改原文，这就是治伤寒学的唯物史观。

（二）桂枝加厚朴杏子汤证

【原文】

喘家作，桂枝汤加厚朴杏子佳。（18）

桂枝加厚朴杏子湯方

桂枝三兩（去皮）　甘草二兩（炙）　生薑三兩（切）　芍藥三兩　大棗十二枚（擘）

厚朴二兩（炙，去皮）　杏仁五十枚（去皮尖）

上七味，以水七升，微火煮取三升，去滓，温服一升，覆取微似汗。

太陽病，下之微喘者，表未解故也，桂枝加厚朴杏子湯主之。（43）

【释义】

两条论述兼喘的证治。第 18 条是论述外感引发宿喘，涉及了伏气和体质的问题。凡是长期患有慢性喘疾且反复发作的人，就可以称作"喘家"了。而凡是喘家，大多具有宿痰伏邪和肺气虚弱的因素，而且极其容易被外邪所诱发。何况肺脏本来就外合皮毛，风寒邪气外袭肤表，内外相引，必然会触发喘疾。麻黄具有发汗与平喘的两个作用，喘家发作以后，为什么不用麻黄汤而用桂枝加厚朴杏子汤呢？这就是"家"字提示的肺气本虚的因素，所以用桂枝汤扶正祛邪，加厚朴、杏仁降气平喘。

第 43 条论述太阳病误下导致表邪不解肺气上逆的证治，涉及的是误治伤正的问题。太阳病本来很少喘的，"下之微喘"，说明误用下药伤及了肺气，肺气失于宣降所以发生了喘促，只是喘促并不严重。这种时候表邪必然存在，所以说"表未解故也"。

我们可以把 18 条与 43 条作一个对比，尽管发病的成因不同，一个有宿疾的因素，一个则是新发的，但是病机却是相同的，因此同用桂枝加厚朴杏子汤。

【方解】

本方是桂枝汤加厚朴、杏仁而组成的。桂枝汤解肌祛风，调和营卫；厚朴苦温，下气消痰；杏仁苦温，降逆平喘。

【疑难解析】

家、作、佳——读于有字处的问题：我们常说读书要善于读于无字处，其实读《伤寒论》还要善于读于有字处，本条的家、作、佳三个字，就是一个很好的例子。

我们先分析"作"字。作，有两种说法：一是发作的意思，指的是喘家在外邪的引动下而宿疾发作。按照这种说法，原文的句读应该是"喘家作，桂枝加厚朴杏子佳"。另一种说法是造作的意思，指的是处以何方。按照这种说法，原文的句读应该是"喘家，作桂枝加厚朴杏子佳"。仲师处方用药常用"宜"字，或直接说"主之"，极少用"作"字。另外，从医理逻辑的角度讲，喘家仅仅表示有宿疾，宿疾如果不发作的话，一般是不必处以方药的。综合分析推理，还是"喘家作"这种说法比较合理。

再说说"家"与"佳"字，阅读本条，一定要将前面的"家"字和最后的"佳"字前后联系起来，否则很难读出为什么要用桂枝汤的道理。"家"字我们前面讨论过，那么"佳"字究竟是什么意思？因为"喘家作"，原文并没有讲是"作"于太阳伤寒，还是"作"于太阳中风。仅仅从运用桂枝汤说来，似乎是"作"于太阳中风，其实一旦与"家"字联系起来就未必如此。因为凡是喘而能够称得起"家"的，就不是一般性的喘病。肺主呼气，肾主纳气，久病之喘，由肺及肾，不但上虚，而且下虚。喘家一旦下虚用麻黄就必须要谨慎些，关于这一点，《金匮要略》"痰饮咳嗽篇"小青龙汤的运用中就有"去麻黄加杏仁"的例证。其道理是："其证应内麻黄，以其人遂痹，故不内之。若逆而内之，必厥。所以然者，以其人血虚，麻黄发其阳故也。"小青龙汤证也是咳喘证，服小青龙汤出现"血虚"、"形肿"的情况，就提示了少阴不足，而少阴不足就不宜用麻黄，仲师说可以用杏仁替代麻黄止咳平喘，最根本的原因就是担心"麻黄发其阳"。换句话说，就是怕麻黄的辛散发元阳，拔肾气，从而加重肾虚，甚至危及生命。可见，"佳"字与"家"字前后联系分析，凸显的意思就是：凡是治喘，一定不要忽视久喘之虚，无论是太阳伤寒还是太阳中风，只要具备了"家"的因素，最适合、也就是最"佳"的方药就是桂枝汤加一点降气平喘药。从中体现了仲师顾护正气的治疗学思想。

（三）桂枝去芍药汤与桂枝去芍药加附子汤证

【原文】

太阳病，下之後，脉促胸满者，桂枝去芍药汤主之。（21）

桂枝去芍药汤方

桂枝三两（去皮）　甘草二两（炙）　生薑三两（切）　大棗十二枚（擘）

上四味，以水七升，煮取三升，去滓。温服一升。本云：桂枝汤，今去芍药，将息如前法。

若微寒者，桂枝去芍药加附子汤主之。（22）

桂枝去芍药加附子汤方

桂枝三两（去皮）　甘草二两（炙）　生薑三两（切）　大棗十二枚（擘）附子一枚（炮，去皮，破八片）

上五味，以水七升，煮取三升，去滓。温服一升。本云：桂枝汤，今去芍药，加附子，将息如前法。

【释义】

本条论述太阳误下胸阳不振的证治。凡是下药大都是寒凉的，如承气汤之类，而凡是寒凉的药物都容易伤损阳气。太阳病误下之后出现了胸满，往往是下药挫伤了胸阳，胸阳不振，郁而难伸，于是病人自我感觉胸中满闷不适。导致脉促的原因是，下后表邪没有全部内陷，正气仍然趋表抗邪，只是比较勉强，所以脉搏急促，上壅两寸，关尺渐弱。仲师于第34条讲过"脉促者，表未解也"，就是这个意思。治疗应当解肌通阳，方用桂枝去芍药汤。

假如误下阳气受伤得比较重，患者不发热而微恶寒，出现了阳虚失温的征兆，治疗不仅要去掉抑阳助阴的芍药，还要加上温经扶阳的附子。

【方解】

本方桂枝与生姜解表而宣通胸阳；大枣与甘草扶正以温补气血。芍药属阴，有碍于通阳，所以去之。全方体现了解表不留邪气，温通不碍阳气的特点。假如见微恶寒而不发热者，阳虚的征兆已经呈现，再加上附子，温经复阳。

【疑难解析】

（1）脉促——读书死于句下的问题：《伤寒论》论述了四条（21、34、140、349条）有关促脉的条文，从医理和病机上分析，发现与后世脉法"数中一止"的促脉概念不能等同看待。我们检索有关"促"的古代含义，最主要的是"急迫"的意思。而急迫的意思倒是与《伤寒论》促脉出现的医理和病机很是吻合。我们发现促脉大多是太阳病下后形成的，也就是说，促脉可能是由浮脉变化而来的，应当属于浮脉的变脉。其具体的机理是，下后正气受到了挫折，但是表邪仍然还在，在这种情势下，正气必然急急地趋表抗邪，气血仍然是向上向外，所以脉搏呈现急促而上壅两寸的特殊现象，《内经》把这种情况叫做"中手促上击"。由此可以知道，本条的促脉，与太阳病下之后出现的"其气上冲"、"微喘"等等是一样的，都是下后表邪未解、正气趋表病机的外在反应。

总而言之，《伤寒论》的促脉概念包括主病，与王叔和《脉经》"促脉，来去数，时一止复来"的意义应当有所区别。关于这一点，有的伤寒注家已经明确表达了两者之间的差异。例如钱天来就讲过："脉促者，非脉来数时一止，复来之促也，即急促，亦可谓之促也。"对待《伤寒论》促脉的认识，要尊重仲师原文的本意。在阅读的过程中不可死于句下，不管青红皂白，见到促脉就以后世的概念进行解读，否则你永远也不会理解仲师"脉促者表未解也"的真实含义。

（2）微寒——尊重原义的问题：第22条在桂枝去芍药汤证的基础上补充了"若微寒"一症，有的注家认为桂枝去芍药汤证脉促而表未解，本来就应当有恶寒的。所以再讲"微寒"就存在重复的问题，于是将"微"字的前面加上"脉"，这样一来就成了"脉微"而恶寒，关键在于脉微与"加附子"相应和了。但问题在于仲师凡是讲脉象的时候，前面都是冠以"脉"字的，而本条不是这样。所以把微寒讲成脉微是有些强加的意思，太过于随意了。就像第12条桂枝汤证的"阳浮而阴弱"，本来是没有冠称脉象的，可是有的注家偏偏要在其前面加上一个脉字，结果不但把桂枝汤证的病机讲没了，而且还逻辑不通。

可知，《伤寒论》原本没有的东西，不应该随意强加，尊重原文原义是阅读经典始终应该把握的基本原则。因此本条的"微寒"就是微微怕冷的意思，当属于后世所说的"畏寒"，是下后伤损阳气所导致的。再说，如果真的是像注家改的那样脉微而恶寒的话，就属于少阴病亡阳证，远不是加炮附子所能治的，应当用四逆汤之类回阳救逆。

二、太阳伤寒兼证

（一）葛根汤证

【原文】

太阳病，项背强几几，无汗恶风，葛根汤主之。（31）

葛根汤方

葛根四两　麻黄三两（去节）　桂枝二两（去皮）　生薑三两（切）　甘草二两（炙）

芍药二两　大枣十二枚（擘）

上七味，以水一斗，先煮麻黄、葛根，减二升，去白沫，内诸药，煮取三升，去滓。温服一升，覆取微似汗，余如桂枝法将息及禁忌，诸汤皆仿此。

【释义】

本条论太阳伤寒表实证兼项背强几几的证治。"项背强几几"与前面论述的第14条的意思相同，都属于风寒邪气客于太阳经输，致使经气不利，阻滞了津液的运行，筋脉肌肉失于濡养而导致的。唯独不同的地方就在于"无汗"两个字，反映了寒邪闭郁肌表，证明是太阳伤寒证。有汗与无汗，是本条与第14条的鉴别要点。治用葛根汤解发汗解表，升津舒经。

【方解】

本方由桂枝汤加麻黄、葛根而成。桂枝汤加麻黄，加强开表发汗的力量，以治伤寒表实；葛根升津舒经，又可以帮助麻桂发汗解表。

【疑难解析】

葛根汤——会通全书的问题：仲师于太阳中风证兼证和太阳伤寒证兼证，分别论述了兼项背强几几的证治，而且其治疗都与葛根有着密切的关系。后世医家把葛根看作治疗项背强几几的专药，其根据就在这里。可是我们研究一下葛根汤，特别是与桂枝加葛根汤做一个比较，就会发现对于葛根治疗项背部疾病的理解过于简单了。太阳中风证兼项背强几几用桂枝加葛根汤，桂枝汤治疗太阳中风证，加葛根治疗项背强几几。同样的道理，太阳伤寒证兼项背强几几，就应该用麻黄加葛根汤。可是仲师偏偏没有按照常理出牌而治用葛根汤，而问题的关键是葛根汤属于桂枝汤的加减方。太阳伤寒证兼项背强几几为什么用桂枝汤呢？用桂枝汤给了我们哪些启示呢？这才是我们应该用心思考的问题。尽管我们可以把葛根看作治疗项背部疾病的专药，但是具体到本方的治疗，远不是葛根那么简单，桂枝汤方中的桂枝能够温通经脉，芍药能够养营血、通经络，甘草和大枣能够补气血、缓挛急。显然，这些功能都可以直接对项背强几几起着重要的治疗作用。这就是联系桂枝加葛根汤来分析认识葛根汤，给我们带来的思考和启发。可见会通全书读伤寒是多么的重要。

【原文】

太陽與陽明合病者，必自下利，葛根湯主之。（32）

【释义】

本条讲述太阳与阳明合病而见下利的证治。阳明病属于胃肠病，本条只讲下利一症，是省略了太阳病其他的脉症。在外感病中除了太阳表证以外同时还出现了下利这样的阳明里症，所以叫做"太阳与阳明合病"。

虽然叫做合病，就病机说来，一定是有主有次的。尽管原文只讲了阳明的症状，但是病机的重点还是在太阳。下利的机理是太阳表邪郁闭过重，寒水邪气内逼阳明，胃肠传导功能失司所导致的。可见，风寒外束于表仍然是本证的主要病因病机，下利只是因为表邪而导致的一种轻度的水泄而已。因此治疗的重点在于解太阳表邪，用葛根汤发汗解表，升津止利。

用解表升提法治疗下利，应该说始于葛根汤。后世医家对下利初起所创立的"逆流挽舟"法，就是受本条的启发而来的。

【医案选录】

太阳阳明合病案

女童5岁，感冒2天，刻诊：低热，鼻塞流涕，大便溏泻，时腹痛肠鸣，舌苔薄白而腻。诊为太阳阳明合病（胃肠型感冒），处以葛根汤加防风：葛根12g，炙麻黄3g，桂枝6g，炒白芍9g，生姜3片，大枣3枚，炙甘草

3g，防风6g。2剂，水煎服。二诊，发热退，大便基本成形，腹痛肠鸣也停止，只是因为平素有慢性鼻炎病史，仍然鼻塞流涕。原方去麻黄，白芍改为6g，继服2剂善后。

（二）葛根加半夏汤证

【原文】

太陽與陽明合病，不下利但嘔者，葛根加半夏湯主之。（33）

葛根加半夏湯方

葛根四兩　麻黃三兩（炙）　芍藥二兩　桂枝二兩（去皮）　生薑二兩（切）　半夏半升（洗）　大棗十二枚（擘）

上八味，以水一斗，先煮葛根、麻黃，減二升，去白沫，內諸藥，煮取三升，去滓。溫服一升，覆取微似汗。

【释义】

本条是在上条的基础上继续讨论太阳与阳明合病的证治。只不过这次不以下利为主症，而是呕吐。一般认为，下利是清气不升，呕吐是浊气不降，这种升降失常，显然都属于中焦脾胃的病变，所以还是叫做"太阳与阳明合病"。下利也罢，呕吐也罢，其病机的重点仍然在太阳，所以继续用葛根汤发汗解表，加半夏降逆止呕。

【方解】

本方由葛根汤加半夏而成。葛根汤发汗解表，加半夏降逆止呕。

（三）大青龙汤证

【原文】

太陽中風，脈浮緊，發熱惡寒，身疼痛，不汗出而煩躁者，大青龍湯主之。若脈微弱，汗出惡風者，不可服之，服之則厥逆，筋惕肉瞤，此爲逆也。（38）

大青龍湯方

麻黃六兩（去節）　桂枝二兩（去皮）　甘草二兩（炙）　杏仁十枚（去皮尖）

生薑三兩（切）　大棗十枚（擘）　石膏如雞子大（碎）

上七味，以水九升。先煮麻黃，減二升，去上沫，內諸藥，煮取三升，去滓。溫服一升。取微似汗，汗出多者，溫粉粉之。一服汗者，停後服，若復服，汗多亡陽，遂虛，惡風煩躁，不得眠也。

【释义】

本条论述伤寒证兼内热烦躁的证治。原文虽然以"太阳中风"冠首，但是"脉浮紧，发热恶寒，身疼痛，不汗出"，尤其是脉紧、身痛、无汗三大主要脉症完全具备，这属于典型的太阳伤寒重证。在一派伤寒表证的基础上，出现了"烦躁"，烦躁属于热症。显然这是寒邪郁闭过重，阳气内郁化热，热邪扰乱心胸所导致的，因此外寒内热是大青龙汤证的病机特点。

大青龙汤中麻黄的用量是加倍的，达六两之多，是中医方剂中发汗力最为峻猛的方剂，必须表里俱实方可使用。正由于这个原因，所以仲师专门提出"若脉微弱，汗出恶风者，不可服之"的禁忌。"脉微弱"提示了里虚，"汗出恶风"提示了表虚，无论是里虚还是表虚，凡是虚都不可用大青龙汤。假若误用，容易导致大汗亡阳竭阴，阳亡失于温煦就会四肢厥逆，阴亡失于濡养就会筋惕肉瞤。为了防止汗多亡阳亡阴，仲师在方后注又特别提出"汗出多者，温粉粉之，一服汗者，停后服"。

【方解】

大青龙汤主要由麻黄汤倍用麻黄，加石膏、生姜、大枣组成的，仍然属于麻黄汤的类方。方中倍用麻黄加上生姜，加大开表发汗的力量以散外寒；加石膏辛寒清透郁热以除烦热。重用甘草，加大枣和中扶正，以资汗源，既可以防止麻黄过汗伤正，又可以防止石膏过寒伤中。因为本方最具有辛散发汗的特点，有如东方木神的伸展宣达，所以方名叫做"青龙"。又因为发汗力最大，所以叫做"大青龙汤"。

关于"温粉"止汗的问题，后世医家有据《肘后方》，用川芎、白芷、藁本三药研粉。又有据《孝慈备览》，用龙骨、牡蛎、麻黄根、铅粉研末。临床实践证明，两方研末粉身都有一定止汗作用。

【疑难解析】

太阳中风——会通全书的问题：本来是典型的太阳伤寒证，但是条首却冠以"太阳中风"，显然名与实严重不符，于是疑惑和异议随之而起。首先，谁也不敢质疑是仲师写错了，于是注家们就曲为解释，例如什么"风中有寒，寒中有风，风寒不可分"之类。当然也有注家干脆直接说是后世的传抄错误，与仲师没有丝毫关系。只有李克绍先生会通六经病篇和《金匮要略》，在《伤寒解惑论》里对"中风"和"伤寒（中寒）"的含义进行了全方位系统的分析，并提出了全新的观点。他认为，《伤寒论》的中风与伤寒（中寒）有两个含义：一是分别取风性疏泄、寒性凝敛的意思，分类太阳病的两大证型；二是取风为阳邪、寒为阴邪的意思，分类六经病的阳证和阴证。风与寒在古代有替代阴和阳的用法，如《金匮要略》的"五脏风寒积聚"篇，实质论述的是五脏积聚病的阴证和阳证的分类，但是不叫做阴阳，却称之为风

59

寒。中风与伤寒的分类还具有相对的意味，凡是偏于阳热的，就叫做"中风"；偏于阴寒的，就叫做"伤寒"。如本条的大青龙汤证，因为呈现出阳郁化热而烦躁的征象，所以用"中风"来命名。这种分类法贯穿于整个六经病篇，如阳明病分有阳明中风证和阳明伤寒证，少阳病分有少阳中风和少阳伤寒，三阴病也是这样，有太阴中风、少阴中风等。可知，本条"太阳中风"与桂枝汤证的"太阳中风"，取义是完全不同的。只有像李克绍先生那样善于会通全书，对于《伤寒论》的名词术语进行系统地分析，才可能得出正确的、符合仲景原义的诠释。

【医案选录】

空调病案

张某，男。长期在空调屋工作，盛夏季节，突发皮肤过敏，四肢零星红斑，呈现不规则的圆圈状，感觉瘙痒。先去西医院诊治，服用抗过敏药三天，疗效不好，遂找中医诊治。刻诊：自述平时不容易出汗，夏季很是难受，空调温度越低感觉越舒服，舌质红，小便赤，易急躁。诊为空调病，卫阳郁闭，营阴滞涩，处以大青龙汤开表发汗，调和营卫：生麻黄15g，桂枝10g，生石膏30g，炒杏仁10g，生姜3片，大枣5枚，炙甘草3g。1剂，煎20分钟，特别嘱咐：服药后再喝一碗热开水，盖上被子发汗，一定要取小汗。第二天患者急匆匆复诊，遍身红斑尤其是前胸后背已经连成一片，根本看不出圆圈状。自述昨晚服药后病情明显加重，瘙痒异常一夜未眠，患者情绪很是激动。经好言劝说后，才重新坐下复诊。在摸脉的时候问，昨晚服药后发汗没有？患者当时一怔，经再三询问才知道，服完药之后也喝水了，也盖上被子了，结果汗还没有发出来就让朋友叫去打麻将了。麻将打到半夜就开始瘙痒，红斑逐渐增多，瘙痒也逐渐加重，麻将也打不下去了，回家后身体皮肤像火烧的一样，用凉水反复冲洗也没有效果，一直折腾到天亮。于是才知道是服药后的发汗环节出了问题，再处一剂大青龙汤，麻黄用到18g，再三叮嘱必须发汗，而且微微见汗就可以了。结果发汗后不但红斑消失，天热或活动的时候身体也开始出汗了。

按：现在临床上有一种倾向，就是医生普遍重视疾病的辨证环节，不太重视药物的煎服禁忌。我们常讲理法方药一线相贯，其实这句话如果从伤寒学的角度讲是不完整的。在仲师看来，应该是病脉证治、理法方药、煎服禁忌，一线相贯。《伤寒论》六经病的题目是"辨××病脉证并治"，所辨的具体内容就是四个字：病、脉、证、治。《伤寒论》112方，每个方都有方后注，所注的具体内容也是四个字：煎服禁忌。可知，这才是辨证论治的完整过程，系统环节。令人遗憾的是，由于中医高等院校规范化临床教材中，可以说，只有仲师的两部书（两门课）《伤寒论》和《金匮要略》阐述有煎服禁忌，其他教科书普遍缺失方药的煎服禁忌内容，结果是导致中医辨证论治知识结构方面有所缺陷。

【原文】

伤寒脉浮缓，身不疼，但重，乍有轻时，無少陰證者，大青龍湯發之。（39）

【释义】

本条论述大青龙汤证的变法辨证。仲师是知常达变的大师，整个《伤寒论》处处体现着知常达变辨证思维，甚至连书写体例上也是这样的，大青龙汤证就是一个很好的说明。38条讲的是大青龙汤证的正局，也就是常法；而本条讲的是大青龙汤证的变局，也就是变法。一前一后，不但对应关系十分明确，常变关系也十分地明确。因此，要想全方位地理解大青龙汤证，就必须将两条联系起来分析。

伤寒失治日久，寒邪郁闭过重，如果再夹有湿邪的话，营气和卫气的运行就会更加地滞涩，这时的脉象就不是浮紧的，而是迂缓滞涩有力；身体就不是疼的，而是拘束不堪如绳束缚的困重。《灵枢·百病始生篇》讲过："在络之时，痛于肌肉，其痛之时息，大经乃代。"说明了邪气在小络的时候，肌肉筋骨往往是疼痛的，当邪气由小络而进入大经的时候，身体的疼痛反而止息。

因为脉浮缓和身体重的缘故，有必要与少阴病阳虚寒化的寒湿证相鉴别，所以仲师又专门提出"无少阴证者"。少阴寒湿证可以出现脉浮缓，但一定是虚弱的；也可以出现身体重，但一定是兼有蜷卧倦怠的。而关键还在于阳虚寒化证属于虚证，神衰疲惫呈持续性，一般不会"乍有轻时"的。只有太阳病才会有寒湿闭郁肌腠和营卫出入玄府的波动，邪气进退于表里之间，随着天阳的盛衰而时有轻重。

专门提出"无少阴证者"除了类证鉴别外，还有一层意思，就是与前一条的"若脉微弱，汗出恶风"相互补充，说明大青龙汤是绝对不能用于虚证的。

【疑难解析】

（1）缓——脉象叙述多样性的问题：本条的脉浮缓，不但有与太阳伤寒证脉浮紧相对的含义，也有与太阳中风证脉浮缓相对的含义。这两个脉缓，都是与太阳伤寒证的脉紧相对的，但是实际意义显然是大有差别。第2条的脉缓，与第3条的脉紧相对，古人虽然解释为弛缓、宽缓，但实质是脉不呈现紧象，就是缓的意思。而本条的脉缓，也是与38条的脉紧相对，但是缓的含义应该是明确的，那就是脉来不急不徐和缓有力，与后世的脉法大致相同，主病每每与湿气相关。例如 278 条就讲过"伤寒脉浮而缓……系在太阴"，太阴病以湿重为气化特点，所以当脉出现缓象的时候，就可以考虑"系在太阴"了。另外，《金匮要略》用大青龙汤治疗水湿流于四肢肌肤的溢饮证，也可以作为佐证。本条提示了大青龙汤证的另外一种病机，就是寒邪夹湿郁闭肌表。

　　总而言之，仲师脉象的运用非常灵活，《伤寒论》的脉象叙述具有多样性的特点。对每一种脉象的理解，必须把这个脉象放在条文当时的语言环境中去分析认识，而且还要注意会通六经病篇的前后相关内容进行综合地、动态地分析。

　　（2）发——读于有字处的问题：研读《伤寒论》这样经过用心写就的经典著作，对于每一个字都不要轻易地忽视，例如本条的"大青龙汤发之"的"发"字就是如此。38 条讲的是"主"之，本条讲的是"发"之，从文字上显然是有区别的，也是有用意的。按照李克绍先生的观点，认为本条的大青龙汤证是寒邪郁闭比 38 条更加地严重，所以脉象迂曲滞涩，身体困重不堪，寒邪顽固难除，必须用大青龙汤发越郁阳，因此仲师不称"主之"而称"发之"，至于有没有烦躁，不是主要的。李氏的说法是有一定道理的。

　　如果联系到"湿"邪为病，就更有道理了。众所周知，湿邪为病具有重浊黏腻、顽固难拔的特点。如果这个湿邪再与凝敛收引的寒邪合在一起为病，治疗的难度可想而知。也就是说，必须大力发汗，发越郁阳，宣散汗液，才有可能达到"开鬼门"的效果。为了说明这个道理，于是仲师用词不是常规的"主之"，而是选择了极其特殊的"发之"。可见，这里的"发"字不是孤立的，应该与前面脉浮缓的"缓"字、身体重的"重"字，联系起来，才能读出其中的旨意。说明了读《伤寒论》，读于无字处比较难，读于有字处也不容易啊。

　　【临床应用】

　　（1）无汗证案：王某，女，35 岁。初诊本来是治疗月经失调的，在自述中又讲到时至盛夏身体不出汗，烦热难受，每天早上手指肿胀，难以握拳，眼泡虚浮，舌胖有齿痕，苔黄白而腻，右脉沉缓，左脉弦，但是身体不胖。血不利则为水，决定先行发汗，调节水气，处以大青龙汤，生麻黄用到 15g，2 剂，煎 20 分钟，只煎服一次，叮嘱务必服药后盖被子发汗，遍身微微出汗即止，不可发大汗。第 1 剂汗后，如果症状仍在，继续服用第 2 剂。

　　复诊时讲服药发汗的时候能够出汗，但过后身体还是不出汗，早上手指肿胀稍微减轻。再处以大青龙汤 2 剂，煎服禁忌同前。三诊时身体开始出汗了，手指肿胀和眼泡虚浮也都已消失。齿痕变浅舌苔变薄。水气通利了再治血，处以四物汤加活血利水药调理月经。

按：本案如果只是月经失调加上手指肿胀、眼泡虚浮、舌胖苔腻，治疗的时候，活血利水调经就可以了。但是现在还具有无汗证，腠理闭郁，玄府不开，水液升降出入失常，在这种情况下，如果先行治疗月经的话，恐怕疗效也不会太理想。仲师讲血不利则为水，反过来，何尝不是水不利血也会不利。所以虽然患者是来治疗月经失调的，但是根据水与血的标本关系，先通过发汗解决水气的问题。何况发汗之后卫阳宣通了，也有利于营血的调和。

（2）嗜睡案：张某，女，36 岁。嗜睡近十年，患者无明确诱因近十年睡眠逐渐增多，现每日睡眠 13 小时左右，白日亦哈欠连天，时时欲睡。自觉疲倦，头目不清，前额拘紧，时偏头疼，腹胀嗳气，双下肢肿胀。平素无汗出，急躁易怒，纳可，二便调，月经量少。刻诊见：患者肥胖，肤白，皮肤干涩，舌边尖红苔薄白，脉沉缓。脉证合参，辨为腠理闭塞、水湿郁滞，阳气不宣。以大青龙汤加减，疏方如下：生麻黄 12g，桂枝 15g，炒杏仁 10g，细辛 6g，生石膏 30g，生黄芪 30g，大腹皮 30g，泽泻 15g，炮附子 10g，生姜 3 片，大枣 3 枚，炙甘草 3g。3 剂，水煎服，日一剂。嘱患者只需煎药一次，约 20 分钟，顿服后温覆取微汗。

二诊：患者自诉经过三次发汗后，头及前胸微有汗出，睡眠时间减少，疲倦、头目不清、前额拘紧等症均有好转，现仍腹胀、急躁，舌边尖红苔薄白，脉沉缓。前方开腠宣阳之功已奏，应守方既进，兼以理气健脾，上方去泽泻、大腹皮，加云苓 30g，炒枳壳 30g。更服 4 剂，服法如前。

三诊：患者自诉药后周身微汗，嗜睡消失，每日正常睡眠 7 到 8 小时，白日亦精神爽慧，下肢已无肿胀，现微感腹胀、便干、舌淡红苔薄白，脉沉。此时腠理已开，水湿已化，阳气已宣，停用大青龙汤，以理气除胀法调理善后。

按：嗜睡证总与阳气有关，《灵枢集注·营卫生会第十八》认为："故气至阳则卧起而目张，至阴则休止而目暝。"《灵枢·大惑论》又有"皮肤湿，分肉不解，则行迟；留于阴也久，其气不清则欲暝，故多卧矣"的说法，提出了湿浊困阻、卫气不得行于阳影响睡眠的道理，很是开人思路的。

卫行于阳的部位在皮肤、腠理与分肉之间，本案嗜睡患者体型肥胖，因肥人多痰，皮腠之间湿浊亦盛，卫气通道涩滞，不得滑利其间，自然"行迟"，久留于阴就容易多卧；平素无汗、皮肤干涩，说明卫气闭郁，其"肥腠理，司开合"的功能失常；湿性下注，阻滞经络，故患者自觉下肢肿胀；汗不得出而热不得泄，更生烦躁；清阳郁滞，不出上窍，则疲倦、头目不清；脉象沉缓，也是湿邪为病的佐证。因此本案嗜睡非属阳虚，实为腠理闭塞，水湿凝滞，阳郁不宣，正应合了大青龙汤开腠散水、宣通阳气的功能。同时遵照仲景"附子、术并走皮内"以疗治风湿的旨义，佐炮附子祛湿而振奋阳气；又因"腰以下肿，当利小便"，加泽泻、大腹皮利水消肿。

本案的嗜睡证，从表面看与《伤寒》、《金匮》的原文似乎没有什么关联，但表闭、湿郁、阳遏的病机与39条却是一致的。尤其是卫阳的出入一旦与湿浊相关，无论是身痛，是溢饮，还是嗜睡，"开鬼门"应该是唯一的治法。用大青龙汤发其汗，鬼门一开，水湿即去，卫气伸展，能够正常的循行于阴阳之间，可以说不醒神而神自清。

大青龙汤的临床运用率不是太高，究其原因，一是恐惧其"汗多亡阳"，因为本方的发汗力最大；第二点就与辨证思维僵化有关，就是将该方限定于专治外感太阳伤寒证的框框里难以自拔。本案的治疗，虽然数次运用大青龙汤发汗，但是强调微汗即止，这样完全可以避免过汗伤正。同时，从知常达变的角度讲，39条变法辨证思维的意义，比38条更为深邃，临床的价值更为重大。因此阅读大青龙汤证两条，应该更加重视的是39条。可以说只有把39条的道理分析理解透彻了，才对大青龙汤证有真正的理解。

（四）小青龙汤证

【原文】

傷寒表不解，心下有水氣，乾嘔，發熱而欬，或渴，或利，或噎，或小便不利，少腹滿，或喘者，小青龍湯主之。（40）

小青龍湯方

麻黃（去節） 芍藥 細辛 乾薑 甘草（炙） 桂枝（去皮）各三兩 五味子半升 半夏半升（洗）

上八味，以水一斗，先煮麻黃，減二升，去上沫，內諸藥，煮取三升，去滓，溫服一升。若渴，去半夏，加栝樓根三兩；若微利，去麻黃，加蕘花，如一雞子，熬令赤色；若噎者，去麻黃，加附子一枚，炮；若小便不利、少腹滿者，去麻黃，加茯苓四兩；若喘，去麻黃，加杏仁半升，去皮尖。且蕘花不治利，麻黃主喘，今此語反之，疑非仲景意。

臣億等謹按：小青龍湯，大要治水。又按《本草》，蕘花下十二水，若水去利則止也。又按《千金》，形腫者應內麻黃，乃內杏仁者，以麻黃發其陽故也。以此證之，豈非仲景意也。

【释义】

本条论述表寒兼里饮的证治。关于本证的病机，仲师开篇就已经明确指出"伤寒表不解，心下有水气"，也就是外寒里饮。脾为生痰之源，肺为贮痰之器，肺又为水之上源，假设胃脘或者肺脏平素有寒痰水饮的伏邪，又复感风寒，内外合邪，就容易导致本证。本条叙述症状比较省略，以发热代表了"伤寒表不解"；以干呕代表了"心下有水气"。以咳嗽作为水饮凌肺、肺失宣降的标志性症状。

由于水饮为病有流动不居的特点，常常出现很多的或然症。仲师于《伤寒论》中论述了五个方证的或然症，小青龙汤证就是其中之一。水饮内停，气不化津，则口渴；水饮下趋于大肠，则下利；水气上逆于咽喉，则噎；水停膀胱，失于气化，则小便不利，少腹满；水饮影响肺气的肃降，则喘。不管或然症或多或少，只要抓住"干呕发热而咳"的主症，认清外寒内饮的病机，就应当用小青龙汤发汗解表，宣化水饮。

【方解】

本方为解表化饮的代表性方剂，方中用麻黄、桂枝发汗解表，麻黄还能宣肺平喘，桂枝还能温阳化气。干姜、细辛温肺散寒，五味子收敛肺气，三味药合用，一散一收，宣降肺气，相反相成，止咳平喘散寒化饮的作用得到增强，是治疗水寒射肺的重要对药。芍药活血利水，半夏祛痰止呕，甘草调和诸药。取名小青龙汤，取辛散发汗以开鬼门、解表邪、散水饮的意思，但是发汗力对比大青龙汤来说比较小。可知，取名"青龙"，意思是宣散发汗；分出大小，主要指发汗力的区别。但是所治疗的却是同一种病证，就是太阳伤寒证。

【疑难解析】

去麻黄——实事求是与破除迷信的问题：《伤寒论》共有五个方剂阐述了或然症，小青龙汤是第一个。可是关于方后注的加减，疑点却是最多的，连林亿在校勘的时候都说"疑非仲景意"。其实，疑点除了去半夏的问题，主要集中在麻黄的加减上，五个或然症中竟然有四个要去麻黄，怎样解释也是不通的。我们具体分析如下。

首先是去半夏的问题。小青龙汤证属于水气证，按照常规一般是不渴的，所以"若渴"属于或然症，是非常规的情况。至于"若渴"的机理，注家们大都释为水饮内停，气不化津，津不上承。但是半夏性燥，本身就善于治痰饮，《金匮要略》也明确讲过"内半夏以去其水"，可见水饮的口渴，正好发挥半夏"辛以润之"的功能，在这种情况下为什么要去之呢？的确是令人费解的。

其次是去麻黄的问题。"若微利"、"若噎"、"若小便不利少腹满"、"若喘"四种或然症都必须"去麻黄"。从整个方治的功能讲，小青龙汤证本来

65

属太阳伤寒证，名为"青龙"，也是取升散发汗的意思。虽然不叫做麻黄汤，但是方中发汗的主药，毫无疑问就是麻黄。试问：一旦去掉麻黄，谁来开表发汗呢？青龙的意思又在哪里呢？另外，从小青龙汤证的病机和主症而言，病机的另一方面是水饮射肺，麻黄本身又具有宣肺利水的功用；主证是咳喘，而麻黄又善于宣肺平喘。因此，无论从何种角度讲，都不应该去麻黄。可以说，这涉及了原则性问题。

只有一种情况，可以考虑去麻黄，那就是肾虚的久喘。麻黄药性升散，容易拔肾气，发越虚阳，从而加重下虚，甚至形成脱证。《金匮要略》指出"寸脉沉，尺脉微……其人血虚"，在这种情况下应该去麻黄加杏仁。之所以用杏仁替代麻黄，原因是担心"麻黄发其阳故也"。

注家们由于不敢质疑仲师原文的错误，为了应合原方的加减，于是就煞费苦心，曲为解释，阅读这些注解，是很难让人信服的。我们从小青龙汤或然症去麻黄及其注解，牵扯到研读经典的治学态度和治学思维问题。李克绍先生曾经讲过：不要迷信教材，不要迷信老师，不要迷信注家，甚至不要迷信张仲景。先生并不是要我们怀疑一切，他强调的核心意思，就是治伤寒学必须具备一个正确的态度，这就是实事求是，破除迷信，敢于质疑。先生如果不具备这种治学态度，就不可能写出《伤寒解惑论》。总之，小青龙汤的五个或然症的加减用药，尤其是去麻黄的问题，不要牵强作解，应该客观对待，起码也应该存疑待考。

【原文】

傷寒，心下有水氣，欬而微喘，發熱不渴；服湯已，渴者，此寒去欲解也，小青龍湯主之。（41）

【释义】

本条承接上条补述服用小青龙汤后的辨证。本条属于变法条文，而且有倒装句法，"小青龙汤主之"，应当接在"发热不渴"之后。从症状上看，本条突出了喘促，强调了不渴。其实，本条的重心不是论述小青龙汤证的脉症，而是通过倒装文法，突出阐述服用小青龙汤后的特殊反应和辨证。因此本文的重点是通过倒装而前提的一句，这就是"服汤已渴者，此寒去欲解也"。

所以辨口渴才是本条辨证的眼目所在。仲师为了反差性地对比服汤后的"渴者"，特意在正文中加上了"不渴"二字。小青龙汤证毕竟属于"心下有水气"的寒水证，按照常法说来，应该是不渴的。但是服小青龙汤后会出现一种特殊的情况，这就是"服汤已渴者"。由不渴而到渴者，按照常法而言，不是什么好事，起码应该考虑是不是小青龙汤的辛燥药物伤津导致的。仲师

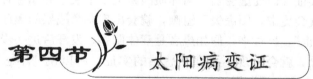

正是为了解除这种常规的发病机制容易给我们带来的辨证思维误区，所以专门亲自地给我们讲道理了，这就是"此寒去欲解也"。说明这种口渴既不是像上条的水饮阻遏、正津不达的口渴，也不是辛燥药物伤津的口渴，而是服汤后水饮初化，津液一时不能上承口舌所导致的。像这种口渴，属于一时性的，而且一般比较轻微，很快就会自己消除的，不用再处方进行治疗。

【疑难解析】

寒去欲解——不讲道理的问题：我曾经在讨论《伤寒论》的写作体例特点时讲过仲师不太亲自讲道理这样的话。我的本意不是批评仲师不讲理，而是说六经病篇三百九十八条，仲师既阐述脉症又真正亲自讲明道理的条文还超不过五十条。绝大多数条文仲师仅仅阐述病脉症治，至于为什么出现这样的脉症？为什么这样辨证？为什么这样治疗？等等，这一系列的机制和道理，他是根本不讲的。《伤寒论》本来就语言简洁，脉症的描述也十分地简单，再加上仲师很少亲自讲道理，于是给后世医家研读《伤寒论》带来了无穷的思维空间，各种观点层出不穷，各种学说竞相争鸣，形成了洋洋大观的伤寒学派，终于对整个中医学的发展起到了举足轻重的作用。

但是，从另一个角度讲，仲师的这种不讲道理的写作方式，也给我们阅读《伤寒论》带来了困难。通过他亲自讲道理的条文的分析，我们发现，凡是这样的条文，一般来讲，都是违反常规的，难以理解的。也就是说，只有在仲师看来属于临床极具特异性的病脉症治，才亲自阐述其中的道理所在。本条的"服汤已渴者，此寒去欲解也"，就是典型的例证。这就提示我们，阅读和研究中医的经典，尤其是像《伤寒论》这样的经典，一定要了解其写作的体例与特点，只有这样才可能了解作者的真实意图，从而把握原文的精髓。

第四节　太阳病变证

所谓的"变证"，是指太阳病经过失治或者误治，原来的太阳病证发生了根本性变化，也就是说，变成了不属于太阳病的病证了。仲师对于变证还有一个名词，叫做"坏病"。既然太阳病已经发生了变化，属于坏病了，显然不能再用治疗太阳病的思路和方药，而且辨证方法和治疗原则也要随之发生变化。

太阳病变证，不但是太阳病篇，甚至包括整个六经病篇，属于内容最为丰富多彩、辨证思维最为灵活的部分。仅就病证而言，内容就有阳虚证、阴阳两虚证、热证、上热下寒证、蓄水证、蓄血证、结胸证、痞证、风湿证等。在每个证中又设置了诸多属于变法的条文、方证以及类似证，目的是强化一个"辨"字，仲师灵动的辨证思维，在这些方证中体现得最为突出。因此太阳病变证，不但是太阳病篇的重点，也是整个六经病篇的重点。

还要强调的一点是，六经病前后的两个病篇——太阳病与厥阴病，在写作体例上各有特点，太阳病篇是变证最多，厥阴病篇是类似证最多。这是有原因的，百病之始皆始于皮毛，同样，百病之变也皆变于皮毛，因此太阳病篇的变证最多。厥阴病篇是因为阴尽阳生，寒热错杂，辨证的难度非常大，为了强化辨证思维，于是仲师设置了大量的类似证。

太阳病篇 2/3 的条文不属于太阳病，而是变证，这又提示了一个问题，就是《伤寒论》虽然书名叫做"伤寒"，但是从具体内容说来，大部分论述的是由外感病诱发的、由失治误治引起的杂病。

在讨论具体的变证之前，先讨论有关虚实辨证的问题、自愈辨证的问题、治疗原则的问题等。

一、辨虚实证

【原文】

發汗後，惡寒者，虛故也；不惡寒，但熱者，實也，當和胃氣，與調胃承氣湯。（70）

【释义】

本条论述汗后导致虚实两种不同转归的辨证。汗法如果运用不当的话，要么是伤损正气，要么是引邪入里。伤损正气的，就会变成虚证；引邪入里的，就会变成实证，而变虚变实又与体质因素关系很大。假如患者是素体阳虚，发汗后阳气会更虚，阳虚失于温煦，就会出现恶寒战栗的虚证，所以说"恶寒者，虚故也"。反过来，假如患者是素体阳盛，发汗后进一步伤阴，导致胃肠化热化燥，就会出现不恶寒反恶热的实证，所以说"不恶寒，但热者，实也"。后者可以用调胃承气汤和胃泄热。

二、辨自愈证

【原文】

凡病，若發汗，若吐，若下，若亡血，亡津液，陰陽自和者，必自愈。（58）

【释义】

本条论述阴阳自和的可能性和辨证意义。"凡病"，是泛指一切的病证。

"若发汗，若吐，若下"，又是泛指一切的治疗方法。汗吐下属于祛邪的治法，运用不当的话，就会伤损正气，消耗津液，这就是仲师说的"亡血，亡津液"。都亡血亡津液了，按照一般情况是必须运用方药进行治疗的。假如正气损伤得比较轻微，病情并不是太重，就不必用药物进行干涉和治疗，往往是可以自愈的。这是因为我们人体本身具有自我调节的本能，在阴阳尚能自我协调的情况下，而达到阴阳自和，所以仲师说"必自愈"。

本条的重点在于"阴阳自和"四个字，仲师在此不但科学地揭示了人体具有自然疗能，也就是有自我修复的能力。而且还提示了不用药物干扰，通过人体的自然疗能达到治愈疾病的目的，是一种最佳的临床形式。

【原文】

大下之後，復發汗，小便不利者，亡津液故也。勿治之，得小便利，必自愈。(59)

【释义】

本条是接续上条，进一步强调人体的自然疗能，强调避免药物干扰而阴阳自和的重要意义。先大下之，后又发汗，出现了小便不利，肯定是津液大伤。因为小便是津液所化生的，津液匮乏下输膀胱的水液少了，自然小便会不利的。像这种由于误治导致的一时性的少尿现象，仲师提出的建议是"勿治之"。不久，随着人体津液的恢复和代谢的调整，小便会自动恢复正常的。

本条的"勿治之"还有一层意思，就是和后面的蓄水证的鉴别。因为蓄水证也是发汗后形成的，也具有小便不利的主症，却用五苓散这样调节的方剂进行治疗。假如将本条的亡津液误诊为蓄水证，一旦运用了五苓散，必然进一步损伤津液，所以强调"勿治之"。

三、辨汗下先后

【原文】

太陽病，外證未解，不可下也，下之爲逆。欲解外者，宜桂枝湯。(44)

【释义】

本条论述表里同病的一般性治则是先治表后治里。从"不可下也"可以推测，应该同时具有阳明里证，也就是说，这属于表里同病。在这种情况下，关于治则，仲师给出了明确的答案，就是"下之为逆"，或者说先表后里。太阳病在先，阳明病在后，所以这样的治法仍然遵循了"先病为本，后病为标"的基本原则。

至于"欲解外者，宜桂枝汤"，只是个举例而已。本条从表面看好像是论述桂枝汤证的，其实是讨论汗下先后的表里治则的。

【原文】

太陽病，先發汗不解，而復下之，脈浮者不愈。浮爲在外，而反下之，故令不愈。今脈浮，故在外，當須解外則愈，宜桂枝湯。(45)

【釋義】

本条接续上条，也是讨论表里治则。只不过本条的内容更为复杂了，但是观点却更为明确。太阳病先行发汗，在治则上没有错误，假如发汗而表证不解，那就是汗法的具体运用存在问题。在这种情况下，医生又反而运用下法，这就是错上加错了，很容易损伤正气，或者是邪气内陷。但是现在脉象仍然是浮的，这就说明虽然经过误治，邪气并没有内陷，表证仍然存在。再一再二不能再三，所以说"当先解外则愈，宜桂枝汤"。

本条说明即使是用过发汗法了，即使也同时误用了下法，只要脉症说明表证还在，就应该坚定不移地把握先表后里的治疗原则。仲师为什么如此反复强调这个问题呢？一是标本先后和治病必求于本是中医学的治疗大法；二是与汉代医家擅长运用下法导致诸多的变证有关。观看整个《伤寒论》的条文，仲师对误用下法的问题可以说是深恶痛绝，包括本条的论述，显然存在矫枉过正的情况。

【原文】

傷寒不大便六七日，頭痛有熱者，與承氣湯。其小便清者，知不在裏，仍在表也，當須發汗。若頭痛者必衄，宜桂枝湯。(56)

【釋義】

本条论述表里证的辨证和治则。小便清是辨证的指标，宜桂枝汤是本条的重点。文末的"宜桂枝汤"一句属于倒装文法，应当接在"当须发汗"的后面。

头痛有热者，按照辨证的常法，应该属于太阳表证，治疗用桂枝汤；不大便六七日，按照辨证的常法，应该属于阳明里证，治疗用承气汤。在这里仲师为了强调先表后里的问题，特意提出"小便清"一症，如果是阳明里热证，小便必然是黄赤的；如果是太阳表热证，小便必然是清长的。可见，在小便清的前提下，即使是兼有不大便这样单纯的阳明里实证，也应该先解表，就像原文说得那样，"当须发汗"。

通过倒装前置的"若头痛者必衄"，是说即使是太阳表证，因为有不大便的阳明证的存在，一旦热邪得不到缓解，就会伤及阳络，发生鼻衄的现象。

【原文】

本發汗而復下之，此爲逆也。若先發汗，治不爲逆。本先下之，而反汗

之，爲逆；若先下之，治不爲逆。(90)

【释义】

本条论述表里汗下先后的基本治则。假如临床上既有应当发汗的表证，又有应当下之的里证，按照标本先后的原则，显然先病的太阳为本，后病的阳明为标，治病必求于本，所以提出"本发汗而复下之，此为逆也；若先发汗，治不为逆"。反过来，如果这个表热，是里热由内达外所导致的，那就是里证为本，外证为标，又应当先用下法。

其实，仲师的这段话的意思来源于《内经》，《素问·至真要大论》讲过："从内之外者，调其内；从外之内者，治其外。从内之外而盛于外者，先调其内而后治其外；从外之内而盛于内者，先治其外而后调其内。"这就是标本先后以及治病必求于本的基本治则。有人割裂《伤寒论》与《内经》的联系，通过本条可以证明，二者之间有着千丝万缕的关系。

【原文】

傷寒，醫下之，續得下利清穀不止，身疼痛者，急當救裏；後身疼痛，清便自調者，急當救表。救裏宜四逆湯，救表宜桂枝湯。(91)

【释义】

本条阐述表里同病急则治其标的变法。表里同病的治疗常法是治病必求于本，但这只是针对表兼里实证而说的，如果是表兼里虚证的话，尤其是兼心肾阳虚的少阴病，就不能这样治疗了，本条讲得就是这个问题。

伤寒误下容易伤损阳气，如果是出现下利清谷不止，问题就严重了，因为这是少阴病亡阳证的特征。尽管有身疼痛这样的表证存在，尽管是先病得太阳后病得少阴，也不能顾及表证了，应该尽快运用四逆汤回阳救逆，稍微延迟一点，后果不堪设想，这就体现了急则治其标的原则。等到里阳恢复，大便正常后，如果是身体仍然疼痛，说明表证还在，再用桂枝汤解表。

【疑难解析】

急——读于有字处的问题：本条有两个"急"字，一个是急当救里，一个是急当救表。从字面的意思看，两个"急"字似乎没有什么大的区别，其实并不是这样的，这两个"急"字绝对不可以同等地看待。因为从本条的主导思想说来，急当救里的这个"急"字，反映的是急字的本义，是真正的着急。而急当救表的这个"急"字，就不能这样理解了。原因很简单，因为救表并不需要着急。由此看来，尽管原文是并列提出的两个"急"，仅仅有救里与救表的区别，但是两个急字所体现的主旨完全不同，明显具有偏义词组的意思。说明了读《伤寒论》，读于无字处比较难，读于有字处同样也不容易。

【原文】

病發熱頭痛，脈反沉，若不差，身體疼痛，當救其裏，四逆湯方。(92)

【释义】

本条进一步阐述急则治其标的变法治疗原则。脉反沉是辨证的眼目所在。病发热头痛，提示病在太阳。既然是病在太阳，脉象应该是浮的，但是现在脉象却是沉的，也就是说没有浮起来，脉症相反，病情有些复杂。假如舍脉从症辨治的话，应该解表发汗。发汗以后"若不差"，加上身体疼痛，再结合脉反沉，那就是少阴寒化证了，所以说"当救其里，四逆汤方"。

"脉反沉"的"反"字，是有辨证意义的。意思是说，这种时候的脉象按照常法是不应该沉的，现在违反了常规，与同时出现的症状也是相反的，因此叫做"反沉"。也正是因为违反了常规，又有先表后里的治疗常法，所以没有舍症从脉，而是舍脉从症。而恰恰辨证错误了，治疗也错误了。说明了知常达变，知常是重要的，达变同样也很重要。

四、变证治则

【原文】

太陽病三日，已發汗，若吐、若下、若溫針，仍不解者，此爲壞病，桂枝不中與之也。觀其脈證，知犯何逆，隨證治之。(16上)

【释义】

本条论述了辨证论治的总治则。本条的重点是"坏病"和"随证治之"。太阳病三日以及汗、吐、下、温针等治法，都是一种举例。"仍不解者"，不是单指太阳病不解，是一种泛指。意思是说，用这些方法治疗太阳病，使得病情恶化，变成里证了，仲师就把这种里证又叫做"坏病"。既然已经变成坏病，就不属于太阳表证，所以桂枝汤等解表的方药也就不再适用了。

那么，这种出现坏病的时候应该如何辨证论治呢？仲师提出了基本治则，这就是"观其脉证，知犯何逆，随证治之"。这三句话的意思是，仔细地观察患者的脉症，知晓坏病的病机，并根据病机的动态变化进行有针对性地治疗。这三句话可以作为中医临床辨证论治的总治则，这一原则不仅适应坏病，而且对于各种疾病的诊治，都有着普遍性的指导意义。

五、变证证治

前面讲过，太阴病篇的重头戏是变证，因为不但变证的条文方证在比例上几乎占了三分之二，关键的是，变证的脉症极其复杂、病机也变化多端，最能反映"灵"、"动"、"变"的辨证特色，是六经辨证中的精华所在。

变证无非是变虚与变实两个方面，虚证有心阳虚证、脾虚证、肾阳虚证以及阴阳两虚证。实证有热证、蓄水证、蓄血证、结胸证、痞证等。下面分别讨论。

（一）心阳虚证

1. 桂枝甘草汤证

【原文】

發汗過多，其人叉手自冒心，心下悸，欲得按者，桂枝甘草湯主之。(64)

桂枝甘草湯方

桂枝四兩（去皮） 甘草二兩（炙）

上二味，以水三升，煮取一升，去滓，頓服。

【释义】

本条论述发汗过多损伤心阳的证治。中医认为"汗为心之液"，"心部于表"，说明汗液、肤表与心脏的功能关系十分密切。所以肌表疏松，发汗过多，不仅使得心液受伤，心阳也随之外泄。心阳虚衰，心失所主，就导致心悸不安。心悸严重的时候，病人会两手交叉覆按在心胸的部位。本证属于一时性的过汗伤阳，应当迅速回复心阳，治用桂枝甘草汤。

【方解】

本方只有两味药组成，也可以看作一个对药的配伍。方中桂枝辛温，温补心阳；炙甘草甘温，补气缓急。两味药配伍，具有辛甘化阳的功能。本方是温心阳的基础方，药味专捷，配伍科学。关键还在于采用了"顿服"的特殊的服药方式，一次性地服下汤药，意在急急回复心阳。

2. 桂枝甘草龙骨牡蛎汤证

【原文】

火逆。下之，因燒針煩躁者，桂枝甘草龍骨牡蠣湯主之。(118)

桂枝甘草龍骨牡蠣湯方

桂枝一兩（去皮） 甘草二兩（炙） 牡蠣二兩（熬） 龍骨二兩

上四味，以水五升，煮取二升半，去滓。溫服八合，日三服。

【释义】

本条论述心阳虚烦躁的证治。误用下法苦寒使得阳气内伤，误用火法逼汗使得阳气外亡，阳气反复损伤，最后导致心阳虚衰，心神失去了温养，不得安宁就容易产生烦躁。治用桂枝甘草龙骨牡蛎汤，一者壮心阳，二者镇心神。

73

【方解】

本方就是桂枝甘草汤加龙骨、牡蛎组成的。桂枝、甘草，辛甘化阳，体现了治本；龙骨、牡蛎，镇潜安神，体现了治标，全方标本兼治，心阳得到回复，烦躁自然停止。

【疑难解析】

(1) 烦躁——变法辨证思维的问题：按照发病的常规常法，烦躁的病机大多属于热，无论是表热还是里热，只要是这种热邪扰乱了心神，就容易产生烦躁。仲师也是这样论述的，例如表热烦躁的大青龙汤证，里热烦躁的栀子豉汤证、承气汤证等等。然而本条仲师又给我们展示了烦躁的另外一种病机，这就是阳虚烦躁。提示了关于烦躁辨证的双重性、复杂性以及常变观。显然，就辨证思维来说，阳虚烦躁对比阳热烦躁的意义更大，因为它揭示了变法辨证思维，而变法辨证思维属于六经辨证的精髓所在。

另外，从脏腑辨证来说，烦躁大多与心肾两脏相关。其实，我们常讲的烦躁，主要指的是心烦，烦躁属于偏义词组，烦与躁尽管都属于神志的病变，二者之间是有明显区别的。烦是自觉症状，躁属他觉症状。假设烦与躁病机都是阳虚的，那么，轻者为心阳虚而烦，重者为肾阳亡而躁。前者治以桂甘龙牡汤之类，后者治以四逆汤之类。

(2) 桂枝用量——病势决定药量的问题：中医有一种说法，就是不传之秘在于药量。其实，意思不是药量很神秘，而是说药量没有一定之规，是处方用药变数最大的部分，是随着病情的轻重缓急而不断动态变化的。桂枝甘草汤与桂枝甘草龙骨牡蛎汤药量的对比就说明了这个问题。

本条从证候的对比，桂枝甘草龙骨牡蛎汤证说来应该是比较严重的，但是方中温心阳的桂枝只用一两，而桂枝甘草汤中的桂枝是四两，这就有问题了，为什么心阳虚，不但心悸，甚至出现烦躁的，反而要减少桂枝的用量呢？这是因为单纯的、一时性的心阳虚心悸证，重用桂枝加上顿服急急回复其心阳就可以使心悸痊愈。而本条的火逆下之，出现了心神浮越的烦躁，在这种病势的情况下，如果大量运用辛散药的话，很容易继续鼓动浮越的虚阳，产生更为严重的后果。所以要减少桂枝的用量，而且还要分次地服用，这样就可以防止桂枝辛散发越鼓动虚阳的副作用。

仲师遣用方药很重视药量，既有规矩大法，又灵活多变。关于经方的药量问题，还有一种看法，就是凡是仲景方，在临床的具体运用中，不但不能改动药物，更不能改动药量。也就是说，必须严格遵照经方原来的药物药量。据说是不这样做的话，经方就不管用。千百年来的临床实践证明，经方是非常有效的。但是经方的有效，并不是照搬原方原量达到的，而恰恰相反，是通过临床经方的活用而达到的。人体是不会机械地按照经方的药量而生病的，仲师讲的"随证治之"，其中这个"治"的内容毫无疑问包括药量，而这个"随"字本身就提示了灵动的辨治思维。可见，主张不许更动经方药量的说法，本身就违背了仲师的治疗学思想。

【医案选录】

（1）烦躁案：一男性中学生，平素性格内向，面白体弱，因胃肠病泄泻呕吐纳呆住院治疗，出院后正好面临期末复习考试，心理压力很大，于是出现烦躁不宁，心绪不定，精神恍惚，以至于连课也不能上了，伴心悸，不寐，根据性格内向，平素体弱，病后正虚，舌淡苔白，脉弱，诊断为心阳虚烦躁证，处以桂甘龙牡汤加减：桂枝 9g、炙甘草 6g、生龙牡各 30g、百合 30g。3 剂，水煎服。

二诊：上述症状减轻，效不更方，继续服三剂。其母亲告诉已经能够正常上课了。

（2）心悸案：张某，男，24 岁，工人，1983 年 1 月 5 日初诊。平素失眠多梦，近日夜间偶发心跳加快，心悸不宁，每于梦中惊醒，叉手冒心，异常恐惧。伴头目不爽，耳鸣，胆怯易惊，有"心衰"病史。舌淡红，苔白，脉弦虚稍数。此属心阳虚，神志浮越，予桂枝甘草龙骨牡蛎汤合百合地黄汤：桂枝 9g，炙甘草 15g，生龙骨 30g，生牡蛎 30g，百合 30g，生地 12g，浮小麦 30g，炒枣仁 30g，琥珀粉 5g（冲），水煎，分早午晚三次服，三帖。

1 月 10 日二诊，心悸消失，夜寐好转，脉已不数。此阴阳乃平，心神已敛，上方加茯苓 10g，继服 3 帖巩固。

按：实事求是地说，临床上烦躁与心悸证，属于热扰心神的多见，清热除烦，安神定悸，是常规的治法。以上两案，尽管有烦躁和心悸的区别，但病机都是心阳虚。尽管没有畏寒的现象，舌诊已经排除了热证。第二例虽然脉象是数的，但不是热扰，而是心神浮越导致的。可见，以上两案在辨证思维方面，体现了变法辨证论治思维。

3. 桂枝去芍药加蜀漆牡蛎龙骨救逆汤证

【原文】

伤寒脉浮，醫以火迫劫之，亡陽，必驚狂，卧起不安者，桂枝去芍藥加蜀漆牡蠣龍骨救逆湯主之。（112）

桂枝去芍藥加蜀漆牡蠣龍骨救逆湯方

桂枝三兩（去皮） 甘草二兩（炙） 生薑三兩（切） 大棗十二枚（擘）牡蠣五兩（熬）

蜀漆三兩（洗去腥） 龍骨四兩

75

上七味，以水一斗二升，先煮蜀漆，减二升，内諸藥，煮取三升，去滓，温服一升。本云，桂枝湯，今去芍藥，加蜀漆、牡蠣、龍骨。

【释义】

本条论述心阳虚惊狂的证治。病因与桂枝甘草龙骨牡蛎汤证基本相同，也是医者误用火法逼汗，致使汗出过多，心阳随之外亡，从而导致了心阳虚。阳虚心神失主，神气浮越不能收敛，不只是烦躁，甚至还会出现"惊狂"、"卧起不安"这样的比较重的神志症状。这种时候不但要温补心阳，还要镇惊安神，治用桂枝去芍药加蜀漆牡蛎龙骨救逆汤。

【方解】

本方是由桂枝汤去芍药加蜀漆、龙骨、牡蛎而组成的。芍药苦平阴柔，有碍于通阳，所以要去掉。余下的桂枝、生姜辛温，大枣、甘草甘温，四种药合起来辛甘化阳，这样温补心阳力量加大了。重用龙骨、牡蛎，潜镇心神以止狂；狂症常常因为痰邪而发作，蜀漆涤痰开结以止狂。本证因为火逆而发病，所以叫做救逆汤。

本方证与118条桂甘龙牡汤证及64条桂枝甘草汤证，病因都是汗法不当，出汗太多；病机都是心阳虚衰，心神失主；病症都是神志不宁，只不过分别有心悸、烦躁、惊狂轻重的不同。正因为三方证的病因病机相同，所以三方均用桂枝、甘草温振心阳。所不同的是，桂枝甘草汤桂枝量大而且顿服，适用于心悸的急性发作；桂甘龙牡汤和桂枝救逆汤都用龙骨、牡蛎重镇安神，标本兼治；桂枝救逆汤证情况严重，用桂枝汤温阳，去芍药的苦平阴柔，加蜀漆涤痰止狂。

【疑难解析】

亡阳——死于句下的问题：阅读经典必须注意的一个问题，就是古今词义的差别和当时医家在写作本词汇时的语言环境。27条的"无阳"和本条的"亡阳"就是很典型的例证。无阳的问题前面已经讨论过了，现在讨论亡阳的问题。按照后世习惯性，或者规范性的说法，亡阳，就是指元阳的外亡，属于危重证或死证，治法是回阳救逆，方药是四逆汤类方。这样一个概念显然与本条亡阳格格不入，完全是两回事。假如真的是元阳外亡的亡阳，伴随的就不是惊狂，而是躁烦；不是卧起不安，而是倦卧欲寐。当然，更不是桂枝救逆汤所能够治疗的。可见，本条的亡阳，不是特指的亡阳证，而是泛指的阳气的伤亡。又一次提示我们，读《伤寒论》千万不要死于句下，一定要结合条文具体的病脉证治分析理解。

4. 茯苓桂枝甘草大枣汤证

【原文】

發汗後，其人臍下悸者，欲作奔豚，茯苓桂枝甘草大棗湯主之。(65)

茯苓桂枝甘草大棗湯方

茯苓半斤　桂枝四兩（去皮）　甘草二兩（炙）　大棗十五枚（擘）

上四味，以甘瀾水一斗，先煮茯苓，減二升，內諸藥，煮取三升，去滓，溫服一升，日三服。

作甘瀾水法：取水二斗，置大盆內，以杓揚之，水上有珠子五六千顆相逐，取用之。

【释义】

本条论述心阳虚欲作奔豚的证治。奔豚是以小猪的奔跑冲突来形容有一股气从少腹上冲心胸的特异症状。奔豚的发作与体质因素有关，假如素体心阳不足同时兼有气化障碍的人，发汗太过进一步虚其心阳，就会打破脏腑之间的制约平衡关系，心阳虚不能下制肾水，肾水乘虚冲逆上凌阳位，于是就容易发作奔豚证。脐下悸动，是说已经有了欲发奔豚的先兆，暂时只是脐下有冲逆悸动的感觉。当服茯苓桂枝甘草大枣汤，壮心阳，健脾土，制水邪，平冲逆。

【方解】

本方是桂枝甘草汤加茯苓、大枣而组成的。方中重用茯苓为君，淡渗以平冲，补土以制水，宁心以安神；桂枝合甘草，辛甘化阳，温补心阳；大枣合甘草，培土制水，缓急平冲。全方体现了温阳制水、补土平冲的功效。煎要用甘瀾水，取其轻扬属阳而不助水邪。同时说明了仲师从煎服禁忌的每一个环节，都将独到的中医药理论以及灵活的辨证思维贯彻其中。

5. 桂枝加桂汤证

【原文】

燒針令其汗，針處被寒，核起而赤者，必發奔豚。氣從少腹上沖心者，灸其核上各一壯，與桂枝加桂湯，更加桂二兩也。(117)

桂枝加桂湯方

桂枝五兩（去皮）　芍藥三兩　生薑三兩（切）　甘草二兩（炙）　大棗十二枚（擘）

上五味，以水七升，煮取三升，去滓，溫服一升。本云，桂枝湯，今加桂滿五兩。所以加桂者，以能泄奔豚氣也。

【释义】

本条论述烧针逼汗伤损心阳导致奔豚的证治。烧针逼汗容易伤损心阳，心阳虚不能制约肾水，肾中的水寒之气上乘阳位，出现气从少腹上冲心胸的症状，这就是典型的奔豚发作。

由于烧针导致局部发生红肿，所以先外用艾灸针处的赤核，温通气血以断其外寒内入的通路。再内服桂枝加桂汤，壮心阳，治肾水，平冲逆，止奔豚。

【方解】

本方是桂枝汤加重桂枝的用量而组成的，重用桂枝，意在温通心阳，以制肾水，方后注也提示："所以加桂者，以泄奔豚气也。"芍药苦泄利水，生姜温阳散水，大枣与甘草补土制水，缓急平冲。这样一来，全方具有温通心阳，补土制水，平冲降逆的功效。

本方与茯苓桂枝甘草大枣汤都是治疗奔豚的，但是两个方证的病机有所侧重，主药自然也有区别。症状上，一个是欲作奔豚，一个是已发奔豚，其实鉴别的意义不大。通过以方测证，本方是重用桂枝，前方是重用茯苓；桂枝重在温阳，茯苓重在利水。这样一来，两个方证的鉴别点就非常清楚了。本方证重用桂枝，病机的要点应当是肾中的寒气上冲；前方证重用茯苓，病机的要点应当是肾中的水气上冲。寒气上冲的，应该兼见恶寒、腹部发凉等；水气上冲的，应该兼见苔滑、小便不利等。临床上对于心肾不交的阳虚的奔豚证，应当以此作为辨治的指标。

【疑难解析】

（1）加桂——尊重历史的问题：对于本方的"加桂"，历代伤寒注家争议很大，有的主张"加桂"加的是桂枝，有主张加的是肉桂。之所以出现这样的争议，主要是对于汉代的桂枝，缺乏历史性的分析所导致的。其实，汉代的所谓"桂枝"，就是现今的肉桂。经方用的桂枝一定是"去皮"的，所谓的"去皮"，实际上就是刮去肉桂外面的风化表皮。如果是现在的桂枝，那么"去皮"就没办法解释了。这样说来，《伤寒论》中所有的桂枝，实质上就是现今的肉桂。后世随着中药的发展，逐渐分类出桂枝与肉桂，那种枝细气薄，善于升散的就叫做桂枝，主要是发汗解表；那种皮厚味浊，善于温补的就叫做肉桂，主要是温阳祛寒。

通过以上对于"去桂"的讨论，说明了一个问题：学习经典一定都要有一个唯物史观，就是说用尊重历史的态度去阅读分析经典，否则很容易陷入以今释古的误区里面。

（2）针处被寒——破除迷信的问题：如果是顺文释义的话，"针处被寒，核起而赤者，必发奔豚"这句话，是说奔豚的发作，是寒气顺着针眼进入人体，局部寒凝血瘀红肿而引起的，现在来看这显然是一个思维的误区，但是仲师却说得很肯定。我们阅读本条，如果是不敢质疑，顺着仲师的意思去理解，势必造成对奔豚证成因的曲解。前面讲过李克绍先生对于迷信张仲景的

78

问题有异议，其实，我们研究任何学问，当然包括《伤寒论》，都要具有敢于质疑、破除迷信和独立思考的治学态度。我们尊崇张仲景为"医圣"，是因为他为中医学做出了巨大的贡献，其历史地位至今也无人能够比拟。但并不是说仲师写作的《伤寒论》就没有一点点瑕疵，更不能因为仲师是医圣就不能挑一点点毛病。学会质疑，是用心来读《伤寒论》的前提，同样也是读懂读通《伤寒论》的前提。

（3）芍药——苦泄与利小便的问题：关于芍药的苦泄与酸收的问题，前面的桂枝汤已经做了较为详细地分析，在这里仅仅联系其他两个方证进一步讨论一下。凡是阳虚证，尤其是心阳虚，一般都是要去芍药的，例如治疗胸满的桂枝去芍药汤，治疗惊狂的桂枝去芍药加蜀漆龙骨牡蛎救逆汤，为什么呢？就是因为芍药具有苦平阴柔的特性，对阳气的宣通有阻碍。本方证虽然也属于阳虚，又为什么不去芍药呢？因为芍药除了味苦性泄，还具有"利小便"的功能，这是《本草经》讲的。很显然，苦泄和利水两个功能，都对于奔豚证有着肯定的治疗作用。这就是同样的心阳虚，为什么前两个方证必须去芍药，而本方证却不去芍药的根本理由所在。同时，也证明了仲师在《伤寒论》自序中说的"博采众方"，主要是源于《本草经》和《汤液经》的。

（二）脾虚证

1. 茯苓桂枝白术甘草汤证

【原文】

伤寒，若吐，若下後，心下逆滿，氣上沖胸，起則頭眩，脈沈緊，發汗則動經，身爲振振搖者，茯苓桂枝白术甘草汤主之。（67）

茯苓桂枝白术甘草湯方

茯苓四兩　桂枝三兩（去皮）　白术　甘草（炙）各二兩

上四味，以水六升，煮取三升，去滓。分溫三服。

【释义】

本条论述脾阳虚水停的证治及其禁忌。本条也有倒装文法，"茯苓桂枝白术甘草汤主之"一句，应接在"脉沉紧"的后面。

吐法和下法是最容易损伤脾胃的，尤其是脾胃的阳气。脾阳虚衰，运化失职，造成水气内停于中焦，所以出现"心下逆满"。水气具有流动不居的特点，水气向上冲逆，于是病人感觉"气上冲胸"。水饮内阻，清阳不升，又可以见到"起则头眩"。至于"脉沉紧"，沉脉主里，紧脉主寒，是水寒为病的特征。本条可与《金匮要略·痰饮咳嗽病篇》的"心下有痰饮，胸胁支满，目眩者"相参，都是用茯苓桂枝白术甘草汤温阳化水。

【方解】

茯苓与桂枝配伍合用的方剂，我们常常叫做苓桂剂，温阳化气行水是其主要功能，关键是体现了仲师"病痰饮者，当以温药和之"的治疗原则。本方属于苓桂剂的代表方，因此也是治水名方。方中以茯苓为核心，有两个对药，一是茯苓与桂枝，茯苓健脾利水，桂枝温阳化气；一是茯苓与白术，茯苓健脾利水，白术健脾燥湿，两药配伍体现了补土以制水的理论。甘草补脾和中。

本方与苓桂甘枣汤仅仅只有一味药之差，而且也都是治疗水气证的，但是主治的证候不同，因此治疗的主旨也不相同。苓桂甘枣汤是倍用茯苓利水平冲，配伍大枣缓急平冲，所以适宜心阳虚水气上凌的奔豚证；本方则是重用茯苓健脾利水，配伍白术补土治水，所以适宜脾阳虚停水证。

【疑难解析】

身为振振摇——脱离临床的问题：为了警示进一步地误治，仲师特意运用了倒装文法，将"发汗则动经，身为振振摇"提到前面讲述。意思是，本证已经是由医生误用汗下治法所造成的，假如再误用发汗法，就不只是气分的病变了，会直接影响到经络，导致气血虚少经脉失养，从而出现身为振振摇的变证。有的伤寒注家将本条的"振振"，与第82条真武汤证"头眩身瞤动，振振欲擗地"的"振振"联系在一起。理由也比较好理解，两证都是水气证，正巧又都有"振振"这个词，因此"振振"的临床表现和机理肯定是一样的。对于注家的这种注解，反而得到了后世医家的广泛认可。只有李克绍先生对这种观点提出了异议，其立论的根据就是临床。《伤寒解惑论》是这样讲的：论中明明说"发汗则动经"，才导致了"身为振振摇"，可知其所以身为振振摇，是由于本不应发汗，却强发其汗，耗伤了周身经络的气血津液，使筋脉失于濡养，不能自主而造成的。而82条的振振欲擗地，则是由于头眩，使身体失去平衡，欲找寻外物支持，所以才两手伸出，形成振振欲擗地的样子。两者在病机上和外观表现上都基本不同，伤动经气的"身为振振摇"，并不关系头晕，不管头晕与否，静养几天，经气恢复，至少"振振摇"是会好的。而82条的"欲擗地"，主要是头眩所致，治不好头眩，"欲擗地"就不会自愈。而头眩是阳虚水泛所致，所以只有用真武汤扶阳镇水，一切症状，才都会消失。像这样的筋脉无主和平衡失调，也是稍有临床经验的人，就可以作出正确诊断和适当治疗的。

仲师是临床大师，《伤寒论》是一部语言朴素，非常接地气的临床著作。历代伤寒注家对《伤寒论》的注解和阐发，贡献是巨大的，但是也不可否认，有的注释确实是不着边际，晦涩虚玄，脱离临床，以至于注文比原文还难懂。例如本条的"振振",虽然做到了前后条文的会通联系,但是所有的注释只是在玩文字游戏而已,而没有结合临床实际进行分析,最后的结论可想而知。通过对"振振"的分析,又一次证明,研读《伤寒论》,包括注家的著作,千万不能脱离临床。实践是检验真理的唯一标准,同样也是检验学术观点是否正确的唯一标准。

2. 小建中汤证

【原文】

伤寒二三日,心中悸而烦者,小建中汤主之。(102)

小建中汤方

桂枝三两（去皮） 甘草二两（炙） 大枣十二枚（擘） 芍药六两 生姜三两（切） 胶饴一升

上六味,以水七升,煮取三升,去滓,内饴,更上微火消解,温服一升,日三服。呕家不可用建中汤,以甜故也。

【释义】

本条论述心中悸而烦的证治。伤寒二三日,也没有经过误治,就出现了心中悸而烦,显然其发病具有体质性的因素存在。也就是说,病人素体中焦虚寒,化源不足,气血亏虚,在这种情况下又复感外邪,里虚不耐邪气侵扰,于是出现了心无所主的心悸,神志不宁的烦躁。用小建中汤建补中焦,调和阴阳。

【方解】

本方可以看作桂枝汤的加减方,是在桂枝汤的基础上,倍用芍药加上饴糖而组成的。饴糖、芍药、桂枝三味药是本方的重点,饴糖建补中焦,滋养气血;芍药益阴养血,通调脾络;桂枝温阳散寒,温通经脉。生姜配合桂枝温中散寒,大枣、甘草配合饴糖、芍药补益气血。全方体现了温中散寒,建补中州,通达脾络的功能,所以方名叫做"建中"。

本方还具有一个功效特点,就是止痛效果特别好。饴糖味甘,善于缓急止痛;芍药苦泄,善于通络止痛;桂枝味辛,善于祛寒止痛,所以临床上比较适宜以腹痛为主症的中焦虚寒证。

本方与桂枝汤只差一味药物,但是主治证候和组方法度都有明显地区别。桂枝汤是以桂枝为君药的,主要体现了解肌祛风;本方是以饴糖为君药的,主要体现了建补中州。

【疑难解析】

悸烦与建中——症状与方治反差的问题:按照脏腑辨证的常法辨证思维来讲,心悸与烦躁本来应该属于"心"的病变,例如前面讨论的桂枝甘草汤

81

证和桂甘龙牡汤证就是。但是本证出现的是心的症状，用的却是建中的方法，值得思考。关于其中的机理，《灵枢·终始》讲了一段很精彩的话，这就是："阴阳俱不足，补阳则阴竭，泻阴则阳脱，如是者可将以甘药……"意思是说，阴阳形气都不足的患者，单纯从补益阴阳的角度考虑问题，有的时候存在"阴竭"或者"阳脱"的可能，临床的效果并不是特别理想。在这种情况下，还有一种治法思路，就是运用甘药建立中气。也就是说，从中焦脾胃的角度考虑问题。所谓的补中州以灌溉四旁，就是这个意思。这种建中法，对于心悸和烦躁证说来，表面上看存在反差的问题，实际上属于变法辨证思维的范畴，它是建立在整体观念和脾为后天之本理论的基础之上的。

我曾经介绍一位冠心病心绞痛的患者让周次清教授诊治，周老先生并没有像惯常那样的活血化瘀通络止痛，反而开了一个香砂六君子汤，当时很不理解。想不到的是，患者服用后效果非常好。后来请教周老先生，他说：患者表现的是胸闷心痛，真实的病机却是中焦脾胃虚弱，中气得不到补充，这个冠心病的心绞痛也是得不到缓解的。这个病例虽然治疗的不是心悸心烦，用的也不是小建中汤，但同样属于"将以甘药"的建中法。

【医案选录】

（1）胃痛眩晕案

房某，男，52岁，1982年5月10日初诊。胃脘痛二十余年，近几天心下部位有支撑上顶样的阵发性剧痛，疼痛严重的时候会憋气晕厥，大约半个小时才可以缓解，后面呈现隐隐作痛的状态。大便偏干，几天一次。平素不敢纳凉饮冷，舌淡苔白，脉沉涩。此属虚寒性胃痛证，予以小建中汤加味：桂枝9g，白芍24g，大枣5枚，炙甘草6g，党参12g，香附12g，白术12g，云苓12g，元胡9g，生姜3片，蜂蜜2汤匙（冲）。6剂，水煎服。

5月14日二诊，胃脘已经不痛，食欲也比以前好转。昨天因为过饱稍微感觉腹胀，原方加焦山楂30g，川朴9g。继服六剂巩固疗效。

（2）假苔案

张某，男，37岁，1982年4月2日初诊。胃脘痛数年，近日加重。常年背部有凉感，虽然4月份的天气，身上还穿着毛皮背心，伴纳呆，食后腹胀。1981年钡餐透视诊为十二指肠球部溃疡。本次犯病，服过疏肝、祛湿、理气、止痛等药，没有效验。舌质淡苔白，脉弦。此属脾胃虚寒，治以小建中汤加味：桂枝9g，白芍30g，大枣3枚，生姜3片，炙甘草6g，高良姜6g，香附9g，元胡9g，蜂蜜2汤匙（冲），三剂，水煎服。

4月6日二诊，胃痛消失，食欲增加，见舌苔稍黄，于是去掉高良姜，加草豆蔻、陈皮各12g，三剂。

4月9日三诊，病情没有大的变化，仅仅感觉有些腹胀，另一个明显地变化就是舌苔黄腻，应该是虚寒转为湿热了，取半夏泻心汤的意思，原方去桂枝，加黄芩9g、胡连9g。三剂。

4月12日四诊，上方仅服一剂，大便溏泻，而且胃脘痛复发，后面两剂不敢再服了。舌苔仍然是黄腻的，用葛根芩连汤清热利湿止泻。三剂。

4月15日五诊，腹泻加重，胃痛不止，畏寒怕冷，病人强烈要求服用第一个方。可是舌苔仍然是黄腻的，考虑再三，还是用小建中汤加丁香、苍术、陈皮、川朴治之。

4月23日六诊，服药三剂，腹泻停止，胃痛也减轻了，舌苔反而转为白厚，湿浊比较重，上方加重苍术用量，续服三剂。

5月24日七诊，胃痛治愈，舌苔变薄，仍然以小建中汤三剂巩固疗效。

按：第一例属于常规辨证论治，辨证不难，疗效也快。第二例疗效也不错，只是出现了一个特殊的情况，二诊、三诊舌苔由原来的淡白变得发黄了。因为舌苔很少有假，再加上小建中汤加高良姜的辛热，考虑胃寒转为胃热，于是改为半夏泻心汤。结果仅服一剂，患者大便溏泄，胃痛复发。又根据舌苔黄腻，错误地认为是湿热泄泻，与葛根芩连汤。结果不但腹泻与胃痛加重，又添了畏寒怕冷，尽管舌苔还是黄腻的，但是在患者强烈地要求下，权衡再三，又恢复运用小建中汤，并且加上祛湿的药物，终于取得了很好的疗效。本案的治疗之所以曲折，关键是受到了舌苔的误导。小建中汤只能祛寒不能祛湿，当寒邪已去，胃痛减轻的时候，隐伏的湿气就显露出来了，湿邪容易阻遏阳气，再加上小建中汤的温热助阳，于是舌苔就发黄了。但是中焦虚寒的本质还在，所以一旦服用半夏泻心汤和葛根芩连汤，就是以寒治寒，病情肯定是加重的。说明了在特殊的情况下，舌苔也会有假，对于任何的脉症和体征都不能绝对地看待，否则就容易犯线性辨治思维的错误。

3. 厚朴生姜半夏甘草人参汤证

【原文】

發汗後，腹脹滿者，厚朴生薑半夏甘草人參湯主之。（66）

厚朴生薑半夏甘草人參湯方

厚朴半斤（炙，去皮）　生薑半斤（切）　半夏半升（洗）　甘草二兩（炙）　人參一兩

上五味，以水一斗，煮取三升，去滓，溫服一升，日三服。

【释义】

本条论述脾虚腹满的证治。原文非常地简单，共有三句话，第一句讲病因，第二句讲症状，第三句讲方治。发汗容易耗伤里气，造成脾气内虚；脾

虚运化无力，造成气机壅滞；气机一旦壅滞，就会生出胀满。所以发汗后的胀满，应该是虚性胀满。也就是说，脾虚为本，胀满为标，属于虚中挟实。治以厚朴生姜半夏甘草人参汤，补益脾气，宽中除满。

【方解】

本方五味药，仲师直接用它们作了方名。方解也简单，前面三味药体现了"泻"，后面两味药体现了"补"。厚朴下气除满，半夏和胃散结，生姜宣散滞气，三药的用量也很重，消胀除满，以治其标。人参、甘草补益脾胃，以治其本。全方消补兼施，标本兼治。体现了补而不滞、消不伤正的治疗宗旨。

本方虽然简单，但是意义却非常重大，因为从人参和甘草以补治实的角度说来，它体现了《内经》"塞因塞用"变法的治疗思维。

【医案选录】

（1）虚胀案

董某，女35岁，演员。1982年4月30日初诊。胃脘撑胀牵引两胁数年，时好时犯，每因饱食、受凉或情志不遂诱发或加重。倦怠乏力，食欲不振，呃气频作，舌淡苔薄，右脉沉，左脉反关。诊为肝胃不和，与柴胡疏肝散加消导、温中之品，三剂。二诊，胃脘倍胀，呃气不止，手足怕冷，病家第三剂药竟未敢服用。愈疏愈胀，无疑是犯了虚虚之戒。遂改拟厚朴生姜半夏甘草人参汤加茯苓、炒白术、良姜、丁香，三剂。腹胀减轻，食欲好转。续服九剂，腹胀消失，仅纳凉、过饱胃脘稍有不适，改附子理中丸善后。

（2）虚胀案

姚某，男，24岁，工人，1982年6月10日初诊。脘腹胀满半年余，初病食后加重，现在不食也胀，稍一进食则撑胀难忍，且伴有脘腹下坠感，饮食逐渐减少，消瘦，体力下降，时恶心，眩晕，大便时干时稀，舌淡红，苔薄，脉沉弱。钡餐透视：胃炎。屡经中药（多为消导行气之品）及西药治疗无效。本证迁延日久，且屡用消导之品克伐胃气，属虚胀无疑，当补虚消胀，与厚朴生姜半夏甘草人参汤加炒枳壳、炒白术、陈皮、石斛，三剂。进食后腹胀减轻，续服六剂，进食仅稍有下坠感，后以人参归脾丸调理而安。

（3）虚胀案

王××，女，43岁，工人，1982年4月5日初诊。脘腹胀满近二年，久治不愈。初病每于饱食后胀满，现在稍一进食即胀满不堪，乃至畏食。面色萎黄，声息低微，倦怠乏力，二便正常。检查：上腹部稍显膨隆，叩呈鼓音，但按之软，无压痛，舌淡红，苔薄，脉沉细弱。诊为虚胀，治以四君子汤。连服六剂，非但无效，反致夜间腹胀难以入寐。观其脉症，虚胀无疑，何故补之无功？思之良久，方有所悟：本证虽属脾虚，究竟还兼气滞，但补不消，其气愈滞，必稍加疏气之品，补中有行，方是正治。遂与厚朴生姜半夏甘草人参汤加白术、草蔻，三剂，腹胀大减，夜能安寐。又服六剂，腹胀渐失，饮食亦增。原方减量再与六剂，仅夜间上腹偶有不舒，与香砂六君丸善后。

按：以上三案都属于虚性胀满，而且大都经过虚虚的误治。这是可以理解的，因为按照常规辨证思维，凡是脘腹胀满，病机是气滞于中；凡是气滞，都属于实证；凡是实证，自然要攻之。然而治疗结果提示我们，从表象来讲，胀满的确属于实证，但是有一部分胀满病，却是因虚致实，就是脾胃气虚，运化无力，动力不足，气滞于中。这样的胀满病，只能补不能泻，就是《内经》所说的"塞因塞用"。如果是贸然运用泻法，必然犯虚虚之戒。而要做到这一点，就必须善于运用变法辨证思维，透过现象看到本质。

（三）肾阳虚证

1. 干姜附子汤证

【原文】

下之後，復發汗，晝日煩躁不得眠，夜而安靜，不嘔，不渴，無表證，脈沈微，身無大熱者，乾薑附子湯主之（61）

乾薑附子湯方

乾薑一兩　附子一枚（生用，去皮，切八片）

上二味，以水三升，煮取一升，去滓，頓服。

【释义】

本条论述肾阳虚烦躁的证治，昼日烦躁是重点。先下后汗，反复地损伤阳气，导致了阳气骤虚。根据天人相应的理论，昼日是阳气主事，虚阳可以得到天阳的帮助，有能力与阴邪抗争，正邪交争激烈的话，就会昼日烦躁不得眠；夜晚阳气衰退，虚阳顿时失去天阳的帮助，没有能力与阴邪抗争，患者处于困倦的状态，所以说夜而安静。脉沉微，是阳虚阴盛的脉象。

就辨证的常法说来，烦躁属于阳热症，所以"不呕，不渴，无表证"三句话属于鉴别诊断。不呕，排除了少阳病；不渴，排除了阳明病；无表证，排除了太阳病，既然排除了三阳病，那么就说明本条的烦躁属于阴证。

身无大热，也可以理解为表热，但是前面既然已经提到"无表证"了，这样就排除了表热。结合"脉沉微"，结论只能是阴寒内盛、虚阳浮越于外的表现。

根据以上的脉症，可诊断为肾阳虚烦躁，因为病情发展得太快，如果不急急回阳的话，就会有亡阳的危险，所以用具有快捷特点的干姜附子汤回阳救逆。

【方解】

本方是四逆汤去甘草而组成的，虽然方名不叫做四逆，仍然属于四逆汤类方的范畴。干姜温中阳，特点是守而不走；附子温肾阳，特点是走而不守，两味药相配伍，互相取长补短，使得回阳的力量既峻猛又持久。服法与桂枝甘草汤一样，也是"顿服"，取快速回阳的意思。之所以不用甘草，是因为甘草甘缓，不利于急急回阳。全方体现了单捷小剂，药力精专，意在急救的特点。

【疑难解析】

安静——相对性阐述证候的特点：如果舍去了相对性的概念，单纯理解"安静"这一个词的话，应该是邪去病愈恬静安卧的状态，但是在这里却属于病态，原因就在于安静是相对烦躁而言的。从原文的描述来看，毫无疑问，"夜而"是相对"昼日"的，这属于发病时间上的相对；"安静"是相对"烦躁"的，这属于发病症状上的相对。这种相对性地描述，是仲师写作体例方面最大的特色之一，无论是症状还是脉象，几乎遍布整个六经病篇。阅读《伤寒论》必须理解与重视这一特点，否则很容易曲解原文。

2. 真武汤证

【原文】

太陽病，發汗，汗出不解，其人仍發熱，心下悸，頭眩，身瞤動，振振欲擗地者，真武湯主之。（82）

真武湯方

茯苓　芍藥　生薑（切）各三兩　白朮二兩　附子一枚（炮，去皮，破八片）

上五味，以水八升，煮取三升，去滓。溫服七合，日三服。

【释义】

本条论述肾阳虚水泛的证治。前面反复地讲过，发汗不得法会有两种结局，一是表邪不解，二是伤损阳气，本条所论述的是这两种结局同时存在。因为太阳与少阴互为表里，所以往往会伤及少阴心肾的阳气，肾主水液，肾阳虚损，气化失职，导致肾水泛滥。水气流动不居，上凌心位，则心下悸；上干清阳，则头目晕眩，严重的时候会站立不稳而出现振振欲擗地的状况。《素问·生气通天论》讲："阳气者，精则养神，柔则养筋。"阳虚不能温养肢体，水气浸渍肌肉，出现身体肌肉跳动。应该治以温肾阳利水气，方用真武汤。

本证与干姜附子汤证，同属于太阳误治波及少阴，体现了太阳与少阴互为表里的整体发病观。两证同为阳虚证，本证是阳虚水泛证，干姜附子汤证是阳虚烦躁证。还有一个关键的地方，就是干姜附子汤证不只是阳虚，而属于亡阳危重证，因此用的是生附子，而本方用的是炮附子。

本证与苓桂术甘汤证，同属于阳虚水气证。本证是肾阳虚，水气泛滥全身；苓桂术甘汤证是脾阳虚，水气停于中焦。因此本方用附子温阳，苓桂术甘汤用桂枝温阳。

【方解】

真武汤，原名叫做玄武汤，玄武是北方的水神，因此，玄武的本意就与水相关。方中用附子温壮肾阳以化气，白术燥湿健脾以制水，生姜佐附子温阳，于主水中有散水的意思；茯苓佐白术健脾，于制水中有利水的作用；芍药活血利水。全方体现了温阳利水的功能。

或然证加减：若咳者，是水寒犯肺，加干姜、细辛宣肺散寒，五味子收敛肺气，与小青龙汤的配伍相同；小便利者，是肾虚失于固摄，去淡渗的茯苓；下利甚者，是阴盛阳衰，去芍药的苦泄，加干姜以温中；呕者，是水寒犯胃，可加重生姜用量，以和胃降逆。

【疑难解析】

发热——以方测证的问题：《伤寒论》由于述证比较简单，有时候条文的注解很容易处于两难的境地，本条的"仍发热"就属于这种情况。关于发热的机理，历来注家意见不统一，有主张汗后亡阳，虚阳浮散的；有主张汗不得法，表证不罢的。从本证的发病过程来看，这两种说法都有一定的道理。这种时候方药往往可以提供比较合理的解释，按照仲师用药的规律，凡是治疗一般的阳虚证，就用炮附子；凡是治疗亡阳证，就用生附子。而真武汤中用的是炮附子，以此可以排除本证的发热，不是阴盛格阳的亡阳证，应该属于表热未罢。表兼里虚的要先治里后解表，所以直接用真武汤温补肾阳。

我们还可以与前面61条的干姜附子汤作一个比较，61条也有"身无大热"，无大热也是发热，但是61条的发热的确属于阴盛格阳，虚阳外越。因为不但伴随脉沉微，干姜附子汤用的是生附子。可知，以方测证不失为是研读分析《伤寒论》的一种比较好的方法。

87

（四）阴阳两虚证

1. 桂枝加附子汤证

【原文】

太陽病，發汗，遂漏不止，其人惡風，小便難，四肢微急，難以屈伸者，桂枝加附子湯主之。（20）

桂枝加附子湯方

桂枝三兩（去皮） 芍藥三兩 甘草三兩（炙） 生薑三兩（切） 大棗十二枚（擘） 附子一枚（炮，去皮，破八片）

上六味，以水七升，煮取三升，去滓，溫服一升。本云，桂枝湯今加附子。將息如前法。

【释义】

本条论述阳虚漏汗、津耗阴伤的证治。太阳病用发汗法，没有遵守当取遍身微似有汗者的要求，导致大汗出，于是伤阳耗津就在所难免了。卫阳虚衰不能固护肌表，则汗漏不止；不能温煦肌表，则恶风恶寒。阴津不足，则小便难；不能濡养筋脉，就四肢微急，难以屈伸。这属于阴阳两虚证，但是有标本先后，因阳虚而漏汗，因漏汗而伤津，阳虚为病本，阳生则阴长，所以尽管是阴阳两伤，而治疗的重点却是扶阳固表，方用桂枝加附子汤。

【方解】

本方是桂枝汤加炮附子，并重用甘草而组成的。方中附子、桂枝、生姜温阳固表，芍药、大枣、甘草补气养阴。另外，芍药的通络活血，大枣、甘草的甘缓挛急，对四肢微急难以屈伸也有较好的治疗作用。

本方从表面看是桂枝汤的加减方，其实，和桂枝加桂汤、小建中汤一样，方义和主治已经发生了根本性地变化，不能再从桂枝汤的角度看待问题了。正是因为如此，所以尽管是发汗引起的汗漏不止阴阳两伤，仍然可以用本身属于发汗剂的桂枝汤加减治疗。

另一方面，我们虽然根据条文的脉症将本方证归类于太阳病变证的阴阳两虚证当中，在临床的具体运用中，并不排除本方治疗太阳外感病，例如阳虚感冒，就可以用本方加减治疗。

【医案选录】

恶寒案

刘某，男，57 岁，初诊 1982 年 11 月 2 日。恶寒怕冷十多天，自认为是感冒，服大青叶片、犀羚解毒片等，不但无效，恶寒反而加重。现在是光恶寒不发热，伴随着头目不爽，无汗，周身酸楚不适。舌淡白，苔薄，脉稍弦浮。应该属于阳虚恶寒证，治以桂枝加附子汤：桂枝 10g，白芍 10g，生姜 5 片，大枣 5 枚，炙甘草 3g，炮附子 9g。3 剂，水煎，分早晚两次服，嘱服药后盖被子取微汗。

第二天来告，服一剂药恶寒就消失，其他症状也减轻了。嘱咐另外两剂药继续服下以善后。

按：本案虽然运用桂枝加附子汤，但是不属于阴阳两虚证，虽然无汗，因为不发热，所以也不属于太阳伤寒证。之所以运用桂枝加附子汤，是考虑恶寒兼头目不爽和周身酸楚，说明了有营卫不和的因素，是桂枝汤的适应证，再加上附子温阳，方机相应，所以一剂有效，三剂痊愈。

2. 桂枝加芍药生姜各一两人参三两新加汤证

【原文】

發汗後，身疼痛，脈沈遲者，桂枝加芍藥生薑各一兩人參三兩新加湯主之。(62)

桂枝加芍藥生薑各一兩人參三兩新加湯方

桂枝三兩（去皮） 芍藥四兩 甘草二兩（炙） 人參三兩 大棗十二枚（擘） 生薑四兩

上六味，以水一斗二升，煮取三升，去滓，溫服一升。本云，桂枝湯，今加芍藥、生薑、人參。

【释义】

本条论述汗后气营两伤身痛的证治。身疼痛是重点，脉沉迟是难点，同时也是辨证的要点。身疼痛，按照辨证的常法，属于太阳伤寒证的主症，但是本条的身疼痛见于发汗后，而且伴随的不是脉浮紧，而是脉沉迟，这就排除了表证身痛。应该是发汗太过，伤阳耗阴，阳虚筋脉失于温养，阴虚肌肉失于濡养，才导致了身体疼痛。脉沉，提示了里病；脉迟，又说明了里虚。所以本条的身疼痛属于不荣则痛的虚性痛证，用桂枝新加汤益阴养血止痛。

本证身痛的意义比较大，揭示了痛证辨证的变法思维，说明痛证，既有寒凝经脉、不通则痛的实性痛证；又有阴阳两虚、不荣则痛的虚性痛证，提示了临床辨证论治应该知常达变。

【方解】

本方可以简称为桂枝新加汤，是桂枝汤重用芍药、生姜，加人参而组成的。桂枝汤本身有大枣、甘草补益气血，这次又重用芍药，配伍人参，加大了补益气血、和营止痛的功能。重用生姜配伍桂枝，温补阳气，散寒止痛。全方体现了滋补气血，温通阳气，和营止痛的功能。

【疑难解析】

脉迟——脉象概念的特殊性问题：前面第 50 条"尺中迟"的主病机理，仲师已经明言"以荣气不足血少故也"。证明了《伤寒论》的迟脉，具有迟滞的意思，也就是说，包含了涩的含义，所以迟脉可以见于血虚证，这是仲师脉法的特殊性之一。由此看来，本条的脉"迟"，也不应该从"迟者为寒"理解。因为以方药推论，方中重点药物是芍药与人参，而这两味药又是滋补阴血的。身疼痛一证，虽然有伤阳虚寒的因素，但是按照仲师脉法的惯例，沉脉多表示阳虚（如"脉沉者，急温之"），这里迟脉当表示血虚。也就是说，脉象的一沉一迟，分别揭示阴阳两虚、不荣则痛的病机。

【医案选录】

产后身痛案

胡某某，28 岁，2011 年 3 月 5 日初诊。主诉：身体肌肉关节疼痛，伴恶风，多汗。患者生产满月后，按照当地的风俗习惯，喝黄酒发汗，汗出太多又洗澡受风，于是发生了本证。舌淡苔白，脉沉细。诊为产后失血，复感风邪，又加上汗多伤阴，属于血虚身痛，兼营卫不和，与桂枝新加汤：桂枝 10g，芍药 30g，生姜 3 片，大枣 5 枚，炙甘草 3g，人参 10g，羌活 10g。6 剂，水煎服。分早晚两次服。

3 月 12 日二诊，身痛明显减轻，自汗也减少了，告诉奶水不足。原方减去羌活，人参改为党参 30g，加炙黄芪 30g，路路通 15g。6 剂。服完奶水增多，身痛病愈。

3. 甘草干姜汤与芍药甘草汤证

【原文】

伤寒，脉浮，自汗出，小便数，心烦，微恶寒，脚挛急，反与桂枝欲攻其表，此误也。得之便厥，咽中乾，烦躁吐逆者，作甘草乾薑湯與之，以復其陽。若厥愈足温者，更作芍藥甘草湯與之，其脚即伸。若胃氣不和、讝語者，少與調胃承氣湯。若重發汗，復加燒針者，四逆湯主之。(29)

甘草乾姜湯方

甘草四兩（炙） 乾薑二兩

上二味，以水三升，煮取一升五合，去滓。分溫再服。

芍藥甘草湯方

芍藥 甘草（炙）各四兩

上二味，以水三升，煮取一升五合，去滓，分溫再服。

調胃承氣湯方（見陽明病篇）

四逆湯方（見少陰病篇）

【释义】

本条论述表兼里虚误汗的变证以及救治的方法。脉浮，自汗出，微恶寒，是表虚。小便数，是阳虚失于固摄；脚挛急，是阴虚失于濡养；心烦，又是正虚不耐邪扰。可知后面这三个症，是里虚。应该属于虚人外感，治疗应当扶正解表。现在出问题了，医生只着眼于表虚，而忽视了里虚，贸然用桂枝汤发汗，这明显犯了虚虚之戒，必然引起一系列的变证。

首先是进一步伤阳，阳虚失于温煦，就手足厥逆；胃寒气逆不降，就会吐逆。其次是进一步伤阴，阴虚失于濡润，发生咽中干；血虚心神失养，必然烦躁。这是阴阳两虚的变证，按照标本缓急和阳生则阴长的理论，应当先救阳。所以先用甘草干姜汤以回复阳气，待到厥愈足温之后，再与芍药甘草汤益阴养血，通络缓急，治疗脚挛急。

仲师在后面又假设了两种变证：一是胃气不和，本来就阴虚，发汗进一步伤阴，导致胃肠化燥化热，热扰心神而发谵语，这时可以少少的给予调胃承气汤，泻胃热，止谵语。二是少阴寒化，本来就阳虚，发汗进一步伤阳，容易形成阳虚寒化证，应当急与四逆汤回阳救逆。

【方解】

（1）甘草干姜汤：本方属于对药配伍，干姜温阳，甘草补中，二药合用，辛甘化阳，使得阳回厥愈。

（2）芍药甘草汤：本方也属于对药配伍，芍药益阴通络，甘草补中缓急，二药合用，标本兼治，补阴血，通脉络，缓挛急，是治疗筋脉肌肉抽搐挛急的名方。

【疑难解析】

（1）攻——名词术语的特殊性问题 桂枝汤本来是发汗的缓剂，有仲师的原话为证，387条讲得十分明确："宜桂枝汤小和之。""小和之"，一个"小"字，一个"和"字，足以证明仲师对桂枝汤的认识。还有一个问题，就是发汗的峻剂麻黄汤、青龙汤，仲师并没有讲"攻"字，而桂枝汤为什么言"攻"呢？仔细研究其中的道理，本条言"攻"的意思，着眼点不在桂枝汤的方药上，而是在桂枝汤的治疗上。其实，仲师在此用"攻"字提示我们：尽管桂枝汤属于发汗缓剂，但是运用不当的话，比如对于虚证说来，却会起到与攻剂相同后果，就是伤阳伤阴。

这就是《伤寒论》名词术语的特殊性，必须将这种特殊性的名词放在本条的语言环境中进行分析。若是抛开这种语言环境而单独理解"攻"字含义的话，与桂枝汤的功用必然是相互矛盾的。关键还在于，模糊了方药、病证与体质之间的辩证关系。六经辨证最大的特色就是它的整体系统性，也就是病脉证治、理法方药、煎服禁忌，一线相贯。仲师从来都不是孤立地处方用

91

药，因此学习《伤寒论》可以避免那种见方见药而不见病不见人的时弊。

（2）芍药甘草汤——传统观点的局限性：本方是治疗筋脉肌肉挛急证最有效的方子，为后世医家所常用和推崇。关于本方的配伍理论，最传统的说法就是酸甘化阴，这种说法将本方视为一张单纯的补阴液、滋筋脉的方剂，存在思维的误区。但是因为已经上升到"传统"的地步，强大的惯性思维使得很难扭转这种观点。下面分析论证两个问题：其一，芍药味是苦的而不是酸的，功能是泄的而不是收的。关于这个问题，前面的桂枝汤已经做过详细地分析。《本草经》讲的"芍药味苦平"，就证明了汉代对芍药气味功能的说法与现在一般性地认识是有所区别的。仲师在经方中对芍药的配伍运用也证明了这个问题，如大柴胡汤、四逆散、黄芩汤、桂枝加芍药汤、桂枝加大黄汤等方，都是取芍药的味苦通泄，以活血通络，破滞疏达。现代对芍药的认识，过分强调了其滋阴养血的一面，而忽视或者干脆否定其苦泄破滞的一面。无论是《本草经》，还是《伤寒论》，芍药都是苦泄的。

其二，按照传统说法，芍药是酸的，甘草是甘的，加上原文的"脚挛急"基本都注解为阴虚筋脉失养，此方的配伍机理自然是酸甘化阴了。将此方仅仅归结于"化阴"两个字，又是一种误区。其实，芍药甘草汤是一个标本同治、补泻兼施的方子。此方对筋脉肌肉挛急的针对性很强，而且取效比较快。最根本的原因，不在"化阴"的补益上，其关键应该是通络和缓急。芍药味苦，善于活血通络；甘草味甘，善于缓急。通络与缓急，都会直接作用于挛急的筋脉，虽然属于治标，但其作用不可低估。我们可以换位思考一下：如果仅仅强调酸甘化阴，那么将芍药换成乌梅、山萸肉、桑椹子这样的真正的酸味滋阴药，让它们与甘草配伍，这倒是纯正的、毫无疑义的酸甘化阴，试问：临床上治疗筋脉挛急有效吗！可见，用酸甘化阴注释芍药甘草汤，理论上解释不通，临床上也不支持。可是大家为什么一定要这样认识呢？显然是受芍药酸敛传统观点的影响，不打破这种传统观点的局限性，是不可能对芍药甘草汤有一个正确的认识。

【医案选录】

脚挛急案

高某某，女，60岁，大学教师，2001年10月9日初诊。平时患有慢性肾炎，一直服用一老中医的方子治疗。近期上课站立比较多，除了疲乏外，几乎每天夜里脚挛急（腓肠肌痉挛），或者左腿，或者右腿，甚至两只腿。白天上课站在讲台上两条腿不但强痛，甚至有时站立不稳。舌淡胖，苔白薄腻。老中医用原来的方子加鸡鸣散治疗无效，我改为加芍药甘草汤，炒白芍用到30g，炙甘草用到15g，考虑湿气重，再加木瓜30g。服第一剂当晚脚挛急就停止了，连续服用三剂脚挛急就没有再发作。

4. 芍药甘草附子汤证

【原文】

發汗，病不解，反惡寒者，虛故也，芍藥甘草附子湯主之。(68)

芍藥甘草附子湯方

芍藥　甘草（炙）　各三兩　附子一枚（炮，去皮，破八片）

上三味，以水五升，煮取一升五合，去滓，分溫三服。疑非仲景方。

【释义】

本条论述汗后阴阳两虚恶寒的证治。太阳病发汗，按照正常的情况应当表解而恶寒自罢。但是发汗后还是"恶寒"，这就不正常了，所以叫做"反恶寒"。这种发汗后的恶寒，就像桂枝新加汤证发汗后的身疼痛一样，应该属于虚证，而且是阳虚，所以原文特意提醒"虚故也"。阳虚是肯定的，可是以方测证，应该还有阴虚，属于阴阳两虚证。虽然阳虚但是没有到了厥逆的地步，可以不分先后阴阳同治，用芍药甘草附子汤扶阳益阴。

【方解】

本方可以看作芍药甘草汤加附子，芍药益阴养血，甘草甘温补中，炮附子温阳祛寒，达到阴阳双补的功效。

5. 茯苓四逆汤证

【原文】

發汗，若下之，病仍不解，煩躁者，茯苓四逆湯主之。(69)

茯苓四逆湯方

茯苓四兩　人參一兩　附子一枚（生用，去皮，破八片）　甘草二兩（炙）　乾薑一兩半

上五味，以水五升，煮取三升，去滓，溫服七合，日二服。

【释义】

本条论述阴阳两虚烦躁的证治。误汗容易损伤阳气，误下又会耗伤阴液，于是导致太阳转属少阴的阴阳两虚证。少阴为水火之脏，阴阳俱虚又可致使阴阳不交，水火不济，虚阳躁动，心神失主，烦躁在所难免。当用茯苓四逆汤回阳益阴，宁心安神。

本条叙症过于简单，临床上仅仅根据烦躁这一个症状，是很难诊断其为阴阳两虚的。以方测证的话，应当兼有脉微、厥逆、恶寒、蜷卧等少阴寒化证。

同样属于少阴病，同样以烦躁作为主症，本证阴阳两虚的烦躁，与干姜附子汤证单纯阳虚的烦躁是有所区别的。本证的烦躁是昼夜俱烦躁，而阳虚

93

烦躁多是昼日烦躁，夜而安静。

【方解】

本方属于四逆汤类方，也可以看作四逆汤的加减方。附子、干姜、甘草是四逆汤，回阳救逆；重用茯苓，宁心安神；加人参大补元气，养阴安神。全方回阳益阴，宁心安神。

因为主症是烦躁，所以方名叫茯苓；因为病本是少阴，所以方名叫四逆。

6. 炙甘草汤证

【原文】

伤寒，脉结代，心动悸，炙甘草汤主之。（177）

炙甘草汤方

甘草四两（炙） 生薑三两（切） 人参二两 生地黄一斤 桂枝三两（去皮） 阿膠二两 麥門冬半升（去心） 麻仁半升 大棗三十枚（擘）

上九味，以清酒七升，水八升，先煮八味，取三升，去滓，内膠烊消盡，温服一升，日三服。一名復脉汤。

【释义】

本条论述心阴阳两虚心悸脉结代的证治。本证的发生应该具有体质因素，邪之所凑，其气必虚，素体心阴阳不足，外邪直入心脏，内外合邪，导致了心阴阳气血俱虚。阴血虚衰，心失所养，所以心悸动不安；阳气不足，鼓动无力，脉行滞涩，可见脉结代。治疗应该益气养血，通阳复脉，方用炙甘草汤。

本证与桂枝甘草汤证相比较，桂枝甘草汤证比较轻，单纯的心阳虚，虽然心悸但是脉律规整；本证比较重，不但心阳虚，心阴也不足；不仅心动悸，而且脉结代。

【方解】

本方是由三部分药组成，分别以炙甘草、生地、桂枝牵头。炙甘草为主药，大补中州，以资化源；生地用量重，配伍麦冬、阿胶、麻仁、人参、大枣，滋阴养血；桂枝配伍生姜，温通心阳。最为奇妙的是，本方用清酒煎药，意在取清酒的温通之性，有利于畅利血络，通阳复脉。

【医案选录】

早搏案

赵某，男，38岁，职工。1982年11月30日初诊。主诉：胸闷、心前区隐痛，伴眩晕、心慌10余天。本月17日突发眩晕，心中嘈杂烦乱，难以支撑。送医院诊为"冠心病"，经数日治疗效果不好，来中医院诊治。平素失眠多梦，易怒，常有心脏停跳感。舌淡红，苔薄白，脉细弦涩结。查心电图示：偶见室性早搏。诊为胸阳不振，气滞血瘀。处以栝楼薤白半夏汤加味：栝楼 20g，薤白 9g，半夏 9g，当归 12g，赤芍 10g，桂枝 9g，炙甘草 3g。三剂，水煎，分早晚二次服。

历经 4 诊，服上方 12 帖，疗效欠佳，胸闷加重，而且心中有空虚悸动感，脉细弦涩结。根据脉象应该是心阴阳两虚，改用炙甘草汤：炙甘草 30g，生地 20g，阿胶 10g（烊），麦冬 12g，麻子仁 15g，党参 15g，大枣 10枚，桂枝 12g，生姜 5 片。3 剂，用白酒 2 两，待药煎至过半，加入同煎，分早晚二次服。

12 月 13 日五诊：服上方一帖，胸闷减轻，夜能安寐。服 3 剂后，空虚悸动感消失。效不更方，继服 3 剂。

12 月 16 日六诊：胸闷眩晕明显减轻，心脏无停跳感，心电图复查正常。有些乏力，前额胀牵连眼睑，多梦。原方加黄芪 30g，续服 3 剂，以巩固疗效。

按：只要是冠心病，就和中医的胸痹划等号，就要活血化瘀，受这种惯性辨治思维的局限，几乎成为千篇一律的治法，本案也是如此。当这种常规治法没有效验的时候才醒悟是误辨误治。根据空虚悸动和脉细弦涩结，才发现应该属于心阴阳两虚的炙甘草汤证，结果十余剂就取得了理想的疗效，说明了打破惯性和线性辨治思维，而学会知常达变是多么重要。

【原文】

脈按之來緩，時一止復來者，名曰結。又脈來動而中止，更來小數，中有還者反動，名曰結，陰也；脈來動而中止，不能自還，因而復動者，名曰代，陰也。得此脈者，必難治。（178）

【释义】

本条是承接上条，解释结、代脉的具体情况。结脉与代脉，同中有异，相同的是脉搏均有歇止，但细分还是有区别的。结脉有两种情况：一者脉搏跳动迟缓，时而偶有中止，中止时间暂短，脉搏马上复来。一者脉搏跳动忽而歇止，中止之后，续来的脉搏，稍微急促，也就是"更来小数"。虽然跳动有歇止，但从至数上讲，由于"更来小数"的缘故，则歇止的脉搏得到补足，这就叫做"中有还者反动"。

代脉也是脉搏跳有歇止，但歇止之后，不像结脉那样，马上复来，或者更来小数，而是中间空缺一至，这就叫做"不能自还"。

结代二脉的出现，多因为正气虚，所以叫做"阴脉"。只是代脉更为严重，所以说"得此脉者必难治"。

（五）热证

热证，主要讲的是里热证。外感伤寒化热，或者太阳表热因为失治误治，内陷于里从而形成里热证。里热证根据热陷的部位不同，又可以出现多种情况，如热陷胸膈的栀子豉汤证、热陷于肺脏的麻杏甘石汤证、热陷于阳明的白虎汤证和承气汤证、热陷于胆腑的黄芩汤证、热陷于大肠的葛根芩连汤证及热入血室证等等。

1. 栀子豉汤证

【原文】

發汗後，水藥不得入口爲逆，若更發汗，必吐下不止。發汗吐下後，虛煩不得眠，若劇者，必反復顛倒，心中懊憹，栀子豉湯主之。若少氣者，栀子甘草豉湯主之。若嘔者，栀子生薑豉湯主之。（76）

栀子豉湯方

栀子十四箇（擘）　香豉四合（綿裹）

上二味，以水四升，先煮栀子，得二升半，內豉，煮取一升半，去滓，分爲二服，溫進一服。得吐者，止後服。

栀子甘草豉湯方

栀子十四箇（擘）　甘草二兩（炙）　香豉四合（綿裹）

上三味，以水四升，先煮栀子、甘草取二升半，內豉，煮取一升半，去滓，分二服，溫進一服。得吐者，止後服。

栀子生薑豉湯方

栀子十四箇（擘）　生薑五兩（切）　香豉四合（綿裹）

上三味，以水四升，先煮栀子、生薑，取二升半，內豉，煮取一升半，去滓，分二服，溫進一服。得吐者，止後服。

發汗若下之，而煩熱，胸中窒者，栀子豉湯主之。（77）

傷寒五六日，大下之後，身熱不去，心中結痛者，未欲解也，栀子豉湯主之。（78）

【释义】

以上三条主要论述栀子豉汤证的病因病机、主症、治法及方药。本证又叫做虚烦证，多由汗吐下误治，表热内陷于胸膈所导致。热邪扰乱心神，轻的时候，心烦不得眠；重的时候，在床上反复颠倒，心中懊憹难忍。既然是无形之热郁滞于胸膈，治疗应当清宣郁热，方用栀子豉汤。

栀子豉汤治疗虚烦证，应该根据不同的兼证适当地加减。例如病人自觉气息微弱不足的，这是吐下耗气导致的气虚，加炙甘草补益中气，名叫栀子甘草豉汤。若是兼呕的，是胸膈之热波及了中脘，导致胃气上逆，加生姜以降逆和胃，名叫栀子生姜豉汤。

如果汗下之后，不仅心烦，而有胸中窒塞感，或者有心中结痛的，这是胸膈气机郁滞下连心中（胃脘）的缘故。尽管痛在心中，但主要病机仍然是热郁胸膈，所以仍然可以用栀子豉汤治之。

【方解】

栀子豉汤属于相反相成的对药组成，栀子苦寒，清热除烦，善于下行；豆豉辛凉，气味轻浮，长于宣透。两味药一升一降，一清一宣，上下分消，是治疗热郁胸膈心烦的良方。

【疑难解析】

（1）虚——名词术语的相对性问题：本条的"虚"字，与前面21条的"攻"字一样，也是具有相对性的特点。《内经》讲"精气夺则虚"，这是"虚"字的本来意思。从这点看，本条的虚烦应该是因虚而烦，但是栀子豉汤却不是补虚的方子，这就证明了本证的烦，虽然叫做"虚烦"，却与"虚"根本没有什么关系。所以本条的"虚"，不属于真正的虚，具有相对的意义。"虚"的本义，应该是邪气无形的意思，是相对有形实热而言的，例如后面的痰热结胸证与阳明胃家实，它们的烦就不叫做"虚烦"。总而言之，在仲师看来，无形的邪气可以叫做"虚"，有形的邪气可以叫做"实"，这就是名词术语的相对性，所以当原文中有"虚"字的时候，我们应该具体脉症作具体的分析。

（2）得吐者止后服——顺文释义的问题：本方的方后注有"得吐者止后服"的医嘱，有的注家可能受汗法和下法的影响，例如桂枝汤方后注就说"若一服汗出病差，停后服"，小承气汤方后注也说"若更衣者，勿服之"。于是就习惯性地顺文释义，将栀子豉汤视为涌吐之剂，当然也引起了其他注家的异议。问题就出在读书缺乏具体问题具体分析，因为虚烦证本来就病在高位，胸膈牵连胃脘的气机不畅，有的会有泛泛欲吐的感觉。另外，方中的豆豉气腐性浮，所以服汤后，有乘势上涌作呕的可能。一旦呕吐了，胸中的郁热外越，虚烦也会停止的。但是这仅仅属于特殊情况，大多是服后并不呕吐而病愈的。因此，后世注家据"得吐者止后服"这句话，认为本方属于吐剂，是顺文释义缺乏分析造成的误解。仲师的语言虽然古朴简捷，涵义却十分的深奥，仅仅靠顺文释义是读不通《伤寒论》的，本文就是例证。

【原文】

伤寒下后，心烦腹满，卧起不安者，栀子厚朴汤主之。（79）

栀子厚朴汤方

97

栀子十四箇（擘）　厚朴四兩（炙，去皮）　枳實四枚（水浸，炙令黄）

上三味，以水三升半，煮取一升半，去滓，分二服，溫進一服。得吐者，止後服。

【释义】

本条补充论述热郁胸膈波及中焦的证治。腹满是重点，说明气机壅滞已经波及了中焦。78条的心中结痛是病邪涉及中上焦，离胸膈较近，所以仍然服用栀子豉汤；本条的腹满说明病邪涉及中下焦。虽然仍以热郁胸膈为主，但是单纯的栀子豉汤显然解决不了腹满的问题，于是用栀子厚朴汤以清热除烦，行气除满。

【方解】

本方属于栀子豉汤的类方，是由栀子豉汤去豆豉加厚朴、枳实组成的。栀子清热除烦；厚朴、枳实行气消满。因为本证邪气已经深入中腹，不宜用豆豉的宣透，因此去之。

【原文】

傷寒，醫以丸藥大下之，身熱不去，微煩者，栀子乾薑湯主之。（80）

栀子乾姜湯方

栀子十四箇（擘）　乾薑二兩

上二味，以水三升半，煮取一升半，去滓，分二服，溫進一服。得吐者，止後服。

【释义】

本条补充论述热郁胸膈兼中焦虚寒的证治。身热不去而微烦，是热陷胸膈外连于表，属于栀子豉汤证。但是以方测证的话，从本方用干姜来推测，应该兼有中焦虚寒症，如腹痛、便溏等。热在上，寒在下，属于上热下寒证。用栀子干姜汤清上温下。

【方解】

本方是《伤寒论》第一张寒热并用的方剂，可以看作相反相成的对药配伍。栀子苦寒，清上热以除烦；干姜辛热，温中焦以散寒。

【疑难解析】

豆豉——质疑精神的问题：本方没有用豆豉，有些不合乎道理。若是考虑中焦虚寒的问题，豆豉仅仅是辛凉的，连栀子的苦寒都可以用，为什么不能用豆豉？何况，还有"身热不去"，正好适宜豆豉辛凉透热解表。质疑，是研读《伤寒论》最为基本的治学态度和精神，不是要挑仲师的毛病，而是为了"求实"两个字。

【原文】

凡用栀子汤，病人舊微溏者，不可與服之。(81)

【释义】

本条论述栀子豉汤的治禁。"旧微溏"，讲的是体质和宿病的问题，多属于素体中下焦虚寒。栀子苦寒，豆豉辛凉，很容易损伤阳气的，所以应当慎用。如果患者虚烦非得用栀子不可的话，可以参考栀子干姜汤寒热并用。

2. 麻黄杏仁甘草石膏汤证

【原文】

發汗後，不可更行桂枝湯，汗出而喘，無大熱者，可與麻黄杏仁甘草石膏湯。(63)

麻黄杏仁甘草石膏湯方

麻黄四兩（去節） 杏仁五十箇（去皮尖） 甘草二兩（炙） 石膏半斤（碎，綿裹）

上四味，以水七升，煮麻黄減二升，去上沫，內諸藥，煮取二升，去滓，溫服一升。本云黄耳杯

下後，不可更行桂枝湯，若汗出而喘，無大熱者，可與麻黄杏子甘草石膏湯。(162)

【释义】

以上两段条文论述邪热壅肺作喘的证治。从"不可更行桂枝汤"一句推知，无论是发汗还是下法，在这之前应该是太阳病。发汗或者下之后，导致表热内陷于肺，肺热壅盛于里。热邪迫肺，肺气不利，逆而作喘。肺热蒸腾，迫津外泄，所以汗出。肺热外蒸，皮肤虽然"无大热"，但胸腹部必然灼热烫手，反映里热壅盛的本质。治以麻黄杏仁甘草石膏汤清宣肺热，下气平喘。

本证是热汗蒸蒸，与桂枝汤证的自汗不能等同地看待。喘促是主症，以张口抬肩，鼻翼煽动为特征。并兼口渴尿赤，舌红苔黄，脉象滑数等里热脉症。

【方解】

本方是治疗外感肺热咳喘的名方，以麻黄为核心，组成了两个药对子，麻黄配伍石膏，药性一寒一热，是相反的；药味属于辛味，是相同的，两药相配，善于清宣肺热。麻黄配伍杏仁，一宣一降，相反相成，调节肺气，止咳平喘。甘草调和诸药。诸药合用，体现清热、宣肺、平喘三种功效。

本方与麻黄汤、小青龙汤及桂枝加厚朴杏子汤都是可以治喘的，麻黄汤、小青龙汤与桂枝加厚朴杏子汤证，以表为主，喘属于兼症。本方证属于里证，以喘为主。

99

【疑难解析】

无大热——线性思维的问题：本证的无大热与桂枝汤证的"翕翕发热"很是近似，而且都伴有汗出，这就有了鉴别的必要。"不可更行桂枝汤"一句，就提示了这个意思，意在阐明我们临床辨证要善于透过现象看到本质。其实，本证虽然发热，但是不恶寒；肌表的热度虽然不大，但是胸腹会灼热烫手；何况还具有张口抬肩的喘促，这显然与桂枝汤证是不同的。

明明是大热证，否则不可能用半斤石膏，可是仲师偏偏讲"无大热"，这倒是值得我们研究的问题。尤其在麻杏甘石汤所治的这样的大热证中专门讲"无大热"，肯定具有深意的。其一，大热证不可怕，可怕的是大热内结、内陷，这种时候最容易导致热陷心包的神昏谵语，或者热动肝风的痉挛抽搐，这属于热病的危重证，是极其危险的。其二，热邪内结，阳不外达，最容易导致阳盛格阴于外，从而出现四肢厥逆的真热假寒证，直接加大了临床辨证的难度，一旦误诊，后果十分地严重。可见，仲师专门提及"无大热"，除了与表热的鉴别外，最重要的恐怕还在于后者。为什么这样说呢？因为仲师不只是在本证中提出无大热的问题，后面的大热证，如白虎加人参汤证、大陷胸汤证、承气汤证，在这些大热证中，无一例外地都提出了无大热或者微热，其旨意和用心已经非常的清楚了。可惜我们总是习惯于用常法思维，甚至是线性思维考虑问题。有人就竭尽全力的论证无大热的"无"字，属于发语词，没有实际意义，从而认定"无大热"就是"大热"。总是认为大热证就应该有大热，结果仲师真正的本意往往读不出来。

【医案选录】

小儿咳喘案

我的学生收治了一名小儿肺炎的患者，男孩，5岁。前几天感冒发烧，伴随咳嗽，轻微喘促，诊为肺炎，住院治疗。开始只用西药，效果不太理想，就加服麻杏甘石汤。治疗几天后，发现一个规律，麻杏甘石汤疗效很好，服用后就发热退，咳喘止，一停药就复发，如此反复好几次，于是电话求助，当时告诉他原方不动，如果小孩子大便正常加3g大黄，大便秘结加6g大黄。结果加6g大黄，大便通畅了，发热和咳喘再没有复发。

按：肺热咳喘的辨证没有错，麻杏甘石汤的处方也没有错，之所以病情发生反复，缠绵难愈，关键问题就是缺乏运用变法辨证思维考虑问题。服用麻杏甘石汤就热退喘止，停服就复发，说明患者体内存在着伏邪。肺与大肠相表里，因此首先考虑的就是大肠有伏热，肺热刚刚宣散，肠热不得上蒸，于是病情就不停地反复。不是说只要见到肺病就必须治疗大肠，而是说当专治肺病疗效不好出现反复的时候，我们辨证的视野要宽泛，辨证的思维要灵活，要想到肺与大肠相表里的整体观念，这样才能做到知常达变。

3. 白虎汤与白虎加人参汤证

【原文】

伤寒，脉浮滑，此以表有热，裹有寒，白虎汤主之。(176)

白虎汤方

知母六两　石膏一斤（碎）　甘草二两（炙）　粳米六合

上四味，以水一斗，煮米熟汤成，去滓。温服一升，日三服。

臣億等谨按：前篇云，热结在裹，表裹俱热者，白虎汤主之。又云，其表不解，不可與白虎汤。此云脉浮滑，表有热裹有寒者，必表裹字差矣。又陽明一證云，脉浮遲，表热裹寒，四逆汤主之。又少陰一證云，裹寒外热，通脉四逆汤主之。以此表裹自差明矣。《千金翼》云白通汤，非也。

【释义】

本条论述气分热证的证治。写作的体例是以脉代证，"里有寒"应该属于"里有热"的错简。脉浮，主阳浮，是阳热浮盛于外的反映；脉滑，主热实，是实热壅盛于里的反映。表里俱热，因此说"此以表有热，里有热"。以脉测症，或者以方测症，应当伴有壮热、汗出、不恶寒、反恶热、尿赤口渴、舌红苔黄等症。治以白虎汤清透热邪。

《素问·水热穴论》说："人伤于寒，传而为热。"由寒传而为热，是有一个渐进的过程的，《伤寒论》通过方治真实地反映了这个完整的过程：麻黄汤－大青龙汤－麻杏甘石汤－白虎汤，仅就石膏一味药的变化就足以说明问题：麻黄汤证，是太阳伤寒证寒还没有变热，所以不用石膏；大青龙汤证，是伤寒还在已经开始变热，所以加石膏，仅仅如鸡子大；麻杏甘石汤证，是伤寒完全变热，所以石膏用半斤；白虎汤证，不但是伤寒完全变热，而且热邪更盛，所以石膏用一斤。显然，这个"传而为热"的过程，是动态的，是要"随证治之"的，由此显示了六经辨证的恒动辨证思维。

【方解】

白虎汤为清热名方，方中石膏辛寒量大，清透气热；知母苦寒滑润，泻火滋阴。两药合用，清透并举，同时还具有滋液润燥的功能，阳明气化主热主燥，所以是治疗阳明病的要药。甘草、粳米益气和中，使泻火而不伤脾胃。

【疑难解析】

里有寒——破除迷信的问题：实事求是地讲，宋本《伤寒论》错简的地方是不少的，这很正常。《伤寒论》本来就是简书，又经过战乱的散落流失，历代在传抄的过程中不可能不出错。也就是说，有错是正常的，完美无缺才

101

不正常。本条的"里有寒"就是很典型的例子。因为仲师是医圣，医圣自然是不能犯错的，所以有的注家就曲为解释，如王三阳认为寒当作"邪"字解，"邪"自然指的是热邪。可是仲师为什么不直接写"邪"字，或者直接写"热"字呢？何况"寒"做"邪"字解，也需要有旁证。《玉函经》改白虎汤为白通汤，虽然对表热里寒是讲得通的，但是白通汤证脉能浮滑吗？方治与脉象又是矛盾的。林亿等认为应是里有热表有寒，表里二字颠倒了，从后面白虎汤证的恶风、背寒及厥逆来看，林亿的说法是有道理的。其实，直接说这是古代文字传抄错讹，将"里有热"错抄成"里有寒"了，更为可信。之所以注家有如此的纠结和曲解，关键是不敢质疑《伤寒论》，即使有错也是王叔和整理的错，绝对不能是张仲景的错。难道仲师写书就不能有笔下误了？又一次证明，破除迷信对于治伤寒学来说是多么的重要。

【医案选录】

口腔溃疡案

王某某，女，56岁。初诊2012年4月21日。自更年期起，病发口腔溃疡，数年来起起伏伏反复发作，近来发作频繁，口腔内黏膜和舌头上，大如豆粒、小如米粒的溃疡数个，伴口臭牙痛，急躁易怒，舌尖红苔薄黄，脉弦细尺部弱，尿赤，大便稍干。诊为肝胃火上炎，用白虎汤加味：生石膏30g，知母10g，生甘草15g，丹皮10g，炒栀子10g，大黄6g，煅龙牡各30g，生黄芪30g，黄连10g，细辛3g，竹叶10g。六剂，水煎服。

4月27日二诊，口腔溃疡疼痛和牙痛都有所减轻，未发生新的溃疡，大便通畅。原方六剂。

5月4日三诊，溃疡消退，牙痛也痊愈。继续服六剂巩固疗效。考虑是反复发作的慢性病，再用原方做丸药治疗一疗程（两个月），以防止复发。

按：本案说明白虎汤是治疗口腔溃疡的良方，口腔溃疡既不会"无大热"，更不会大热，这说明临床如果按照所谓的"四大证"运用白虎汤，白虎汤就成了英雄无用武之地了。口腔溃疡，病机分别有胃火，心火，肝火，肾火的上炎，本案患者伴有口臭牙痛、大便秘结，显然有胃火上炎的成分，自然属于白虎汤的适应证。打破"四大证"的线性思维，是临床上灵活运用白虎汤的前提。

【原文】

服桂枝汤，大汗出后，大烦渴不解，脉洪大者，白虎加人参汤主之。(26)

白虎加人参汤方

知母六两　石膏一斤（碎，绵裹）　甘草二两（炙）　粳米六合　人参

三两

上五味，以水一斗，煮米熟汤成，去滓，温服一升，日三服。

【释义】

本条论述里热炽盛灼伤气阴的证治。大渴，是本证的重点。服桂枝汤，导致大汗出，或者是亡阳亡阴，或者是助热化燥，本条就是邪入阳明，热邪内炽，气液两伤。大烦，是阳明热邪循经上扰心神。脉洪大，表示里热炽盛，气血弛张。大渴，具体说来，是口渴重，喜冷饮，苔黄燥，这是热灼气阴，津气两伤，也是加人参的依据。以方测症，当伴有壮热、尿赤、汗出、舌红、苔黄等。

本条应该与25条"服桂枝汤，大汗出，脉洪大者，与桂枝汤，如前法"前后相互参照。两条病因相同，脉象也类同，但是方治不同，之所以会这样，原因是病机不同。25条为大汗表邪未解，阳气更浮，营阴更弱，脉也因阳气外浮，由浮缓变为洪大（来盛去衰），但是不具备烦渴等热症，所以仍然可以与桂枝汤。本条是脉象洪大有力，拍拍而来，又有大烦渴，为热入阳明，必须用白虎加人参汤清热益气生津。

【方解】

白虎汤清透热邪，加人参益气生津。

【疑难解析】

四大症——辨证思维教条化的问题：所谓的白虎四大症，是大热、大渴、大汗出、脉洪大。对白虎汤证这个临床主症的归纳总结，被医家广泛地接受，甚至上了统编教材。但是也带来了一个问题，由于反复强调白虎四大症，产生了辨证思维的误区，认为白虎汤证就是这四大症而没有其他，甚至离开了四大症就不会用白虎汤了。伤寒注家研究《伤寒论》，总结出很多概念性的说法，对于后世治伤寒学带来很大的促进作用。但是也不可否定，有些说法也带来了困惑，甚至是反作用。例如循经传、三纲鼎立、经证腑证等等。白虎四大症的提法也存在类似的问题，主要的危害是将白虎汤证的辨证教条化，而且也脱离临床实际。如用白虎汤治疗的糖尿病、妇科病、皮肤病、眼科病，包括口腔溃疡、牙龈肿痛等等，临床上基本见不到四大症的，但是确实属于白虎汤证。把白虎汤与四大证相应，就是所谓的方证相应，这无疑是将《伤寒论》的六经辨证教条化、庸俗化，是与仲师活泼的辨证思维背道而驰的。

4. 调胃承气汤证

【原文】

太阳病未解，脉阴阳俱停，必先振慄汗出而解。但阳脉微者，先汗出而

解；但陰脈微者，下之而解。若欲下之，宜調胃承氣湯。（94）

【释义】

本条论述太阳病邪气郁遏求伸的两种机转。既然是太阳病未解，脉象应该是阴阳俱浮的。可是现在的脉象寸关尺三部反而隐伏难寻，显然是脉病相逆。追究其原因，应该属于邪气郁遏，经脉闭阻，抑而难伸。在这种情况下，正气要驱邪外出，就必须先蓄积力量，郁极而外发。而且在外发的时候，往往先出现发热战栗，随之汗出而解的战汗现象。此时若用药物帮助的话，祛邪的速度会加快些。可以根据寸脉与尺脉的表现，来确定祛邪的途径和方法。若是寸脉微微而动，寸脉主表，说明表邪郁闭有向表求伸的征兆，应当因势利导，"先汗出而解"。若是尺脉微微而动，尺脉主里，说明里邪郁闭有在里求伸的征兆，应该"下之而解"。如果是下之，用调胃承气汤比较适宜。

【方解】

（见阳明病篇）

【疑难解析】

（1）脉停——述脉的相对性问题：有一点可以肯定，脉搏真的停止了，人也就死了，哪来的"振栗汗出而解"？何况本条是太阳病未解，在这种情况下，脉象是不可能"停"的。显然，本条的"脉停"，就像第4条的"脉静者"一样，只是相对下面的"阳脉微"和"阴脉微"而言的，又属于仲师述脉的相对性。总而言之，无论是脉静，还是脉停，都不可以从实处来理解。

（2）脉微——述脉的特殊性问题：《伤寒论》的"微脉"比较复杂，除了极沉极软，若有若无，主病阳虚的基本意义外，还有几种特殊的涵义及运用，举例如下：

其一，脉气深伏的意思。如后面就要讨论的太阳蓄血证的"脉微而沉"，蓄血证是热与血搏结的实证，不可能出现主阳气大虚的微脉，所以，蓄血证的脉"微"，意思指脉气沉伏难寻，与后世的伏脉一样。以此来说明，热血互结下焦，气血郁遏闭阻的病机。

其二，微微稍微的意思。如太阳病轻证的"脉微缓"与瓜蒂散证的"寸脉微浮"，这里的"微"，虽然冠以"脉"，但却不是脉象，属于修饰词，意思是微微、稍微，用来修饰脉"缓"与"浮"的。分别说明脉由浮紧而微微地呈现或缓或弱的现象，用脉象的这种动态的变化表示表邪的衰退；瓜蒂散证是寸脉微微浮起的意思，寸部主上焦，用来表示痰郁胸阳的病机。

其三，微微而动的意思。上面的第一种情况尽管描述得非常特殊，但终究还属于脉象。第二种情况就更为特殊了，冠称的虽然是脉，却根本不是脉象。而本条的"但阳脉微"与"但阴脉微"，又别有新意。是与"脉阴阳俱停"相对而言的，具有相对的意义。"微"，是脉气微微而动的意思。脉搏由停伏的状态出现微微而动的征兆，说明郁闭的邪气有欲从里外达的机转。从本条的脉微，又一次证明仲师脉法的阐述和运用是非常灵活的。

【原文】

伤寒十三日，過經讝語者，以有熱也，當以湯下之。若小便利者，大便當鞕，而反下利，脈調和者，知醫以丸藥下之，非其治也。若自下利者，脈當微厥，今反和者，此爲內實也，調胃承氣湯主之。（105）

【释义】

本条论述伤寒过经谵语反下利的证治。六日为一经，伤寒十三日，是已过了两经，这个时候一旦出现谵语，多是热邪内陷阳明，胃热上扰心神所导致的。按照常法，在这种情况下，小便当通利，大便当结硬，所以仲师说"以有热也，当以汤下之"。可是现在有问题了，伴随谵语所出现的不是大便硬，而是"反下利"。因为违反了发病的常规，所以叫做"反"。谵语与下利两症是相反的，这时就要凭脉辨证。下利多属于虚寒，脉象当微，手足当厥，但此时的脉搏却是"调和"的，这就证明了下利一定不是虚寒，并推断必是医生误用丸药下之所导致的。因为丸药大都是巴豆之类组成的，这种丸药攻下，一者容易引热入里，二者必然造成下利。总之，以脉"调和"推断，"此为内实"，所以治以调胃承气汤和胃泻热。

【疑难解析】

脉调和——述脉的特殊性和相对性问题：如果从实处理解的话，脉调和应该属于正常人的脉象，谵语的阳明病不可能脉调和的，下利的少阴病更不能脉调和。所以本条所谓的"调和"，肯定不是正常人的脉象，具有特殊的意义。联系后面的"脉当微"就明白了，又属于仲师脉法相对性运用的一种形式。可以说，脉搏不出现"微"象，就是"调和"意思。仲师在此不说具体的或者滑数或者沉实的阳明病的脉象，反而用一个笼统的、又容易引起异议的"脉调和"，其原因可能与医生乱用丸药误下造成气机逆乱有关，因为气机乱了，脉象就不会按照常规出现。

5. 葛根黄芩黄连汤证

【原文】

太陽病，桂枝證，醫反下之，利遂不止，脈促者，表未解也；喘而汗出者，葛根黄芩黄連湯主之。（34）

葛根黄芩黄連湯方

葛根半斤　甘草二两（炙）　黄芩三两　黄连三两

上四味，以水八升，先煮葛根，减二升，内諸藥，煮取二升，去滓，分温再服。

【释义】

本条论述协热下利的证治。太阳病桂枝证，应当发汗，误用下法，所以称之为"反下"。误下导致部分表热内陷大肠，形成了肠热下利。肠热上迫于肺，肺气不利而喘促；肠热外蒸于表，津液外泄而汗出。所以下利、喘促、汗出，是里热的表现，而脉促就另当别论了，脉促说明表证还有残留。所以此证属于里热下利兼表热不罢，这也是称之为协热热利的原因所在。用葛根黄芩黄连汤解表清里，燥湿止利。

【方解】

本方是治疗胃肠湿热下利的代表方，葛根排在首位，因为既可以解散表邪，又可以升津止利，表里兼治，是方中的主药。黄芩、黄连，清热燥湿，厚肠止利；甘草调药和中。四药配伍，外散内清，属于表里双解之剂。

【疑难解析】

脉促——脉法特殊性的问题：《伤寒论》在四段条文中阐述了促脉，前面的桂枝去芍药汤证的脉促胸满是第一条，本条就是第二条。尽管桂枝去芍药汤证属于心阳虚，本证属于湿热利，但是促脉的机理和主病却是一样的，这就是脉搏上壅两寸，属于浮脉的变脉，主表邪未解。我们必须认识到《伤寒论》脉法的这种特殊性，如果按照后世脉法，直接讲成脉来有歇止，与仲师的"脉促者，表未解也"的主病说法是相矛盾的。

6. 黄芩汤与黄芩加半夏生姜汤证

【原文】

太陽與少陽合病，自下利者，與黄芩湯；若嘔者，黄芩加半夏生薑湯主之。（172）

黄芩湯方

黄芩三两　芍藥二两　甘草三两（炙）　大棗十二枚（擘）

上四味，以水一斗，煮取三升，去滓，温服一升，日再夜一服。

黄芩加半夏生薑湯方

黄芩三两　芍藥二两　甘草二两（炙）　大棗十二枚（擘）　半夏半升（洗）　生薑一两半（一方三两，切）

上六味，以水一斗，煮取三升，去滓。温服一升，日再夜一服。

【释义】

本条论述太阳与少阳合病下利或者呕吐的证治。本证叫做太阳少阳合病，如果从方药的角度看，显然是名不副实的，因为方中根本就没有治疗太阳病的药物。所以虽然叫做合病，但是病机的重点还是在少阳。少阳胆火内郁，郁火下注大肠，引起湿热下利。本条述证很是简单，临床应该见到大便黏秽有脓血，腹痛后重，肛门灼热，发热口苦，烦渴尿赤，舌红苔黄，脉象弦数等脉症。用黄芩汤清热止利，通络止痛。假若兼呕吐，是胃气上逆，再加半夏、生姜降逆和胃止呕。

【方解】

方名叫做黄芩汤，方中的黄芩自然属于主药，黄芩苦寒，归少阳经，善于清泻胆火，燥湿止利；芍药苦泄，调血疏邪，通络止痛；甘草、大枣，益气养血，缓急止痛。兼呕吐者，加半夏生姜，降逆止呕。

本方与葛根汤都是治疗合病下利，但本方属于太阳与少阳合病，葛根汤属于太阳与阳明合病；本方证属于脓血下利，葛根汤证属于水样溏便；本方以治里为主，葛根汤则以解表为主。

本方与葛根黄芩黄连汤都是治疗热利，但是本方专以治里，后方表里兼治；本方证属于脓血下利，后方证属于水样泄泻；本方治疗有血分药，后方则全属于气分药。

【疑难解析】

芍药——取舍标准的问题：谈到本方的芍药，涉及探讨学术问题的取舍标准问题。按照传统的观点，芍药应该是酸敛的，既然是酸敛的，就不能只是酸敛止汗，也必然酸敛止利。可是奇怪的是，讲桂枝汤的时候就讲芍药酸敛，而讲本方的时候就不讲酸敛了。因为本方证属于少阳胆火的脓血痢，气机郁滞，血络不通，讲芍药酸敛是讲不通的。凡是实证的脓血痢，是要疏的，要泄的，要通的。其实，具体到芍药一药，无论是桂枝汤的补阴和营，还是本方的调血通络，尽管补和泻有区别，但是与酸敛却没有任何关系。讨论问题取舍标准应该是一致的，不能随心所欲，各取所需。

其实，本方黄芩苦寒入胆经，主治气分的病变；芍药苦泄走肝络，主治血分的病变。为治肝胆火炽、脓血痢疾的良方。后世治痢疾名方都基本上以黄芩汤加减，如朱丹溪的黄芩芍药汤，张洁古的芍药汤等，所以《医方集解》称本方为"万世治痢之祖方"。

7. 热入血室证

【原文】

婦人中風，發熱惡寒，經水適來，得之七八日，熱除而脈遲身涼，胸脅下滿，如結胸狀，讝語者，此爲熱入血室也，當刺期門，隨其實而取之。（143）

【释义】

本条论述热入血室证的证治。有一种病，既与外感邪气有关，又与妇人行经有关，只是把这种发病非常具有特殊性的病症叫做热入血室。而且热入血室分别有三种情况，仲师分别写下了三段条文。

本条属于热随经陷。妇人患太阳中风，在发热恶寒的同时，正好月经来临，经过了七八日一经的时间，症状由发热而转至身热消退了，脉象由浮数而转为迟缓涩滞，脉症相参的话，好像是邪气衰退疾病将愈。但问题是出现了胸胁下满与谵语等症，这就知道了不是热除邪衰病愈，而是表热随着经水下行，乘血室空虚之际而内陷，从而形成热入血室证。热邪随着月经内陷，由表而入里并内结于血室，所以热除而身凉。血与热相结，经脉瘀滞不畅，所以脉见迟滞。肝经环绕阴器，与血室关系十分密切，血室之热循经上扰，肝经不利，就出现胸胁下满；热扰肝魂，就出现谵语。由此看来，本证是热在血室，波及肝经，所以刺期门穴，泻肝热，止谵语。

【疑难解析】

（1）脉迟——脉法的特殊性问题：前面已经讨论过《伤寒论》迟脉具有滞涩的含义，类似现在的涩脉。脉迟而无力的，主病血虚，如"尺中迟者，以荣气不足血少故也"和桂枝新加汤证的脉迟身痛。如果是迟而有力，就应该主病血瘀，本证就是例子。又一次证明了《伤寒论》迟脉的特殊性。

（2）血室——逻辑思维与系统思维的问题：热入血室证是《伤寒论》的一个争论问题，争论的焦点是血室的部位。其实，涉及治伤寒学的分析思维问题。血室主要有三种说法，就是肝脏说、冲脉说和子宫说。

先讨论肝脏说。从肝脏的功能说来，肝藏血，经脉又络于少腹与阴器，肝的疏泄又与妇人的月经密切相关；从证候说来，有胸胁下满和谵语这样的肝病症状；从治疗说来，刺肝的期门穴。所以肝为血室说似乎很有道理。但是有一个关键性的问题，就是热入血室证的主要表现为月经异常，男子也有肝，但却绝对不会出现月经的症状，这就无可辩驳地证明，肝与血室只不过是有关系而已，它不可能是月经的主体。与月经有关和月经的主体，完全是两个概念，将二者混为一谈，显然是逻辑思维上出现了错误。

再讨论冲脉说。《素问·上古天真论》讲："女子二七而天癸至，任脉通，太冲脉盛，月事以时下。""七七任脉虚，太冲脉衰少，天癸竭，地道不通。"证明了妇女的月经与冲脉有关。冲脉又起于胞中，挟脐上行至胸中而散，热入血室出现的胸胁下满，也能证明冲脉与血室相关。但问题是，"冲脉起于胞中"，并不能说明冲脉就是血室。起于胞中只是说胞中是冲脉的发源地而已，不能代表整个冲脉。最为关键的是，男子也有冲脉，男子的冲脉也起于胞中，但男子决不会出现月经的异常。这就证明，不但不能把胞中叫作冲脉，而且胞中也不等于就是血室。

第三，讨论子宫说。首先会通《金匮要略》，"妇人产后"篇讲："妇人少腹满如敦状，小便微难而不渴，生后者，此为水与血俱结在血室也，大黄甘遂汤主之。"敦，是古代的圆形酒器。妇人产后，在少腹部位出现这种圆形块状物，这充分证明了是水与血俱结在子宫，就是仲师原文中所说的血室。

还有一个证明，就是阳明病篇的216条，讲"阳明病，下血谵语者，此为热入血室。但头汗出者，刺期门，随其实而泻之，濈然汗出而愈"。本条没有冠称"妇人"两个字，有的注家就以此为据，认为男子也有热入血室证，同时又为肝脏说、冲脉说提出了旁证。其实本条还同时出现在《金匮要略》中，关键的是收在"妇人杂病"篇，这就很清楚了，证明血室一定是妇女所独有的器官，男子不可能有。血室既然是妇女所独有，那么不是子宫又是什么？

虽然是一个血室的争论，实际上反映了分析思维的问题。肝脏说与冲脉说，涉及逻辑思维问题；子宫说，又涉及系统思维问题。只看到脏腑经络以及症状治疗的表面现象，或者孤立地看待《伤寒论》而忽略仲师的另一部书《金匮要略》，是很难挖掘到真实的东西。

109

【原文】

妇人中風，七八日續得寒熱，發作有時，經水適斷者，此爲熱入血室。其血必結，故使如瘧狀，發作有時，小柴胡湯主之。（144）

柴胡半斤　黄芩三兩　人參三兩　半夏半升（洗）　甘草（炙）　生薑（切）各三兩　大棗十二枚（擘）

上七味，以水一斗二升，煮取六升，去滓，再煎取三升，溫服一升，日三服。

【释义】

本条论述热入血室证血热互结的证治。妇人中风，应当发热恶寒，假如七八日后，发热恶寒变为发作有时的往来寒热，这就是太阳转属少阳。如果这种时候伴有妇人经水适断的话，那么毫无疑问就是热入血室证。因为血室与肝胆的关系密切，热邪陷入了血室，血与热互结，造成经血瘀滞，所以经水断绝终止。血室热邪循经上扰肝胆，胆气失和而枢机不利，出现往来寒热。治疗应当因势利导，用小柴胡汤枢转少阳，宣达血室的热邪。需要指出的是，既然血与热互结，加丹皮、赤芍等凉血行瘀药，效果会更好。

【医案选录】

热入血室案

孟某，女，52岁，1982年11月22日初诊。主诉：头痛，咳嗽，寒热，周身乏力，接近两个月。初患感冒，头目晕胀疼痛，鼻塞流清涕，倦怠乏力，腹胀，惊悸多梦。平素经期紊乱，10月28日开始，前后间隔六天，出现两次阴道流血，伴夜间寒热，口干心烦，项背不舒，耳鸣腰酸。11月9日经水又潮，色黯多块，伴乳房胀，少腹疼，小便热赤。翻看病历发现，患者经过十多次诊治，先后服解表、理气、疏肝、养血等方药达四十多剂，仍然毫无疗效。当时考虑很久，忽然想到患者正处于更年期，经水紊乱，而在此时感冒并且发生忽寒忽热，头痛乏力等症状，虽然没有谵语但有心烦，虽然没有胸胁满但有乳房胀，总之，与热入血室证很是相似。处以小柴胡汤加减：柴胡12g、黄芩9g、党参9g、半夏9g、生姜5g、大枣4枚、当归10g、赤芍10g。三剂，水煎两遍，分早晚两次服。

11月25日二诊：服药后寒热已经解除，头痛咳嗽也减轻，只剩下鼻塞流涕，两目发胀。原方续服三剂。

11月29日三诊：病人讲所有症状都消失了，心情舒畅，身体轻快，只心下稍有不舒，口干不欲饮，脉弦弱，右关浮。上方减柴胡为9g、黄芩减为6g，加干姜6g，炒白术9g。3剂。12月6日病人特来医院告诉诸症痊愈。

按：本案患者一派感冒脉症，后来经过三番五次地治疗，又出现了一些肝郁肾虚、气血不足等乱象，先后服了四十多剂药，不但没有疗效，也没有找到任何辨证的头绪。最后总算是从更年期反复地阴道出血，联系到寒热缠缠绵绵两个多月，悟出可能是热入血室证，与正邪交争于少阳，枢机不利密切相关。一旦方药与病机相应了，自然会取得疗效的。说明方证相应只是表面现象，临床上脉症千变万化，运用经方不可能严格按照《伤寒论》原文，或者是加上几个症状，就按图索骥地用经方。要真正地做到活用经方，只有按照仲师所说的"随证治之"的原则，通过辨证做到方机相应。

【原文】

婦人傷寒，發熱，經水適來，晝日明了，暮則讝語，如見鬼狀者，此爲熱入血室，無犯胃氣及上二焦，必自愈。(145)

【释义】

本条论述热入血室证热随经泄的处理方法。首先补述了热入血室证谵语的特点，这就是昼日明了，暮则谵语，如见鬼状。肝藏血，血属于阴，昼日阳气主外，内热向外透发，所以神识还是清醒的；夜间阳气内迫，血热加重肝魂迷乱，所以夜晚就发生谵语。热入血室证，胸胁下满者，可刺期门；往来寒热者，与小柴胡汤。

与上两条的热随经陷和血与热结不同，本条属于热随血泄。这种情况虽然也是热入血室，但是由于热邪没有与血相结，经水不断地下行，只要经水下行热邪就有出路，因此可以不治自愈的。原文讲的"无犯胃气及上二焦，必自愈"就是这个意思。这与前面太阳病的"衄乃解"、后面蓄血证的"血自下，下者愈"的道理是相同的。

【疑难解析】

谵语——变法辨证思维的问题：按照常法和惯性辨证思维，谵语一症的病机是神识不清，胡言乱语，主要是心神的病变，与其他脏腑没有多大的关系。《伤寒论》中论述谵语症的条文多达 32 条，分类一下，有虚有实。实者，多属于热邪亢盛，扰乱心神。又有阳明之热与血分之热的区别。虚者，或者伤津，或者亡阳，或者竭精，导致心气散乱，神无所主。然而查阅伤寒注家的注解，发现谵语无论虚实，总是关于心神，似乎与其他的脏腑没有什么关系。问题是肝主魂，何况《内经》又有"肝主语"的说法，所以谵语，按照脏腑辨证的话，虽然主于心，但是一定又关乎肝。例如《伤寒论》108 条"肝乘脾"的"谵语"，就明确地提示了谵语与肝相关。

谵语是热入血室证的主症，那么热入血室的谵语，究竟是属于心病谵语，还是肝病谵语呢？我们做一个辨析。

《伤寒论》143 条与 145 条都论述了热入血室证谵语的特点，尽管对何为"血室"争论不休，但是热入血室证与肝有关，大家还是没有疑义的。理由是，其一，肝为血脏，经脉环绕阴器；其二，症见胸胁下满与往来寒热；其三，治有刺期门与小柴胡汤。可见，无论从病机、症状、治法都证明了热入血室与心没有多大的关系，所以，把谵语如见鬼状归属于邪扰心神是讲不通的。之所以一直这样讲下去，是习惯与偏见在作怪。热入血室的谵语，其机理是血室的热邪，循经上扰于肝魂，导致肝魂迷乱，语言随着也发生了混乱。

心病谵语与肝病谵语，虽然都是胡言乱语，但既然病变涉及的脏腑不同，临床上表现终究会有差异的。其一，症候的差异。心病谵语多属于热扰心神所致，所以多见于高热重病的危证中，常伴有神识昏迷，甚至循衣摸床，撮空理线，直视喘促等动风、精竭、气脱之象，阳明病的谵语就属于此类。如 212 条云："伤寒。若吐、若下后，不解，不大便五六日，上至十余日，日晡所发潮热，不恶寒，独语如见鬼状。若剧者，发则不识人，循衣摸床，惕而不安，微喘直视，脉弦者生，涩者死。"就谵语本身来说，心病谵语，或高声狂言，或低声呢喃（称郑声），语无伦次，无边无着。而肝病谵语，则多是如见鬼状，虽然也属于胡言乱语，但状若对话，貌似条理。而肝病谵语一般是无热的，或者虽然有热病，病情一般比较轻，不表现神志昏迷，而多是精神失常。其二，发病的原因。心病谵语的病因多与高热有关，或者是痰热扰心。而肝病谵语则多与精神刺激有关。其三，治则与治法。心病谵语的治法是以清心泻火为主，而肝病谵语的治法是以疏肝解郁为主。

可见，热入血室证的谵语，从病机、症状、治法等方面，都与心病谵语有明显地不同。按照《内经》的理论，五脏皆与人的情志活动有关，肝主疏泄，所谓的疏泄，影响最大的就是对情志和精神活动的调节。况且肝脏本来主魂，血室的热邪循经上扰，肝魂一旦迷乱，哪有不谵语的，这就是《内经》"肝主语"的意义所在。

（六）上热下寒证

上热下寒证属于寒热错杂的范畴，本证的上热下寒，具体说来，就是胃热脾寒。

【原文】

伤寒，胸中有热，胃中有邪氣，腹中痛，欲嘔吐者，黄連湯主之。
(173)

黄連湯方

黄連三兩　甘草三兩（炙）　乾薑三兩　桂枝三兩（去皮）　人參二兩
半夏半升（洗）　大棗十二枚（擘）

上七味，以水一斗，煮取六升，去滓。溫服，晝三夜二。疑非仲景方

【释义】

本条论述上热下寒证的证治。首先揭示的是病机，"胸中"是与"胃中"相对而言的，前者指上部，包括胃的上脘以及胸膈；后者指下部，包括胃的下脘以及脾肠。胸中有热，是说热邪偏结于上，热结则气机不调，胃气上逆则欲呕吐。胃中有邪气，就说寒邪偏结于下，寒凝则脾络不通，脾络不通就腹中疼痛。上热而下寒，治用黄连汤清上温下，宣通阳气。

【方解】

方中黄连苦寒以清上热，兼以降逆；干姜辛热以温下寒，兼以止痛，两味药是方中的主药。桂枝温通，宣达上下的阳气，以消除寒热格拒。半夏辛开结气，降逆止呕。人参、大枣、甘草，补益脾胃，以调升降。

黄连汤与半夏泻心汤，仅黄芩与桂枝一药的差异，但是组方的主旨大有不同，主治也不相同。半夏泻心汤主治的是痞证，组方的主旨在于泻心消痞，黄连与干姜的配伍，在于辛开苦降以消痞。而黄连汤主治上热下寒证，

黄连与干姜配伍，在于分取寒热的药性，寒以治上热，热以治下寒。

（七）蓄水证

蓄水，不是仲师的原话，这是注家根据258条阳明蓄血证"必有蓄血"连带引伸而来的，目的是排列两个太阳腑证，就是蓄水证和蓄血证。这种排列是不合乎道理的，也没有什么意义，但是已经约定俗成地这样叫了。仲师连续论述四条蓄水证，说明对这个证的重视程度，所以我们单列蓄水证分析讨论。

蓄水的本意是水液蓄积而不流动的意思，所以蓄水证就是停水证。

【原文】

太陽病，發汗後，大汗出，胃中乾，煩躁不得眠，欲得飲水者，少少與飲之，令胃氣和則愈。若脈浮，小便不利，微熱，消渴者，五苓散主之。(71)

五苓散方

豬苓十八銖（去皮） 澤瀉一兩六銖 白术十八銖 茯苓十八銖 桂枝半兩（去皮）

上五味，搗爲散，以白飲和服方寸匕，日三服。多飲煖水，汗出愈，如法將息。

發汗已，脈浮數，煩渴者，五苓散主之。(72)

【释义】

以上四段条文论述蓄水证的辨证论治，71条属于核心条文。太阳病发汗太过，一般会导致两种结局：一是伤津液，一是伤阳气，71条就揭示了这个问题。前半部谈的是大汗伤津，致使胃津亏乏，因为胃燥而生烦失眠，而渴欲饮水。需要说明的是，这种口渴只是一时性地口中缺乏津液，一般不需要用药治疗，稍微给一点饮水，使津液逐渐恢复，胃气逐渐调和，口渴就会自愈。但这不是本条的重点，本条的重点是条文的下半部分，讲大汗伤阳的蓄水证。《内经》说过"三焦膀胱者，腠理毫毛其应"，意思是三焦与膀胱都是水腑，水腑与肤表皮肤玄府密切相关。玄府大开，汗液大泄，阳气耗散，必然会损伤三焦及膀胱的阳气，三焦与膀胱的气化失职，进而会导致水饮内停，于是就形成了蓄水证。水气内停津液难以上承口舌，出现消渴；水液不能下输膀胱，就小便不利。由此可知，消渴与小便不利两个症状并见，是水气为病的重要特征。至于微热与脉浮，是汗不得法，表邪未罢而已。

72条是对71条蓄水证的补充说明，烦渴是重点。烦渴不是烦与渴两个症状的意思，只是形容口渴比较严重而已，与71条的消渴可以前后相互印

113

证。两段条文反复提示口渴的问题，而且72条不再讲小便不利只是强调口"渴"，说明了三焦蓄水不同于其他的水气证，气化不利的程度及其范围比较严重。

还有一个问题应该注意，就是我们从仲师的这种反常地论述中，如何能读一点出新的东西来。口渴属于"燥"症，按照常法辨证思维分析，病机应该是阴虚津液匮乏。但五苓散证为阳虚水气证，为什么会呈现"燥"象呢？显然是在提示一种逆向辨证思维。也就是说，需要反过来考虑问题。口渴，只是说明口中这一局部缺乏津液的滋润，而至于导致口中津液匮乏的因素却是多方面的，全身性的阴虚津亏只是常见的因素之一。像五苓散证的口渴，就不是阴虚津亏，而是水液停蓄。换句话说，身体并不缺乏水液，只是因为某种因素作怪（如阳虚气化失常）水液不为机体所用而已。只要将这些水液激活起来，循环开来，有升有降，津液自然会到达口中，烦渴也自然会消失的。那么，在治法上，就不是滋阴生津润燥止渴，而是要以燥润燥止渴。就像《内经》所说的"辛以润之"。可见，尽管是蓄水证，但是从辨治思维的角度讲，消渴烦渴这个症状，远比小便不利要重要得多。

【方解】

五苓散，顾名思义是五味以"苓"为主体的药物组成的。方中药物分两个部分：一部分是直接针对水气的，茯苓、猪苓、泽泻淡渗利水，白术健脾散水；另一部分是间接针对水气的，这就是桂枝的通阳化气，体现了仲师在《金匮要略》中所说的"病痰饮者，当以温药和之"的旨义。当然桂枝还有一个功用，就是发汗解表。五味合用，共奏化气行水，兼以解表之功。

本方以米汤调散服用，与桂枝汤啜粥的意思相近，再加上多饮温水，以助药力，一旦鬼门开了，不但表邪得以外解，水气也会得以外散，同时也标志着机体气化正常小便通畅，所以方后注讲"汗出愈"。

【疑难解析】

（1）消渴——以词害义的问题：对于消渴的理解有一个误区，就是把消渴随文释义地注解为随饮随消，这就和消渴病同日而语了，这种观点与医理不符。一是本证属于蓄水证，其消渴的机理是气不化津，正津不布，难承口舌。口渴虽然比较严重，但是舌质是淡的，舌苔是白的，口渴但是不想喝水，即使喝水也不会"欲饮水数升"的，假如勉强多喝的话，还会出现"水入则吐"的"水逆"现象。二是蓄水证本来就小便不利，如果是随饮随消，请问从何道而消？由此可知，本证虽然讲"消渴"，但是与仲师在《金匮要略》里所讲的"以饮一斗，小便一斗"肾气丸所治的消渴，有着本质的区别。

《伤寒论》讲了两个消渴，还有一个是厥阴病。厥阴病的消渴，病机是木火灼津，如果讲随饮随消还有一些道理，而蓄水证这样理解就非常的不合适。我们常说的以词害义，这就是典型的例子。而以词害义的根本原因，又是读书死于句下。说到底，还是不善于读书的缘故。

（2）汗出愈——逆向思维的问题：读《伤寒论》一定不要忽视方后注，因为方后注往往会比正文提供一些更有意义的东西，五苓散证的方后注就是如此。无论是从主症小便不利的角度讲，还是从五苓散的方名和药物的角度讲，方后注应该指出的是"小便利则愈"，但是仲师偏偏讲什么"汗出愈"，这就让人很难于理解了。凡是反常的地方，就需要用心地去琢磨，甚至用逆向思维考虑问题。尽管方中主要用的是具有利水功能的"苓"，但是不叫五苓"汤"而称之为五苓"散"。中医认为，散者，散也。这个"散也"，显然是体现在桂枝一味药的功用上，与"汗出愈"的旨意是一体的。其实，汗出愈不但体现在桂枝的发汗方面，更体现在桂枝的通阳方面。阳气内外宣通，津液上下升降，在上在外就会汗出，在内在下就会小便利。所以说，只说汗出愈，实际上已经涵括了小便利则愈的意思。这个道理，与仲师亲自解释为什么小柴胡汤能够通大便一样，就是"上焦得通，津液得下，胃气因和，身濈然汗出而解"。散中寓含着降法，升中寓含着渗利，这种辨证论治的机理，只有运用逆向思维进行分析才能读懂仲师的本意。

【医案选录】

（1）眩晕案

蔡某，男，49岁，干部。初诊1982年11月11日。阵发性眩晕一年多，每次发作难以站立，伴心慌、耳鸣、汗出、恶心。无明显诱因。经西医诊断：梅尼埃综合征，久治无效。舌尖红，舌苔白滑，脉弦滑，血压130/90mmHg，证属水饮上攻，蒙蔽清阳。予五苓散加味：茯苓15g，猪苓12g，白术12g，泽泻30g，桂枝9g，清半夏6g，陈皮6g，生姜3片。水煎，早午晚分3次服。

12月6日二诊：诉因工作原因未及时服药，近日服药后，四天未发眩晕，只是时感恶心、心烦，口中黏而苦，原方续服三帖。历经六诊，先后依症加减，如天麻、僵蚕、菖蒲、柴胡等药。治愈后，随访半年，未复发。

（2）淋证案

刘某，女，山东工业大学教师。尿频尿急，一夜十余次，先去西医院诊为尿道炎，服西药无效。后到中医院，泌尿科专家给予八正散3剂，仅服1剂，尿频尿急更重，而且全身难受。刻诊正值盛夏季节，虽然暑热难当，患者竟然身穿毛背心，平素怕冷畏寒，面白体弱，小便又急又频并不热痛，舌淡苔白，脉沉弱。诊为阳虚水气证，与五苓散加附子：桂枝 12g，茯苓 12g，猪苓 9g，泽泻 9g，白术 9g，炮附子 9g。3 剂，水煎分 2 次服。复诊：一剂症状减轻，3 剂小便正常。患者素体是肾阳虚体质，为了防止复发，原方加巴戟天 15g，菟丝子 12g，继服 6 剂。

按：眩晕（美尼尔氏综合征）和淋证（尿道炎）症，虽然是一上一下两个不同的病，但是根据症状体征尤其是舌苔脉象，都可以辨证为阳虚水气证，异病而同治，因此都用五苓散加减治疗，而且取得了很好的疗效。其中的淋证案尤其引人深思，因为是"炎症"，当西药消炎没有效验的时候，没想到中医不管寒热虚实，仍然按照"炎症"进行辨证论治，用八正散清热解毒，意在消炎杀菌。仅从消炎来说，西药都消不了的"炎症"，你中药就能消得了？所以中医一定不要与西医比什么消炎杀菌，而是要充分利用发挥中医药本身的独特优势和治疗特色。西医尽管诊断是两个火字加在一起的"炎"症，而在中医看来，却是火气不足的阳虚证，照常要运用桂枝、附子这样的温阳助火的药物治疗"炎症"。疗效证明，中医的辨治理论和方药是科学的、正确的。

【原文】

中風發熱，六七日不解而煩，有表裏證，渴欲飲水，水入則吐者，名曰水逆，五苓散主之。（74）

【释义】

本条是在前两条的基础上，补充论述蓄水重证口渴的临床特点。本条还是只讲口渴，不讲小便。而且讲了两个重点：一是病因属于自发的患者，与体质因素有关。平素阳虚气化功能低下的人，复感寒邪，进一步地损伤阳气，影响了水液的气化，形成了蓄水证。另一个重点是"水逆"。水逆本身就说明，蓄水证虽然口渴比较重，甚至还会渴饮不止，但是终究属于水气证，宿水内蓄不化，新水就难以受纳，再加上无处可消，所以出现水入即吐的水逆现象。水逆是蓄水的重证，仍然要用五苓散治疗。

"水逆"证明了蓄水证消渴的特点，与热灼津液饮水数升的白虎加人参汤证和饮一斗小便一斗的消渴病，有着本质的区别。

【原文】

傷寒汗出而渴者，五苓散主之；不渴者，茯苓甘草湯主之。（73）

茯苓甘草湯方

茯苓二兩　桂枝二兩（去皮）　甘草一兩（炙）　生薑三兩（切）

上四味，以水四升，煮取二升，去滓，分溫三服。

【释义】

本条用类证鉴别的方法诊断蓄水证。仍然以口渴与否作为辨证的要点，以五苓散证与茯苓甘草汤证作对比鉴别。两个方证都属于水气证，但是一个口渴，一个不渴，这就有了鲜明地对比，这种对比内涵的焦点就是局部和整体的关系。五苓散证属于三焦水停，仲师三番五次地强调口渴，而且是消渴、烦渴，就提示了上焦水津不能上输口舌的问题。茯苓甘草汤证虽然也是水气证，但由于属于单纯地胃脘局部停水，以心下悸（356条）作为主症。也就是说，仅仅胃脘气化失职而蓄水，上下二焦包括中焦脾脏的气化基本正常，仍然可以通过气化将津液输布到口舌，所以茯苓甘草汤证一般不渴。这种鲜明地正反对比，说明了五苓散证的确属于整体性的三焦蓄水证，不可以把五苓散证的蓄水局限在胃脘或者膀胱的某一脏腑。

茯苓甘草汤证属胃内停水证，本条是为了类比辨别，所以述症简单，结合356条及临床，当有心下悸、短气、吐水、厥逆等症。

【方解】

茯苓甘草汤方中，茯苓健脾利水，生姜温胃散水，桂枝温阳化气，甘草补中调药。四药合用，达到温胃化饮、通阳利水的功效。

以水饮内停为基本病机，以茯苓为主治和命名，以桂枝温阳化气的治水方剂有四个：五苓散、苓桂术甘汤、苓桂甘枣汤及茯苓甘草汤。五苓散主治三焦阳虚蓄水证，以口渴、小便不利为主症；苓桂术甘汤主治脾阳虚停水证，以心下逆满、气上冲胸、起则头眩为主症；苓桂甘枣汤主治心阳虚水气证，以脐下悸动、欲作奔豚为主症；茯苓甘草汤主治胃阳虚停水证，以心下悸动、四肢不温为主症。

【疑难解析】

渴与不渴——线性思维与整体性思维的问题：水蓄部位是五苓散证的疑难和争鸣问题。传统观点认为水蓄在膀胱，病机是太阳的邪气随经入腑，以致热与水互结在膀胱，因此五苓散证属于太阳蓄水证，进而又称之为太阳腑证。这样与蓄血证并列，又与太阳伤寒证和中风证对应，于是四个方证就形成了太阳病的经证、腑证，有条理而且规范，得到了大多数注家和教科书的认可。其实，所谓的太阳腑证是不存在的，经证腑证概念的提出也是不科学的。李克绍首先在《伤寒解惑论》中打破了传统观点，对此进行了详细地批驳，并提出"三焦蓄水"的观点。

表面看来是蓄水部位的学术之争，实际上涉及分析思维的问题，也就是线性思维和整体性思维的问题。膀胱为水腑主司小便，五苓散证的主症就是小便不利，太阳表邪不解循经入腑又顺理成章，可见传统观点是有合理的思维基础的。我们先本于仲师的原文进行分析，这样就不会脱离仲师的本意。

74 条可以从正面证明：本条论述的是"水入则吐"的水逆现象，水的逆吐，自然是吐自中焦胃脘，用以说明中焦胃脘蓄水太多不能接纳新水。试问：假若是膀胱蓄水的话，能够水入则吐吗？73 条又是从反面证明：单纯地胃脘停水一般是不渴的，只有上中下三焦的水道停水，尤其是上焦停水才会口渴的。这两条无论是正面还是反面，都证明了一个问题，就是水液并没有停在膀胱。

我们还可以找到旁证，仲师于 156 条讨论痞证类似证的时候，讲过："本以下之，故心下痞，与泻心汤，痞不解，其人渴而口燥烦，小便不利者，五苓散主之。"本证有的医家叫做"水痞"，其实，本证根本不属于痞证的范畴，是半夏泻心汤证的类似证，换句话说，是与真痞证的半夏泻心汤证类比鉴别的。所以本条开篇就讲"心下痞，与泻心汤"，这显然是按照常法辨治思维处治的。关键在于后面的"痞不解"，说明这不属于真正的痞证。然后结合"其人渴而口燥烦，小便不利"，知道是蓄水证，应该用五苓散。但是本条却提示了一个问题，就是五苓散证可以有"心下痞"，而心下痞显然是胃脘蓄水所导致的，这是中焦蓄水最为有力的证明，同时直接否定了膀胱蓄水。

中医认为，三焦是行水的道路，膀胱是贮水的器具，水的排泄是通过上、中、下三焦，最后进入膀胱贮存起来的，这就是《内经》所讲的："通调水道，下输膀胱。"如果三焦气化不利，水道循行不畅，水液会停蓄在人体上、中、下三焦的任何一个部位，从而使上焦不能如雾，中焦不能如沤，下焦也不能如渎。如果仅仅是膀胱蓄水的话，就会形成尿潴留，一定会出现小腹满的症状，然而蓄水证诸条恰恰没有"小腹满"。相反却一味地强调口渴，而口渴正是上焦不能如雾的表现。

就蓄水证形成的机理分析，传统观点认为是太阳经的热邪循经入腑，与膀胱中的水液相结而成的，就是所谓的"热与水结"。然而这个结论，与五苓散的药物性味功能不相符合。方中茯苓、猪苓、泽泻、桂枝、白术五味药，其中只有泽泻是微寒的，稍微有一点清热的作用，茯苓与猪苓性是平的，桂枝与白术性是温的，从整个方剂看，根本不具备清热利水的作用，这样的话，如何能够治疗"热与水互结"呢？

不论从原文本意还是方药性味上，都说明了蓄水证的部位不是在膀胱，而是在三焦。其实，有的注家对水蓄膀胱也有不同看法。例如张令韶说："小便不利者，乃脾不转输。"张隐庵说："大汗出而渴者，乃津液之不能上输，用五苓散主之以助脾。"两位注家强调的都是脾对津液的转输功能，没有讲什么水蓄膀胱。柯韵伯解释水逆时讲得更好，指出："邪水凝于内，水饮拒绝于外，既不能外输于玄府，又不能上输于口舌，亦不能下输于膀胱，此水逆之所由名也。"明确讲水液"不能下输膀胱"，否定是膀胱蓄水。令人遗憾的是，这只是个别注家的看法，不是主流观点。真正的印证了那句话：真理有时在少数人手里。

还有一个问题，就是五苓散证与蓄水证在概念上应该有所区别，不可以混为一谈。以为五苓散证就是蓄水证，这种看法有些片面、肤浅，没有触及五苓散作用的本质。确切地讲，五苓散是一张调节水液代谢失常的方子，或者说是一张调理三焦气化的方子。虽然其治疗离不开水，但是"水"却不一定局限在"蓄"上。例如仲师用五苓散治疗霍乱病，如果讲成蓄水，恐怕于理难通。五苓散证的概念范围比之蓄水证更为广泛。

我们否定膀胱蓄水，主张水蓄三焦，不只是因为这个观点符合仲师的原义，更为重要的是涉及临床辨证思维和开拓经方运用的问题。如果讲成膀胱蓄水，就把五苓散看作单纯的利尿的方子，所治疗的只能是膀胱潴留，这样势必局限五苓散的临床应用，也淡化了五苓散证的辨治思维。仲师讲渴，讲散，讲汗出愈，实际就是提示我们要从整体性思维的角度分析看待"蓄水"的问题，不要把眼光仅仅聚焦在"膀胱"和"利尿"上。

【医案选录】

遗尿案

7岁女孩，2008年11月12日初诊。从小尿床至今，现虽已长大，仍平均每周尿床4～5次，甚至天天如此。家长很是担心身体有大病，到北京等大医院数次检查无任何异常，但又束手无策。也找过中医诊治，说是肾虚，服用大量的补肾中药，没有见任何效应。察色按脉，没有什么大的异常，只是舌上有一层薄薄的、滑润的白苔。当属水液气化失常，处以五苓散加减：桂枝10g，茯苓10g，猪苓10g，白术10g，桑螵蛸30g，益智仁12g，炙甘草3g。6剂，水煎服。

11月20日复诊：本周仅尿床2次，药已中病，效不更方。先后服药24剂，尿床基本停止，只是晚上喝水太多，偶尔尿床。

按：李克绍先生曾经用五苓散治愈过一例尿崩症，他如果将五苓散看作利尿剂的话，是绝对不会这样处方用药的。本案也是如此，7岁女孩几乎天天尿床，西医检查无任何异常，中医常法补肾也不见疗效，根据舌苔认定是机体上中下三焦的水液代谢出了问题，尽管是尿床无度，照常运用五苓散调节水气的升降出入，7年的顽疾终于以"通因通用"的反常辨治思维得到了解决。如果不是女孩尺脉细弱一点，连桑螵蛸、益智仁也不必用。本案假如按传统观点把五苓散看作治疗膀胱蓄水利水（利尿）的方剂，也是绝对不会这样处方的。前面的医生治以补肾缩尿，其根源也在于这里。理论是指导临床的，理论一旦出现偏差，临床辨治思维必然陷入僵化。

（八）蓄血证

蓄血是血液郁积而不流动的意思，所以蓄血证就是瘀血证。蓄血证分为轻重两种，重证又分为急缓两种。仲师对于蓄血证的论述和治疗，开辟了中医学活血化瘀法治疗瘀血证的先河。

1. 桃核承气汤证

【原文】

太陽病不解，熱結膀胱，其人如狂，血自下，下者愈。其外不解者，尚未可攻，當先解其外。外解已，但少腹急結者，乃可攻之，宜桃核承氣湯。（106）

桃核承氣湯方

桃仁五十箇（去皮尖） 大黃四兩 桂枝二兩（去皮） 甘草二兩（炙）芒硝二兩

上五味，以水七升，煮取二升半，去滓。內芒硝，更上火微沸，下火。先食溫服五合，日三服，當微利。

【释义】

本条论述蓄血轻证的辨治。如狂和少腹急结是辨证的重点。太阳病表热内陷，假如患者素体有下焦血行不畅的因素，下陷的热邪就很容易与瘀血相搏，从而形成"热结膀胱"的下焦蓄血证。如狂与少腹急结，是蓄血证的两个主症。如狂属于神志症状，血与热邪搏结，瘀热上扰心神，所以神乱而似狂。少腹急结是瘀血的局部症状，热邪与血搏结于下焦，下焦的经脉瘀滞不通，所以少腹拘急疼痛不适。本证与后面的抵当汤证相比，心神迷乱比较轻，只是似狂非狂；瘀血也比较轻，只是拘急板结，还没有到硬满的程度，所以我们叫做蓄血轻证。

"血自下"的意思是说，由于是蓄血轻证，瘀热有自行下泄的可能。因为血下来了，瘀热会随着血而外泄，所以说"下者愈"。假如血不自下，就必须治疗，治疗首先要遵循先解表后攻里的治疗原则，这就是表证不解，不可以攻里。待表解以后，才可以用桃核承气汤泄热逐瘀。

【方解】

既然叫做承气汤，就应该有芒硝大黄等寒凉的泻下药；既然以桃核命名，就要体现活血化瘀的治疗主旨。方中的桃仁与大黄是主药，桃仁活血化瘀，大黄泻热逐瘀；芒硝咸寒，咸能软坚化瘀，寒可泻热通下；本方用桂枝最有深意，除了本身温通经络、畅利血行外，还蕴含了反佐的意思。因为血液有遇寒则凝的特点，大黄、芒硝虽然活血化瘀，但是也有过寒凝血的隐患，反佐了桂枝的温通，就可以避免硝黄的副作用；甘草调和药物。合成全方，活血逐瘀，泄热通下。

方后注讲"先食温服"，是说本方要饭前空腹服下，意在使药力能直达病所泻热逐瘀，而不是伴随食物而下泻热通便。

【医案选录】

便血案

马某，男，34岁，农民，1982年5月18日初诊。大便下血4个多月，色或鲜红，或黯红，脐腹偏左部位阵发性隐痛。历经县市级医院诊治无效，又经本地中医治疗，病渐加重。送来省人民医院检查，诊为"溃疡性结肠炎"。患者见医生所开的药物，还是以前服过的药，便来中医院求治于中医。复查大便常规：OB+++，脓细胞少许，白细胞少许，红细胞+++。舌苔如常，但脉沉而滞涩。检阅以往的病例，发现所治除了消炎就是止血。针对脉涩、腹痛，考虑当属于下焦蓄血证，治疗应该通因通用，活血止血，予桃核承气汤加减：赤白芍各15g，桃仁9g，大黄6g，丹皮12g，桂枝6g，炙甘草6g，炮姜炭6g，生黄芪30g，三七粉4g（分冲）。6剂，水煎，分早午晚3次服。患者带药返回家乡。

6月2日接函称：服至第2剂，腹痛剧烈，随后解下"很多就像黑凉粉似的病块"。以后每服1剂药后，都解下此种块状物，但是逐渐地减少，鲜血也随之减少，询问能否续服上方，需要改方与否。于前方去桂枝、丹皮，加当归9g，继服6剂。

6月17日又接函称：服完药后，周身轻快，至今未见大便下血，去当地医院化验大便亦正常。后改汤为丸，继服1个月，复查病愈。

按：溃疡性结肠炎是比较难治的疾病，本案纯下鲜血，所以属于中医的便血证。便血证按照辨证论治的常法是要止血的，之所以用桃核承气汤活血，主要是根据腹痛和脉沉涩，诊断为下焦蓄血证。这样一来，出血证治以活血法，最具有辨证论治意义的就是体现了《内经》的通因通用治法，而通因通用法属于变法治法的范畴。

2. 抵当汤证

【原文】

太陽病六七日，表證仍在，脈微而沈，反不結胸，其人發狂者，以熱在下焦，少腹當硬滿，小便自利者，下血乃愈。所以然者，以太陽隨經，瘀熱在裏故也，抵當湯主之。(124)

抵当湯方

　　水蛭（熬④）　虻蟲（去翅足，熬）各三十箇　桃仁二十箇（去皮尖）大黃三兩（酒洗）

　　上四味，以水五升，煮取三升，去滓，溫服一升。不下，更服。

【释义】

　　本条论述蓄血重证的辨治。发狂与少腹硬满是重点，脉微是难点，小便自利是辨证的要点。既然是表证仍在，脉象就应当是浮的，现在脉微而沉，说明了表邪已经内陷，有形成结胸的可能。结胸是水与热结于胸胁，反不结胸的意思是说邪气没有结于气分，而由此证明了邪气是结于血分的。再结合发狂与少腹硬满这两个瘀血症状，应该属于下焦蓄血，所以仲师说"以热在下焦"。发狂对比如狂为重，少腹硬满又对比少腹急结为重，因此属于蓄血的重证。既然是蓄血的重证，必须运用药力峻猛的虫类药破血逐瘀方能解决问题，所以用抵当汤主之。

　　为什么说小便自利是辨证的要点呢？因为小便自利说明膀胱的气化是正常的，这就排除了水气病。排除了水气病的少腹硬满，就应该是病在血分，所以说"下血乃愈"。

　　本条在写作体例上有两个特点，一是倒装句，"抵当汤主之"应接于"下血乃愈"的句下。二是自注句，"所以然者，以太阳随经，瘀热在里故也"，是仲师自己进一步阐明本证的病因病机。

　　本条在治则上也有特点，桃核承气汤证反复强调表兼里实证，当先解表后攻里，但是到了蓄血重证就不讲先解表后攻里了，为什么呢？先解表后攻里属于基本治则和常法，有常法就有变法，本证患者已经发狂了，病情危重，病势危急，所以虽然有表证，也不先以治表，应当急攻瘀血，体现了急则治其标的治疗活法。

【方解】

　　抵当汤最大的特点是运用了虫类药，开辟了运用虫类药治疗瘀血证的先河。方中水蛭、虻虫为主药，直入血络，破血逐瘀；佐桃仁活血化瘀，大黄泻热下瘀，全方为攻逐瘀血的峻剂。

【疑难解析】

　　（1）脉微——述脉的特殊性：微脉的概念是极沉极弱，若有若无，主阳气大虚，古今的认识基本一致，后面少阴病提纲证中讲"脉微细"就是证明。但是本条讲脉微就不合乎道理了，因为蓄血证属于大实证，瘀血结蓄于下焦，脉象可以沉，可以涩，可以伏，就不可以是"微"的。所以本条的脉微需要仔细琢磨仲师这样讲的真实含义所在。仲师脉法，既有规矩大法，又

122

非常地灵活。这里讲的脉微，无非是为了阐明蓄血重证，瘀血深结于下焦，脉气必然深伏难寻罢了。也就是说，脉微的意思与后世的伏脉差不多，只讲脉沉的话，似乎不能把脉气深伏的意思表达出来，所以又加上个"微"字。又一次证明，仲师述脉具有灵活性和特殊性，切不可把《伤寒论》的脉法与后世脉法等同地看待。

（2）热在下焦——整体性思维的问题：本条的"热在下焦"和106条的"热结膀胱"，牵扯到了蓄血部位的争论。虽然传统上认可血蓄膀胱，从而把蓄血证列入太阳腑证。然而，血蓄究竟何处，至今仍然属于《伤寒论》研究中一个争论的问题。要解决这个问题，必须运用整体性思维进行综合性地分析，不可拘于一字一句。否则势必陷入此亦一是非，彼亦一是非的境地，争论会永无休止。

我们先要捋清一下关于血蓄何处的几种不同的说法，然后逐一地进行分析判断。

其一，血蓄膀胱说。这种说法最主要的根据就是109条明确讲的"热结膀胱"。并认为"血自下，下者愈"，指的是膀胱下血。代表注家是成无己，他说："太阳多热，热在膀胱，必与血相搏。"因为膀胱为太阳之腑，"太阳病不解"的话，表热自然可以"随经"入腑，导致"热结膀胱"的蓄血证。仲师言之凿凿，病机又非常合理，况且成无己又是伤寒第一注家，其学术影响力很大，因此蓄血证属于太阳腑证就成为了共识，进而上升为传统的观点。但是经文中反复把"小便不利"与否作为蓄血有无的重要鉴别症，明确指出"小便不利，血证谛也"（129条）。这就提出了一个难以回避的问题，就是：既然血蓄在膀胱，小便为什么反而通利呢？难怪伤寒注家钱天来质问说："若果膀胱之血蓄而不行，则膀胱瘀塞，下文所谓少腹便满，小便自利，又何自出乎？"可见，认可血蓄在膀胱，的确存在这样的疑问。

其二，血蓄回肠说。钱天来否定了血蓄膀胱，力主血蓄回肠，说："愚谓仲景之意，盖以太阳在经之表邪未解，故热邪随经，内入于腑，而瘀热结於膀胱，则热在下焦，血受煎迫，故溢入回肠……"持有这种观点，还有一个强有力的证据，就是方名叫做桃核承气汤。所谓的"承气"，就是上下承胃肠之气，所以承气汤是治疗"胃家实"的方子。既然叫承气汤了，那么血就应该蓄在胃肠。尽管钱氏力阐其理："阳明多气多血，肠胃为受盛之器，传化糟粕之浊道，百物之所汇，血热妄行，岂有不归肠胃者乎！"但还是存在一个问题："肠胃为受盛之器"，可它并不是下血的专门通道；膀胱虽然属于津液之腑，它也可以有尿血的病变，何必非要"溢入回肠"不可？可见，血蓄回肠的说法，也同样存在问题。

其三，血蓄子宫说。这个说法是以临床为根据的，临床上蓄血证多见于妇人经水的瘀滞，下焦蓄血的各种病证，多用蓄血三方治疗，而且下血也多从阴道出来。张锡纯就指出："此证乃外感之热，循三焦脂膜下降，结于膀胱，膀胱上与胞室之脂膜相连，其热上蒸，以致胞室亦蕴有实热，血蓄而不行。"张氏所说的"胞室"，就是子宫。但是，这个说法存在两个问题：尽管蓄血三方临床多用于妇人少腹经血瘀滞，在仲师蓄血证的原文中缺乏根据。再说，蓄血三方虽然用于子宫瘀血，并不能证明太阳蓄血就必须在子宫。就像五苓散可以治疗水蓄膀胱，却不能证明凡是用五苓散治疗的蓄水证必然病在膀胱一样。可知，这种说法也并不完美。

其四，血蓄下焦说。这种观点认为，只是讲血蓄膀胱、回肠、子宫，病位太过局限了，何况原文中还有"热在下焦"的证据，所以应当是血蓄下焦。汪琥指出："膀胱热结，在卫则尿不利，在荣则血不流，故作急结之形，为下焦蓄血之证谛也。所以用桃核承气汤，乃攻下焦蓄血，治少腹急结之药，实非通膀胱热结之药也。"首先应该肯定，血蓄下焦的说法比膀胱、回肠、子宫这些说法更为灵活些。但是血蓄下焦的具体发病过程是什么？下焦的脏器很多，血究竟蓄在何脏何腑，还是整个下焦全部蓄血？下焦的出孔有三个，"血自下"，是下自尿道，阴道，还是魄门？这些问题没有在理论上得到合理的解释。所以，血蓄下焦的说法，同样地存在疑义。

以上的四种说法各具道理，但是又各有疑点。能否统一四种说法？要解决这些问题，首先必须抓住蓄血证的具体病变部位及病理演变过程这两个关键问题。现在分析如下。

"热结膀胱"一语，还见于《金匮要略·妇人产后病脉证并治》中，说"产后七八日，无太阳证，少腹坚痛。此恶露不尽……热在里，结在膀胱也"（此"膀胱"显然泛指下焦少腹之部位）。《伤寒论》中又有"冷结在膀胱关元"的说法。以上尽管结有冷、热的区分，然而病位在膀胱却是一致的，所以膀胱代表了下焦少腹的部位。尽管是这样，却不能笼统地说血蓄下焦，因为具体的病理机制还是不清楚。

仲师在原文中解释蓄血病机的时候讲："所以然者，以太阳随经，瘀热在里故也。"这里的"经"，显然指的是经脉、脉络。随"里"，是个广泛的概念。109 条的"热结膀胱"与 128 条的"热在下焦"，都属于"里"的范畴。"瘀"，指的是血滞于脉络中。总之，全句是说明本证的热邪是由经脉内传的，其血结也在脉络之中，也就是注家所谓的"病在血分"。所以，109 条讲"少腹急结"，"急"，形容挛缩的状态；"结"，形容板硬的状态。显然，只有局部脉络的病变才会出现这种特有的少腹筋脉肌肉的征候。

"随经"一词是关键，因为它指出了病机传变的具体途径与过程。这样，即使"热结"在膀胱本腑，也一定是结于膀胱壁及其周围组织的脉络之中。那么，膀胱脉络的热邪同样可以"随经"而传入下焦邻近的各个脏腑，使热邪与血搏结邻近脏腑的脉络中。这就是仲师不但讲"热结膀胱"，也讲"热在下焦"的原因所在。以上的分析证明，蓄血证的具体病变部位是"脉络"。其病机演变的过程是太阳的热邪随经传入膀胱，或者波及下焦各脏腑的脉络形成络瘀，从而导致下焦各脏腑不同的蓄血证。这就是所谓"瘀热在里"的涵义。

那么，经文云"血自下"，又"下"自何处呢？这就涉及体质因素了。"太阳随经"，热邪内传，倘若素体没有下焦血行不畅或瘀血的因素，即使怎样地热与血搏，也难以成"结"而为蓄血。充其量也只能是"热在下焦"而已。甚至会恰恰相反，热迫血行，突破血络，导致出血证。"少阴病，八九日，一身手足尽热者，以热在膀胱，必便血也"（293条）就是例证。本条假如少阴阳复，热传膀胱的时候，膀胱脉络素有瘀滞，也可形成蓄血证。因为外来的热邪与内复的阳热都可以与血相搏的，至于能否形成蓄血证，关键在于素体如何。巢氏《病源》在论"伤寒内有瘀血候"时指出："夫人先瘀结在内，因伤寒病。"可以说是先获仲师心得。

所以，"太阳随经"是一定的，血蓄脉络也是一定的。至于血蓄在何脏何腑？从何处下血？则取决于各脏腑的平素的具体情况。假若膀胱素有瘀血的因素，就容易血蓄膀胱；回肠素有瘀血的因素，就容易血蓄回肠；同样，子宫素有瘀血的因素，就容易血蓄子宫。可见，如果说血究竟是蓄在何处，笼统地讲，血蓄在脉络；具体地讲，应该看下焦膀胱、回肠、子宫诸脏腑的具体情况而定。当然，其下血的话，血蓄于何脏何腑，就会从何道而下。仲师之所以只讲"血自下"，而不具体指明血自何处而下，其用心恐怕在于此。

还有"小便自利"的问题。小便自利与否，在仲师看来，是鉴别蓄血证与蓄水证的关键所在。如果血蓄膀胱，小便会"自利"吗？只要明确了血蓄在脉络之中，这个问题自会得到合理的解释。膀胱为水腑。腑，指的是空腔，是储存尿液的地方。而蓄血证是血热搏结于膀胱壁（或周围组织）的脉络中，其病变与腑腔水液没有多大的关系，这就是注家的"不在血分"的意思。所以尽管是血蓄膀胱，而可以"小便自利"的。这就是血蓄在膀胱又为什么会"小便自利"的道理所在。

还需要指出的是，讲蓄血的主要部位在脉络，但有些蓄血证的部分瘀血会溢于脉络之外凝结成块，我们叫做离经之血。所以，临证中有服用蓄血三方，未见下血而愈者，也有"下血乃愈"者。前者是瘀血在体内消化了，或者是脉络内的瘀阻打通了。后者则多属于溢于脉外的那部分瘀血随之而下。而这种瘀血如果结在膀胱的腔内，是不会"小便自利"的。即使不是结在膀胱本腑而血蓄于邻近膀胱的脏器压迫膀胱或尿道，也同样不会"小便自利"的。所以，"热结膀胱"的桃核承气证中，并无"小便自利"之文（注家多连累而及之），其用意恐怕与此相关。吴又可讲"小便不利，亦有蓄血者。非小便自利，便为蓄血也"，可谓是经验之谈。

【原文】

太陽病身黃，脈沈結，少腹鞕，小便不利者，爲無血也。小便自利，其人如狂者，血證諦也，抵當湯主之。（125）

【释义】

本条继续补述蓄血重证的辨证。蓄血重证，由于血瘀的程度很重，而且还会影响新血的内生，最后导致血不能外荣肌肤，出现身黄的现象。血结在下焦，经络血行不畅，所以脉象是沉结的，少腹是硬满的。

身黄与少腹满，也见于湿热证。鉴别要点是，湿热蕴结的发黄，应当小便不利，其人也不发狂，治疗宜用茵陈蒿汤。本证是小便自利，同时兼见发狂，则毫无疑问属于下焦蓄血，所以治疗用抵当汤。

本条又重复强调小便利否对于蓄血证的辨证意义。因为少腹满，有水结与血结的不同，假若小便不利，则是气化失职，多属于水气证，也就是"无血"的意思。假若小便自利，加上如狂，则属于蓄血证，所以仲师肯定地说"血证谛也"。由此看出，小便的利与不利，是下焦蓄血与湿热的辨证要点。

3. 抵当丸证

【原文】

傷寒有熱，少腹滿，應小便不利，今反利者，爲有血也，當下之，不可餘藥，宜抵當丸。（126）

抵當丸方

水蛭二十箇（熬）　虻蟲二十箇（去翅足，熬）　桃仁二十五箇（去皮尖）　大黃三兩

上四味，搗分四丸，以水一升煮一丸，取七合服之。晬時當下血，若不下者，更服。

【释义】

本条补述蓄血重证而病势较缓的变通治法。仅仅是少腹硬满，还没有见到发狂，瘀血结得虽然重，但是病势比较缓。因此，治疗就可以改汤为丸，峻药缓攻。目的是缓缓地祛除瘀血，这样的话，既有利于清除死血顽瘀，又可以避免峻药伤正。

【方解】

本方的药物与抵当汤是相同的，但是有两个变化：一个是水蛭和虻虫的用量减少了三分之一，二是改汤为丸。反映了病变治亦变，病轻则药亦轻的"随证治之"的治疗原则。

（九）结胸证

结胸证是痰水与寒热邪气结滞于胸胁，甚至波及全腹部的病证。结胸证，按照病邪的性质，分为热实结胸证和寒实结胸证；按照病情的轻重，分为大结胸证和小结胸证；还有根据病位的高下，分为大结胸汤证和大结胸丸证。

1. **热实结胸证**

（1）大陷胸丸证

【原文】

病發於陽，而反下之，熱入因作結胸；病發於陰，而反下之，因作痞也。所以成結胸者，以下之太早故也。結胸者，項亦強，如柔痙狀，下之則和，宜大陷胸丸。（131）

大陷胸丸方

大黃半斤　葶藶子半升（熬）　芒硝半升　杏仁半升（去皮尖，熬黑）

上四味，搗篩二味，內杏仁、芒硝，合研如脂，和散，取如彈丸一枚，別搗甘遂末一錢匕、白蜜二合，水二升，煮取一升，溫頓服之，一宿乃下。如不下，更服，取下爲效。禁如藥法。

【释义】

本条论述结胸证的成因以及邪结偏上型结胸的证治。从"病发于阳"到"以下之太早故也"，论述的是结胸证的成因。太阳病误用下法，致使表热内陷，与胸脘的痰水相结，形成了热实结胸证。这就是"病发于阳，而反下之，热入因作结胸"的涵义。至于后面的"病发于阴，而反下之，因作痞也"，是说假如病发于阴，即使下之也无热邪可入，是不会形成结胸的，最多有形成痞证的可能。这里仲师以对比说明的方式，反衬"热入"是导致结胸形成的关键病机。之所以造成"热入"，又是"下之太早"的缘故。

从"结胸者"到"宜大陷胸丸"，论述的是邪结偏上型结胸的证治。结胸的病变范围主要在胸膈胃脘（心下），有时波及整个腹部，如果结胸证而出现项强如柔痉状的表现，则说明邪热与痰水结聚的部位偏于上部，阻遏了颈部的经络，致使津液失于分布，筋脉肌肉失养，于是出现了项背强急。

结胸证属于水热有形之邪内结，治疗应当泻热逐水，故原文讲"下之则和"。假如病邪结于高位，项背强急的，又不宜峻攻，以免药过病所祛邪不尽，应当用丸药缓缓地祛除高位的水邪。水热之结一旦打开了，经络与津液就得到了通达分布，不但结胸证的心下硬痛等可以治愈，项部的筋脉肌肉也会得到濡养，项强的症状自然消除了。

【方解】

本方是大陷胸汤的加减方，是在大陷胸汤的基础上加杏仁、葶苈子、白蜜组成的。方中的大黄、芒硝，泻热破结，荡除实邪；甘遂攻逐水饮。由于水热互结的位置偏高，所以加杏仁、葶苈子，利肺调气，导水下行。又改汤为丸，而且是用白蜜做丸，白蜜甘缓，也就是说，从剂型到用药，都体现了缓缓驱除高位之水的旨意。

本方药物的作用虽然峻猛，但是由于采用了煮丸的方法，硝、黄、葶、杏四药合研，仅仅取如弹丸大一枚，用量比较小，变峻攻为缓治。本方的方后注说："一宿乃下。如不下，更服，取下为效。"而大陷胸汤方后注说："得快利，止后服。"两下相比较，可以证明本方比较大陷胸汤泻热逐水破结的力量和缓得多。

【疑难解析】

①杏仁之用——整体性辨治思维的问题：杏仁与葶苈子不一样，本来不是利水药，但为什么在本证本方中应用呢？这就是我们应该思考的问题。杏仁这味药，若是论部位的话，属于上焦药；若是论归经的话，主要入肺经；若是论气血的话，偏走于气分。杏仁，味甘而不燥，正应合肺金的本体；味苦而性降，正应合肃降的功用。一句话，杏仁主降肺气，也就是《神农本草经》所说的"下气"。杏仁的解表（麻黄汤）、平喘（麻杏甘石汤）、通便（麻子仁丸）以及利水（大陷胸丸）的四种配伍和证治，理论根据全在这里。中医理论认为，气行则津行，杏仁于大陷胸丸，就是通过利气以达到利水的效果，通过降肺以达到通调水道的目的，充分体现了整体性辨证论治思维。与见咳不止咳、见血不止血的治疗思路是相同的。正如柯韵伯所说的："此水结因于气结，用杏仁之苦温，以开胸中之气，气降则水下矣。"

②借宾定主——相对性辨证思维的问题：原文中有句话是有争论的，就是"病发于阴，而反下之，因作痞也"。由于注家们普遍把本句话，与前面的"病发于阳，而反下之，热入因作结胸"，并列看待，而更为关键的是，后面的痞证，无论是气痞还是痞硬，也都是下后热入形成的，这样一来，就讲不通了。讲不通就挖空心思，曲为解释，结果是越解越玄。

问题出在哪呢？问题就出在不了解仲师借宾定主的这种具有相对性的写作特点。其实，"病发于阴，而反下之，因作痞也"一句，不是本条的重点，

128

本条的重心是在讲结胸，为了突出和强调结胸证"热入"的特点，所以就讲了一个"病发于阴"的问题。也就是说，借用"病发于阴"之宾，以定"病发于阳"之主。这样一来，我们就清楚了，这两句话，从表面看，是对仗的并列关系，其实不是如此，而是有宾主的区别，你如果在注解的时候平等地看待就错了。像这种借宾定主的写作方式，后面的方证论述中还有的，我们必须引起重视。

（2）大陷胸汤证

【原文】

太陽病，脈浮而動數，浮則爲風，數則爲熱，動則爲痛，數則爲虛。頭痛發熱，微盜汗出，而反惡寒者，表未解也。醫反下之，動數變遲，膈內拒痛；胃中空虛，客氣動膈，短氣躁煩，心中懊憹；陽氣內陷，心下因鞕，則爲結胸，大陷胸湯主之。若不結胸，但頭汗出，餘處無汗，劑頸而還，小便不利，身必發黃。（134）

大陷胸湯方

大黃六兩（去皮） 芒硝一升 甘遂一錢匕

上三味，以水六升，先煮大黃，取二升，去滓，內芒硝，煮一兩沸，內甘遂末。溫服一升。得快利，止後服。

【释义】

本条论述太阳病误下后形成结胸的辨治。本条应该分为三段理解，从"太阳病"到"表未解也"为第一段，主要论述太阳表证的脉症，为下面结胸证的形成及变化作铺垫。从"医反下之"到"大陷胸汤主之"为第二段，论述误下形成结胸的证治，是本条的重点内容。从"若不结胸"到全文末为第三段，论述误下的另一转归发黄的变证。

"太阳病，脉浮而动数"，浮为风邪在表，数为正气抗邪，正邪相搏身体必然发热，抗争于肌表脉搏必然浮数，所以说"浮则为风"、"数则为热"。"数则为虚"的意思是，此时的发热，仍然属于表热，还没有内陷与有形实邪相结。可见，"虚"不是指正气虚，而是相对下面实邪内结的"动数变迟"而言的，具有相对的意味。以上是以脉象阐述病机，再与头痛、发热、恶寒这些症状相参，说明了表邪还在，而且是无形的邪气。微盗汗出，说明了表邪已经有了入里化热的趋势。按常理，表邪未解不应该下之，所以误下叫做"反"。

如果患者平素胸膈有水饮，胃脘没有宿食糟粕，那么误下之后问题就大了，因为邪热内陷，很容易与胸膈的痰水相结，从而形成结胸证。这就是"胃中空虚，客气动膈"的意思。"膈内拒痛"与"心下因硬"，是水热互结，气机郁闭所导致的，属于大结胸证的主症。"动数变迟"，这里的迟，意思是脉搏迟滞不利，是相对前面的"数则为虚"而言的，机理是水热互结闭郁了气机，阻遏了脉道。短气，是邪结胸膈，肺气不利。烦躁、心中懊侬，是热结胸膈，扰乱心神。既然属于水热互结，故治以泻热逐水破结的大陷胸汤。

假如素体胸脘没有痰水，即使误下热邪内陷，也不会形成结胸，但是容易导致另外一种情况，就说湿热郁蒸。湿性黏腻，与热胶黏在一起，使得热邪不能外越，出现但头汗出，身无汗，齐颈而还。湿热纠缠，气化不利，会小便不利。热不得越，湿不得泄，互结蕴蒸，身必发黄。

【方解】

大陷胸汤是《伤寒论》中攻逐邪气力量最为峻猛的方剂，方中的甘遂，攻逐水饮，力猛效速，是方中的主药。大黄、芒硝，泻热荡实，软坚散结。三味药合用，组成了驱逐水饮的峻猛之剂。

本方的煎煮应注意各药的先后顺序：先煮大黄，去掉渣滓后，再纳入芒硝烊化，最后加入甘遂末冲服。因为甘遂所含的泻下成分难溶于水，只有以末冲服，经过胃肠的吸收，才能充分发挥药效。由于本方为泻下逐水的峻剂，应该中病即止，不可以过服，否则会损伤正气。所以方后注叮嘱说"得快利，止后服"。

【疑难解析】

数则为虚——相对性述脉的问题：数脉除主实热以外，确实也主虚热。但是本条的"数则为虚"，却不是"精气夺则虚"的意思。"虚"字具有相对的意味，是相对后面的"动数变迟"的"迟"而言的。用数与迟的相对，用由数到迟的动态变化，来说明邪气由无形到有形，最后落实在以邪热与痰水结聚为特征的大结胸证本身。

仲师活用"虚"字，还有一个例子，那就是第76条的"虚烦"。前后的两个"虚"字，都具有相对性，都意在说明邪气的无形，都不可以从实处理解。

【原文】

伤寒六七日，结胸热实，脉沉而紧，心下痛，按之石鞕，大陷胸汤主之。(135)

【释义】

本条论述原发性结胸的辨证要点。结胸证的成因大致有两种，其一是误下热邪内陷，其二是表热自行内陷，后者就属于原发性结胸证。伤寒六七日，正好是一经的时间，病情容易发生变化。假设患者胸膈心下素有痰水，表热自然入里之后，就形成了水热互结的结胸证。"热实"，讲的是病性；

"心下痛，按之石硬"，讲的是主症；"脉沉而紧"，讲的是主脉。脉沉主里主水，脉紧主结主痛，再加上心下疼痛石硬，可以说从症到脉，都反映了结胸证"热实"的病机特征。

【疑难解析】

脉紧——变法辨证思维的问题：紧脉主寒是常法，仲师论述太阳伤寒证讲"脉阴阳俱紧"就是证明。但是作为一种紧实弹指、如转绳索的脉象，临床上主病，就不能够局限于寒，所以对于紧脉主寒应该活看，本条就是一个很好的例子。

大结胸证是大热证，从病性的角度讲，是绝对不可能出现紧脉的。但是大结胸证又是一个大实证，更是一个以心下剧疼为特点的病证，邪气结得愈厉害，疼痛就愈严重，而脉搏就愈容易出现紧象。可见，不只是寒邪，邪结与疼痛，也是导致脉紧的因素。只是对于寒邪来讲，属于主病的变法而已。

（3）小陷胸汤证

【原文】

小結胸病，正在心下，按之則痛，脈浮滑者，小陷胸湯主之。（138）

小陷胸湯方

黃連一兩　半夏半升（洗）　栝樓實大者一枚

上三味，以水六升，先煮栝樓，取三升，去滓，內諸藥，煮取二升，去滓。分溫三服。

131

【释义】

本条论述小结胸病的病机和证治。小结胸病属于热实结胸的轻证，主要表现在三个方面：一是病位局限，病变正在心下胃脘的部位；二是症状轻浅，按之则痛，不按就不痛；三是脉浮滑，浮脉主热，滑脉主痰，知道是痰热互结在心下胃脘，而不像大结胸证那样是水热互结在胸膈、胃脘，甚至是整个腹部。既然属于痰热相结，病情比较轻，病位也局限，所以叫做"小结胸"。治法是清热涤痰开结，方用小陷胸汤。

【方解】

小陷胸汤也是三味药组成的，但是与大陷胸汤对比，用药要平和的多。方中黄连苦寒，清泄心下热结；半夏辛温，祛痰涤饮开结，两味药合用，苦降辛开，善于治疗痰热互结证。栝蒌清热化痰，宽胸散结，功能最为全面。三味药合用，相辅相成，使得痰热分消，结滞开散，是治疗心下痰热互结的名方。因为药力比大陷胸汤轻而缓和，所以叫做小陷胸汤。

2. 寒实结胸证

【原文】

病在陽，應以汗解之，反以冷水潠之，若灌之，其熱被劫不得去，彌更益煩，肉上粟起，意欲飲水，反不渴者，服文蛤散。若不差者，與五苓散。寒實結胸，無熱證者，與三物小陷胸湯，白散亦可服。(141)

文蛤散方

文蛤五兩

上一味爲散，以沸湯和一方寸匕服，湯用五合。

五苓散方

（見蓄水證）

三物白散方

桔梗三分　巴豆一分（去皮心，熬黑，研如脂）　貝母三分

上三味，爲散，內巴豆，更於白中杵之，以白飲和服。強人半錢匕，羸者減之。病在膈上必吐，在膈下必利。不利，進熱粥一杯；利過不止，進冷粥一杯。

【释义】

本条论述湿郁心烦及寒实结胸的证治。本文可以分作两段理解，从"病在阳"到"五苓散"为第一段，论述湿郁心烦的证治。从"寒实结胸"到全文末为第二段，论述寒实结胸的证治。

退热的方法不当是导致湿郁心烦的根本原因，病在阳，就是病在太阳，应当用麻黄汤或者桂枝汤发汗，结果医生反而用冷水潠灌退热，这样一来，不仅是玄府不开，邪气不能发散，反而使腠理更加地郁闭，导致热邪不得外散而阳郁，汗液不能外出而湿郁。湿邪和阳气阻遏就会生热，所以烦躁更加严重；湿邪闭郁了玄府，就出现肉上粟起。至于治疗，轻的，清热化湿，用文蛤散。如果是服文蛤散后心烦不解，皮粟不消，这是水湿郁滞三焦，应该服五苓散化气行水。

寒实结胸证，是寒痰冷饮内结胸膈脘腹所导致的，虽然也是心下疼痛拒按，但是没有烦躁口渴等热症，常伴有小便清利，舌淡，苔滑等。治疗宜温寒逐水开结，方用三物白散。

"与三物小陷胸汤，白散亦可服"一句，考《金匮玉函经》及《千金翼方》，没有"陷胸汤"及"亦可服"六个字，按文义推理，应该属于衍文，可以删去。

【方解】

文蛤散：只有文蛤一味，善于清热化湿，通利小便。文蛤，就是有纹理的海蛤。

三物白散：贝母消痰散结，桔梗开提肺气。其实巴豆是本方的主药，大

132

辛大热，善于散冷积，逐寒水。巴豆有催吐和泻下的双相作用，服药以后，顽痰水饮结于膈上的，可以通过催吐而驱邪外之；结于膈下的，可以通过泻下而驱邪外出。因为吐下容易伤损胃气，善于必须用"白饮"送服。巴豆有得热则行、遇冷则止的特点，服后"不利进热粥一杯，利过不止进冷粥一杯"作为调节。又因为方中的三味药都是白色的，所以叫做三物白散。

3. 结胸类似证

【原文】

问曰：病有結胸，有藏結，其狀何如？答曰：按之痛，寸脈浮，關脈沈，名曰結胸也。（128）

何謂藏結？答曰：如結胸狀，飲食如故，時時下利，寸脈浮，關脈小細沈緊，名曰藏結。舌上白胎滑者，難治。（129）

藏結，無陽證，不往來寒熱，其人反靜，舌上胎滑者，不可攻也。（130）

【释义】

以上三条的重点是论述热实结胸与脏结的类证鉴别。脏结，是因脏气虚衰，阴寒凝结而形成的一种病证。结胸与脏结，都属于结证，临床的症状表现也很相似，但是寒热虚实却大不相同，必须认真地进行鉴别。

脏结虽然也属于有形邪气的结聚，也是以硬痛作为主症，但其基本病机是久病脏寒，气血结滞。临床见到的是时时下利，舌苔白而滑润，与结胸证常伴的大便秘结，舌苔黄燥完全不同。脏结关脉小细沉紧，反映了虚寒邪结的病机。寸脉浮，其实是相对关脉小细沉紧而言的，虽然浮，必然是浮而无力，与结胸的关脉沉而有力不同。脏结属于久病阳虚，平素就食欲不振，病后食欲还是照常不佳，这就是所谓的"饮食如故"。阴寒结聚，必须攻之，可是脏气已经虚衰，又不耐攻伐，故仲师说"难治"。

130条又进一步阐明脏结与结胸的鉴别点，是从四个方面进行鉴别：一是无阳证，结胸虽然有热实、寒实的区分，但是以热实结胸为常见。而脏结则纯属于阴寒凝结，绝对不会有发热烦渴等热症。二是不往来寒热。脏结证也是邪气结于胁下，与少阳病邪结胸胁苦满痞硬很是类似，但少阳病属于阳证，多往来寒热，而脏结则"不往来寒热"。三是其人反静。静是针对而烦言的，结胸属于热证，热扰心神必烦躁；脏结属于本虚标实，而且是久病虚寒，一般不会生烦。四是舌上苔滑。结胸证必然是舌红苔黄燥，而脏结都是舌淡苔白滑。至于治疗，脏结虽然属于阴寒凝结证，但是因为脏气虚衰，既然脏气虚衰了，自然"不可攻也"。

【原文】

伤寒十餘日，熱結在裏，復往來寒熱者，與大柴胡湯。但結胸，無大熱者，此爲水結在胸脅也。但頭微汗出者，大陷胸湯主之。（136）

大柴胡湯方

柴胡半斤　黃芩三兩　芍藥三兩　半夏半升（洗）　生薑五兩（切）　枳實四枚（炙）　大棗十二枚（擘）

上七味，以水一斗二升，煮取六升，去滓再煮取三升。溫服一升，日三服。一方，加大黃二兩，若不加，恐不爲大柴胡湯。

【释义】

本条论述结胸证与大柴胡汤证的类证鉴别。外感病到了十多天，表邪入里化热，结于胸胁，会形成结胸证，或者是少阳病。因为结胸病位在胸膈，而少阳经络走胸胁。何况又都属于热结证，所以两个病的脉症有相类似的地方，这就有了鉴别的必要。邪结少阳的大柴胡汤证，胁下痞硬而不痛，即使是疼痛也比较轻，与大陷胸汤证的胸胁心下硬痛难以忍受有明显的不同。大柴胡汤证热结少阳，枢机不利，一般会见到往来寒热。而水结胸胁结胸证与少阳没有什么关系，所以仅仅是发热而已，而且如果热与水结得太重，还会"无大热"的。另外，结胸证由于热郁水结，郁热不能外散只能上蒸于头面，会出现"但头微汗出"。热结在少阳，治以大柴胡汤；水结在胸胁，治以大陷胸汤。

【方解】

（见于少阳病篇）

【原文】

太陽病，重發汗而復下之，不大便五六日，舌上燥而渴，日晡所小有潮熱，從心下至少腹硬滿而痛不可近者，大陷胸湯主之。（137）

【释义】

本条论述结胸证与阳明实热证的类证鉴别。太阳病汗下以后，一旦热邪内陷的话，要么是与痰水结于胸膈，要么是与宿食结于胃肠。前者形成了热实结胸证，后者形成了阳明实热证。因为这两个证，都具有热、实、结的特点，关键是这两个证在某种情况下还可以兼见，所以必须鉴别。

本条"从心下至少腹硬满而痛不可近"一句，是辨证的要点所在。阳明实热证，胃肠燥结大便不通的时候，会出现腹满硬痛的症状。尤其兼见不大便五六日，舌燥口渴，日晡潮热，更像是阳明实证。但是有一个关键点，阳明实证大便糟粕是结在肠腔内的，腹痛的部位比较局限，大多是围绕着肚脐攻冲作痛。而大结胸证就不是这样，大结胸证是水热互结，水又有流动不居的特性，水热邪气往往弥漫流注于腹腔，泛溢于上下，出现从心下至少腹硬满而痛不可近的症状，病变范围比较广泛，病情程度也比较严重，这是一般的阳明实热证所不具备的。

从心下至少腹硬满而痛不可近，证明了是大结胸证，尽管也会有不大便、燥渴、潮热等阳明实证，可以直接用大陷胸汤。因为大陷胸汤中不但有逐水破结的甘遂，也有清泄阳明实热的硝、黄。

4. 结胸证预后

【原文】

结胸證，其脉浮大者，不可下，下之则死。（132）

结胸證悉具，烦躁者亦死。（133）

【释义】

以上两条论述结胸证的治禁和预后。结胸证是大实证，应该脉沉紧有力。假如见到脉浮大，这是无形的表邪还在，或者是具有正气内虚的因素，虽然是结胸证完全具备了，在这两种情况下，是绝对不能用大陷胸汤攻下的。如果误下的话，必然重伤正气，致使病危而难治，所以说"下之则死"。

热实结胸证本来就应该有烦躁，"悉具"这两个字，意在说明这是典型的、最重的结胸证，不是一般性的心烦，而是神识昏迷，躁扰不安，这是阴阳离决的特征，所以说"亦死"。

135

（十）痞证

痞证，又叫做心下痞，是以患者自我感觉心下胃脘的部位有堵塞满闷感觉为临床特点的变证。是仲师在太阳病变证中，论述最为详尽、系统的方证，从149条到165条，共17段条文集中讨论了痞证的有关问题。痞证分为本证和类似证两种，本证就是五泻心汤证，其中，以半夏泻心汤证为重点。五泻心汤证又根据邪气的有形与无形，分为气痞证和痞硬证。类似证也有五种，目的是为了与真正的痞证类证以鉴别。

1. 气痞证

（1）大黄黄连泻心汤证

【原文】

脉浮而紧，而復下之，紧反入裏，则作痞。按之自濡，但气痞耳。（151）

【释义】

本条论述痞证的成因以及气痞的特点。"脉浮而紧"，浮主表，紧主寒，是太阳伤寒的脉象，本来应该辛温发汗，使邪气从汗而解。假如用下法，表邪容易内陷，导致气机痞塞，从而形成痞证。"紧反入里"，就是这个意思。气痞证的临床特点，是患者自我感觉心下部位痞塞满闷，但是按之柔软无物，不硬不痛。正是因为无形的气热壅滞于心下，所以仲师把它叫做"气痞"。

【疑难解析】

紧反入里——会通全书的问题："紧反入里"的"紧"字，应当灵活地看，在这里不能作寒解。因为一旦作寒邪解释的话，与后面表热内陷成痞的病机是相矛盾的。所以"紧"只是提示了表邪，而不是提示了寒邪。那么仲师为什么不直接讲浮反入里呢？这是有原因的，是因为后面的154条论述气痞证的时候，讲到"其脉关上浮"，气痞脉象是浮的，当然就不便再讲"浮"反入里了。于是只得用"紧"代表了表邪，来阐述表邪内陷而成痞的病机。如果是不理解仲师的这种用辞特点，以及读《伤寒论》应当前后联系、汇通全书的学习方法，对于这个"紧反入里"的问题就讲不通了。

【原文】

心下痞，按之濡，其脉關上浮者，大黄黄連瀉心湯主之。(154)

大黄黄連瀉心湯方

大黄二兩　黄連一兩

上二味，以麻沸湯二升漬之，須臾，絞去滓。分温再服。

臣億等看詳大黄黄連瀉心湯，諸本皆二味；又後附子瀉心湯，用大黄、黄連、黄芩、附子，恐是前方中亦有黄芩，後但加附子也。故後云附子瀉心湯，本云加附子也。

【释义】

本条论述气痞的证治。心下痞，是本证的病位及主症，患者自觉胃脘部有堵塞满闷的感觉。按之濡，就是局部按之柔软不痛，这是气痞的辨证要点。其脉关上浮，关部候中焦，浮脉主气热。所以，按之濡和关上浮，排除了痰水实邪结聚，说明了本条的心下痞是无形之气热邪壅聚于心下。本条阐述症状比较简捷，既然是气热为病，应该兼有心烦、口渴、舌红、苔黄等。尽管是气热，但是终究属于邪气壅聚的病证，治疗应当泄热消痞，用大黄黄连泻心汤。

【方解】

大黄黄连泻心汤是治疗气热壅聚心下导致气痞的一张名方，方中只有两味药，就是大黄和黄连，也可以看作对药的配伍。大黄与黄连都是苦寒的，药性寒能清泄热邪，药味苦能泻心消痞，热泄出去了，气畅快了，痞也就自然地消解了。

本方的妙用，在于煎法。因为大黄大苦大寒，气厚味重，煎煮之后，药力主要是走肠胃而泻下。所以本方不采取煎煮的方法，而是以麻沸汤，也就是开水浸泡服之，目的是取大黄的轻清之气，以上行泻心消痞。这样一来，既能清泄心下的无形气热，又可以避免大黄苦寒泻下的弊病。

【原文】

伤寒大下后，复發汗，心下痞，恶寒者，表未解也，不可攻痞，当先解表，表解乃可攻痞，解表宜桂枝湯，攻痞宜大黄黄連瀉心湯。（164）

【释义】

本条论述痞证兼表的治疗原则。痞证往往是外感表证误用下法形成的，本条虽然也复发汗了，有的时候表邪会有残留的。本条举"恶寒"一症，就说明了表邪陷而未尽。

这就是表证兼气痞，表里同病，按仲师表兼里实宜先表后里的治则，本条确立了先解表后治痞的治法。只是经过了汗下，正气总是受到了损伤，所以不可以峻汗，只能用桂枝汤。表解后治疗气痞，当然是大黄黄连泻心汤。

（2）附子泻心汤证

【原文】

心下痞，而復惡寒汗出者，附子瀉心湯主之。（155）

附子瀉心湯方

大黄二兩　黄連一兩　黄芩一兩　附子一枚（炮，去皮，破，别煮取汁）

上四味，切三味，以麻沸湯二升漬之，須臾，絞去滓，内附子汁。分溫再服。

【释义】

本条紧接前条，继续讨论气痞兼表阳虚的证治。心下痞属于气痞。恶寒汗出，是卫表的阳虚，阳虚失温就恶寒，卫外不固则汗出。

需要说明的是，本条的恶寒汗出，好像是表证未解，但表证的恶寒，一定会伴有发热。现在是只恶寒而不发热，无热恶寒者发于阴，所以可以判断是表阳虚。外寒内热，不必分为两步治疗，同时泄热消痞，扶阳固表，用附子泻心汤。

【方解】

附子泻心汤可以看作大黄黄连泻心汤的加减方，方中大黄、黄连、黄芩泄热消痞；附子扶阳固表。本方最大的特点有两个：一是寒热并用，内外兼治。二是浸泡与煎煮并用，因为三黄泻心消痞，要取其轻清之气，必须开水浸泡。而附子是要取其辛热厚味温阳祛寒的，必须另煮取汁。清代伤寒注家尤在泾对本方的用法作了精辟阐述，说："方以麻沸汤渍寒药，别煮附子取汁，合和与服，则寒热异其气，生熟异其性，药虽同行，而功则各奏，乃先圣之妙用也。"

2. 痞硬证

(1) 半夏泻心汤证

【原文】

傷寒五六日，嘔而發熱者，柴胡湯證具，而以他藥下之，柴胡證仍在者，復與柴胡湯。此雖已下之，不爲逆，必蒸蒸而振，卻發熱汗出而解。若心下滿而鞕痛者，此爲結胸也，大陷胸湯主之。但滿而不痛者，此爲痞，柴胡不中與之，宜半夏瀉心湯。(149)

半夏瀉心湯方

半夏半升（洗） 黃芩 乾薑 人參 甘草（炙）各三兩 黃連一兩大棗十二枚（擘）

上七味，以水一斗，煮取六升，去滓，再煎取三升。溫服一升，日三服。

【释义】

本条论述痞硬证的辨治。仲师是从误治的转归入手，并采取了与结胸证对比的借宾定主法，来讨论半夏泻心汤证的。伤寒五六日，正是病情的变化之期，出现了"呕而发热"，这是外邪已经进入到了少阳，本来属于小柴胡汤的适应证，医生反而以他药误下，可以出现两种转归：一是柴胡证仍在。说明了病情没有因为误下而发生变化，既然还是病在少阳，仍然与小柴胡汤。只是会出现蒸蒸发热、振栗作汗的战汗情况，病邪会随着战汗而解的。这不是本条的重点，本条的重点是邪气内陷的两种变证，这就是第二种转归，误下后邪气内陷。邪气内陷又有两种情况：假如热邪与胸膈心下的痰水互结，就形成心下满而硬痛的大结胸证。假如邪陷心下，胃气呆滞，湿浊壅聚，就会形成心下痞证。痞证的治法是辛开苦降，泻心消痞，用半夏泻心汤。

本条叙症比较简单，参考生姜、甘草泻心汤证以及《金匮要略·呕吐哕下利病脉证治》的"呕而肠鸣，心下痞者，半夏泻心汤主之"，本证应该具备呕吐、肠鸣、下利等症。

本条的"此为痞"与151条的"但气痞耳"不同。生姜泻心汤证及甘草泻心汤证，都把痞叫做"痞硬"，而这两个方都是半夏泻心汤的加减方，所以"此为痞"应该是痞硬证。痞硬的三个方证，痞满的特点以及轻重的程度，具有以下的共性：其一，心下的堵塞满闷感，比气痞证要重；其二，痞满不是按之濡，而是按之微硬有抵抗感。

【方解】

本方为临床治疗中焦病证的常用方。半夏燥湿化痰，开结降逆，和胃消痞，是方中的主药，所以用半夏命名。方中有一对最为重要的药对子配伍，这就是半夏、干姜与黄芩、黄连。半夏、干姜气味辛散，芩、连气味苦降，合起来辛开苦降，宣达结气，泻心消痞。半夏还能燥湿，干姜还能化饮，芩、连也能燥湿。人参、大枣、甘草补益脾胃，意在恢复脾胃的运化和升降的职能，使得湿浊不能再生。本方辛开苦降，祛湿和胃，目的就是泻心消痞。

【疑难解析】

①半夏泻心汤——发散性辨证思维的问题：传统观点认为半夏泻心汤中的干姜与黄连的配伍，属于寒热并用，并以方测证的推断，痞证的病机是寒热互结，或者是寒热错杂，总之，离不开寒热。其实，这种观点是不妥的。最大的问题，就是辨证思维的局限性，也就是线性思维。下面进行分析论证：其一，这种说法不符合仲师的原义。尊重仲师的原义，是学习《伤寒论》最基本的原则。157条生姜泻心汤证指出痞证的病机是"胃中不和"，而不是什么寒热互结。158条甘草泻心汤证更明确地指出："此非结热，但以胃中虚，客气上逆，故使硬也。"这就告诉我们，不要从结热或者结寒的角度去理解痞证的病机。痞证的病机，实际上是胃虚失运，气机呆滞，痰湿中阻，也就是仲师所说的"胃气不和"也。其二，"寒热互结"的概念于理不通。请问："寒"与"热"，势同于水火，这两个东西如何能"互结"在一起？"寒"与"热"，只有格拒。例如黄连汤证（173条）、干姜黄芩黄连人参汤证（359条），仲师直接叫做"寒格"。其三，由于医家们执凿于"寒以治热"、"热以治寒"这种用药的常规思维，只要见到寒性药与热性药并用，就必须认定在寒与热的药性方面，这样就难免简单化地理解某些方剂的组方法则与配伍意义，对于半夏泻心汤注解就是这样的。

其实半夏泻心汤体现了辛开苦降法，或者叫做泻心法，与寒热没有多大的关系。此方主治"心下痞"证，痞证是邪气结聚形成的，邪气结聚了就应该泻之，所以方名叫做"泻心"。可知，我们体会半夏泻心汤，一定要聚焦在"泻"字上。那么方中的哪些药具有直接的"泻心"的功能呢？只有半夏、干姜和黄芩、黄连四味药。半夏与干姜是辛的，辛味善于开泄；黄芩与黄连是苦的，苦味能够降下。这样一来，四味药组成了一组药对子，共同发挥辛开苦降的功能，而辛开苦降的目的就是一个"泻"字，换句话说，就是泻心消痞。所以尽管方中既用了热性药干姜，又用了寒性药黄芩、黄连，但是组方配伍的真正用意不在于寒热，而在于泻心。这又体现了中医组方配伍

139

中的"舍性取用（味）"思维方法，众所周知，每一位药物，都有性（寒凉温热）和味（辛甘酸苦咸），所谓的舍性取用，就是在方中只取这味药五味所发挥的功用，而舍去它的药性。半夏泻心汤就是这样的例子。这种比较特殊的配伍方式，不只是半夏泻心汤，例如《金匮要略》治寒结的温下剂大黄附子汤，寒则当温，用附子、细辛温阳散寒；结则下之，于是用大黄通泄大便。但问题是，大黄药性是寒的，而病性也是寒的，由此我们可以知道了，此方用大黄就是"舍性取用"，也就是说，只用大黄苦味所发挥的泻下功能，而舍去大黄的寒性。

②借宾定主——相对性写作体例的问题：前面131条讨论结胸证的成因的时候，仲师用了借宾定主法，是以痞证之宾以定结胸之主。本条也用了借宾定主法，不同的是，本条反过来，是借结胸之宾以定痞证之主。具体的以结胸证的心下满而硬痛与痞证的但满不痛宾主对举，实际上是在提示和强调痞证但满而不痛的临床特点。因为本条的重心不是结胸证，而是痞证。读《伤寒》应该理解仲师的这种对举性的、而又主次分明的写作特点。

【医案选录】

①痞证案：范某，女，56岁。1983年4月27日初诊。心下痞闷、嘈杂数年，久治不效，近日加重。恶心呕吐，呃气频作，肠鸣漉漉，口干欲饮，大便时干时稀，苔白稍厚，脉弦，右关浮。钡餐透视：胃下垂。此属痞证，治当辛开苦降，予半夏泻心汤加减：干姜3g，黄芩6g，半夏9g，沉香6g，厚朴12g，枳壳12g，生白术12g，沙参15g，花粉15g，青陈皮各9g，炙甘草3g。三帖，水煎服。

4月30日二诊，服一帖后病人自觉心下畅快，有"透气感"，三帖尽剂，诸症消失。仅背部有胀感，脉现缓象，右关仍稍浮，原方加党参12g，云苓12g，三帖。

5月6日三诊，饮食日增，余无不适，嘱注意饮食调节，给补中益气丸善后。

②痞证案：徐某，女，64岁。1982年6月3日初诊。心下痞硬胀满隐痛近月余，嗳气频作，食后胃脘嘈杂，倦怠乏力，两目发胀，眩晕，大便干结。服胃复安等西药无效。舌红，苔黄后根部腻，脉两关浮。钡餐透视：胃下垂8cm。中医辨证属痞，当治以半夏泻心汤加味：半夏9g，胡连9g，干姜6g，生姜3片，大枣3枚，党参10g，白术10g，枳壳9g，川朴9g，降香6g，甘草3g，水煎，早午晚三次服。

6月7日二诊，痞满痛基本消失，时心烦嗳气，苔仍黄腻，上方加栀子9g，三帖。

140

6月11日三诊：心下畅快，大便通畅，食欲欠佳，背部胀，苔变薄黄，上方干姜减为3g，加焦山楂30g、木瓜9g，三帖。

6月15日四诊，诸症痊愈，香砂养胃丸善后

③痞证案：杨某，女，58岁。1982年4月26日初诊。慢性胃炎病史，心下痞硬憋闷，嘈杂不适，纳呆乏力，每于劳累加重。按诊心下疼痛板硬，舌淡红苔薄白腻，右脉关部浮，左脉稍弦。诊为痞硬证，半夏泻心汤加减治之：半夏12g，黄芩9g，黄连9g，干姜6g，金铃子12g，厚朴9g，枳壳9g，香附9g，青皮9g，炙甘草3g，三帖，水煎分早午晚三次服。

4月29日二诊，痞硬稍减，仍憋闷，有轻微按痛，大便稀溏。上方去胡连、金铃子、代赭石，加苍白术各12g，草寇12g，云苓12g，三帖。

5月3日三诊，痞硬消失，按亦不痛，食欲增加，劳累后也未见复发。上方去苍术，青皮改陈皮，黄芩改6g，加党参10g，六剂善后。

按：以上三案，西医诊断有慢性胃炎的，也有胃下垂的，但是在中医看来都属于痞证的范畴，因为主症都是心下痞硬。舌苔无论黄白，要么腻，要么厚。而且大都有倦怠、纳呆的脾气虚衰症，嗳气呕恶的胃气上逆症，这样一来，脾胃呆滞，湿浊中阻，升降失常的病机显而易见，见到这样的病机，就是半夏泻心汤的适应证，与什么寒热没有多大的关系。如果讲什么方证相应，不是半夏泻心汤与痞证相应，而应该是半夏泻心汤与脾胃呆滞、湿浊中阻、升降失常的病机相应。

（2）生姜泻心汤证

【原文】

伤寒汗出，解之後，胃中不和，心下痞硬，乾噫食臭，脅下有水氣，腹中雷鳴，下利者，生薑瀉心湯主之。（157）

生薑瀉心湯方

生薑四兩（切）　甘草三兩（炙）　人參三兩　乾薑一兩　黃芩三兩　半夏半升（洗）　黃連一兩　大棗十二枚（擘）

上八味，以水一斗，煮取六升，去滓，再煎取三升。溫服一升，日三服。附子瀉心湯，本云加附子。半夏瀉心湯，甘草瀉心湯，同體別名耳。生薑瀉心湯，本云理中人參黃芩湯，去桂枝、术，加黃連並瀉肝法。

【释义】

本条论痞硬兼水食不化的证治。如果患者素体脾胃气虚，发汗进一步地损伤脾阳，最后形成了胃脾呆滞，运化失常，湿浊壅聚的病机，临床除了心下痞硬的主症外，还会有饮食留滞胃脘不消化，随着胃气的上逆，而见"干噫食臭"，就是嗳气中带有伤食的味道。脾胃气机升降失常，水液在肠间窜

141

动，而见"腹中雷鸣，下利"。由于本证的水气太重，必须在泻心消痞的基础上，加大宣散水气的力量，用生姜泻心汤。

【方解】

生姜泻心汤是半夏泻心汤的类方，是由半夏泻心汤加生姜四两、减干姜二两组成的。原来的半夏泻心汤中的诸药仍然泻心消痞，本方生姜的用量很大是君药，目的是散水气，开结气。因为加了生姜，所以减去干姜的用量，防止寒热的药性有所偏颇。

（3）甘草泻心汤证

【原文】

傷寒中風，醫反下之，其人下利，日數十行，穀不化，腹中雷鳴，心下痞鞕而滿，乾嘔，心煩不得安。醫見心下痞，謂病不盡，復下之，其痞益甚。此非結熱，但以胃中虛，客氣上逆，故使鞕也。甘草瀉心湯主之。(158)

甘草瀉心湯方

甘草四兩（炙）　黃芩三兩　乾薑三兩　半夏半升（洗）　大棗十二枚（擘）　黃連一兩

上六味，以水一斗，煮取六升，去滓，再煎取三升。溫服一升，日三服。

臣億等謹按：上生薑瀉心湯法，本云理中人參黃芩湯。今詳瀉心以療痞，痞氣因發陰而生，是半夏、生薑、甘草瀉心三方，皆本於理中也。其方必各有人參。今甘草瀉心中無者，脫落之也。又按《千金》並《外臺秘要》治傷寒䘌食，用此方，皆有人參，知脫落無疑。

【释义】

本条论述脾胃大虚下利严重的证治。"其人下利，日数十行，谷不化"，是本证的重点。"医反下之"，强调的是下药重伤了脾胃，导致了脾胃大虚，除了湿浊中阻形成的心下痞硬外，关键是清气不升，浊阴不降，下利的情况十分地急迫。急迫到了竟然每日数十次的腹泻，而且还夹杂着不消化的食物。

仲师为了强调心下痞硬证与脾胃气虚之间的关系，特意自己作出了说明，这就是"此非结热，但以胃中虚，客气上逆，故使硬也"。这句话讲得非常好，他不但点明了痞硬与胃虚之间的这种虚实的辩证关系，最为重要的是，还用了"此非结热"一句，点明了痞证的病机与寒热关系不大。或者说，不要从寒热的角度来认识痞证及其病机。

至于治疗，首先肯定是要重视痞，但是对于像本条这样伴有"下利日数十行"的痞硬证，攻下就必须谨慎。为此仲师又特意叮嘱，妄行攻下势必更伤脾胃之气，脾胃越虚，湿浊就越盛；湿浊越盛，其痞就益甚。所以本证的治疗，应该在泻心消痞的基础上，补益脾胃，缓急止利，用甘草泻心汤。

半夏泻心汤、生姜泻心汤、甘草泻心汤三个方证，都以脾胃呆滞，水湿中阻，升降失职，气机痞塞为基本病机。都是以心下痞硬为主症，都兼见呕吐、下利、肠鸣等症。其中，半夏泻心汤证为基本方证，生姜泻心汤证以夹有水饮食滞为主，以干噫食臭为临床特点；甘草泻心汤证以脾胃虚弱为主，以下利急迫为临床特点。

【方解】

本方也属于半夏泻心汤类方，是半夏泻心汤加重甘草的用量而组成的。甘草为君药，目的是补中缓急，也就是说，既能补益脾胃，又能缓急止利，一举两得。

需要说明的是，本方没有人参，不合乎道理。因为三个泻心汤证中，只有甘草泻心汤证正气最虚，最需要人参的补益。参考《金匮》、《千金》、《外台》等书，本方中都有人参，因此应当属于传抄脱漏。

3. 痞证类似证

心下痞这一个症状，在很多的疾病中都可以见到，有的时候是主症，有的时候是兼症。也就是说，临床上不是所有的心下痞，都可以诊断为痞证，都可以泻心消痞，都能运用泻心汤，这就需要进行类比鉴别。仲师为了突出痞证的辨证论治，除了五泻心汤证外，还列出了六种类似证。

（1）赤石脂禹余粮汤证

【原文】

伤寒服汤藥，下利不止，心下痞鞭，服瀉心湯已，復以他藥下之，利不止。醫以理中與之，利益甚。理中者，理中焦，此利在下焦，赤石脂禹餘糧湯主之。復不止者，當利其小便。(159)

赤石脂禹餘糧湯方

赤石脂一斤（碎） 太乙禹餘糧一斤（碎）

上二味，以水六升，煮取二升，去滓。分温三服。

【释义】

本条论述痞证与下利的辨证。从表面看，本条的大部分文字内容谈的都是有关于下利的问题，其实，本条的重点是"下利不止，心下痞硬"一句。伤寒服汤药，出现了两个症状，下利不止和心下痞硬，这就需要仔细地进行辨证和诊断，是下利证呢？还是痞硬证呢？从"服泻心汤已"得知，医生的初诊还是痞硬证，可能是医者认为痞证中本来就包含着下利。令人遗憾的是，诊断错了。因为与泻心汤以后，痞硬不但没有得到解决，下利反而更加严重了。我们从"复以他药下之"，知道了这件事。也就是说，尽管出现了心下痞硬，也应该辨证诊断为下利证。肯定是开始服汤药伤损了中阳，中焦虚寒，清阳下趋就下利不止，阴寒凝聚则心下痞硬，这本来属于桂枝人参汤的适应证，决非半夏泻心汤所能够治疗的。但是医家眼里只有痞证，误用泻心汤，药不对证后，又复以他药下之，接二连三地治疗错误，带来了一系列的下利问题。以上讨论的，就是本条的重点，痞证类似证的鉴别。

条文后面的内容是医者犯了虚虚之戒以后，仲师顺便论述的有关于下利的治疗。下利与痞硬并见，是中焦虚寒，按照常理应该用理中丸。但是服了理中丸后，下利仍然不停止，知道这是屡用下药，损伤了下元，病位已由中焦的虚寒利转为下焦的虚寒滑脱了，所以用赤石脂禹余粮汤温阳涩肠，固脱止利。最后仲师还补充了下利的另外一种治法，这就是利小便以实大便。如果是涩肠固肠下利还不停止的话，就要考虑是不是水液气化方面的问题。因为气化不利，津液偏渗大肠的话，也会下利不止的。这种下利证就要采取利小便以实大便的治法，可酌情选用五苓散。

【方解】

赤石脂甘酸性温，禹余粮甘涩性平，两味药合起来用，酸敛固脱，涩肠止利，是治疗下焦虚寒久利滑脱的良方。

(2) 五苓散证

【原文】

本以下之，故心下痞，与泻心汤，痞不解。其人渴而口燥烦，小便不利者，五苓散主之。一方云，忍之一日乃愈。(156)

【释义】

本条论述中焦蓄水致痞与泻心汤证的类证鉴别。下后导致的痞证，首先自然要与泻心汤，但问题是服了泻心汤痞不解，这就证明了治疗是错误的。回过头来重新辨证，才发现其人还有渴而口燥烦以及小便不利，这两个症状不属于痞证的范畴，而是水气的病变。结合心下痞，得知是水饮内停心下的蓄水证，既然不属于痞证，就不宜用泻心汤泻心消痞。用五苓散化气行水，水邪祛了心下痞也就自然地消失了。

"忍之一日乃愈"，是说中焦蓄水较少较轻者，虽然心下痞满，只要能忍渴而不饮，水饮逐渐地运化，痞也可自然消失的。

【疑难解析】

水饮致痞——辨证与概念的问题：五苓散证也可以出现心下痞，这是本条给予我们最大的提示。蓄水证是三焦气化失常导致的病证，中焦停水自然包括在其中。水饮一旦停于心下，阻滞了气机，出现心下痞是很正常的。蓄水证尽管可以出现心下痞，但它只是蓄水证中的一个症状而已，而且还是一个不太常见的症状，所以你不能把这种痞叫做痞证。因为痞证的概念是明确的，一定是泻心汤治疗的心下痞，才可以叫做痞证。

本条还说明了两个问题：一是见痞不治痞，符合了我们中医辨证论治的思想；二是蓄水证的确是水蓄三焦，而不是膀胱。假如是膀胱蓄水的话，是断断不会出现心下痞的，传统的太阳腑证的说法应该否定。

（3）旋覆代赭汤证

【原文】

伤寒發汗，若吐、若下，解後，心下痞硬，噫氣不除者，旋覆代赭湯主之。（161）

旋覆代赭湯方

旋覆花三兩　人參二兩　生薑五兩　代赭一兩　甘草三兩（炙）　半夏半升（洗）　大棗十二枚（擘）

上七味，以水一斗，煮取六升，去滓，再煎取三升。溫服一升，日三服。

【释义】

本条论述痰浊致痞与泻心汤证的类证鉴别。本证以噫气为重点。汗吐下以后，表证虽然解除了，必然伤及中气，脾胃的运化失职，痰浊壅滞于中焦，则心下痞硬；气机升降失常，胃气上逆，则噫气不除。现在是"心下痞硬"与"噫气不除"同时存在，如何辨证取舍是个关键。假如辨为痞证，就应该泻心消痞，用泻心汤。假如辨为痰阻气逆，就应该和胃消痰降逆，用旋覆代赭汤。因为本条的重点是举例讲痞证的类似证鉴别的，所以是旋覆代赭汤证。

【方解】

旋覆代赭汤是治疗胃气上逆的传统方，也是代表方。方中旋覆花消痰降逆，代赭石重镇降逆，生姜祛水降逆，半夏祛痰降逆，以上四药为一组，降逆止噫是其共同的作用。人参、大枣、甘草为一组，补中益气，加强脾胃的运化，阻止痰浊的产生。全方补降合用，但是以降为主。

（4）桂枝人参汤证

【原文】

太陽病，外證未除，而數下之，遂協熱而利，利下不止，心下痞硬，表裏不解者，桂枝人參湯主之。（163）

桂枝人參湯方

桂枝四两（别切）　甘草四两（炙）　白术三两　人参三两　乾薑三两

上五味，以水九升，先煮四味，取五升，内桂，更煮取三升，去滓。溫服一升，日再夜一服。

【释义】

本条论述虚寒下利证与痞证的类证鉴别。表证不解，外证还在，应该先解表。而医者屡次地运用下法，导致了脾脏虚寒，运化失职。清阳不升，则利下不止；寒湿中阻，则心下痞硬。内寒外热，所以叫做表里不解，也就是"协热而利"的意思。治疗当温中止利，兼以解表，用桂枝人参汤。

本证以"利下不止"为主症，应该兼见倦怠乏力、舌淡苔白、食欲不振的脾家虚寒的症状。而"心下痞硬"不是主症，不可以此诊断为半夏泻心汤证。

【方解】

本方实际上是理中汤加桂枝组成的。理中汤以干姜温中散寒，人参、白术补益脾气。重用炙甘草，一方面取其甘温补中，一方面取其缓急止利。桂枝量大而后入，一方面解表，二方面温中。全方表里两解，但是偏重于治里。

本证与34条的葛根黄芩黄连汤证都叫做"协热利"，所协的表热是相同的，而下利的病机则有寒热虚实差别。本证是"协热寒利"，症见下利溏薄，纳呆痞硬，倦怠乏力，舌淡苔白；而葛根芩连汤证是"协热热利"，症见下利黏秽，暴注下迫，肛门灼热，口渴，舌红苔黄。

（5）大柴胡汤证

【原文】

伤寒發熱，汗出不解，心中痞鞕，嘔吐而下利者，大柴胡湯主之。（165）

【释义】

本条论述少阳重证与痞证的类证鉴别。伤寒汗出不解，出现了心中痞硬，而且还伴有呕吐下利，首先应该考虑的是痞证。但是有一个关键的问题，就是痞证不发热，现在是见呕吐兼见发热，149条讲得很清楚，"呕而发热者，柴胡汤证具"，所以本条的痞、呕、利应该属于少阳病。少阳胆气不和，胆气犯胃则呕吐；胆热下迫于大肠，就下利；胆胃郁滞，邪结心下，也会出现"心下痞硬"。但这个心下痞硬，是病标在胃脘，而病本在少阳，所以不可治以泻心汤，当用大柴胡汤，枢转少阳，疏达结气。

（6）十枣汤证

【原文】

太陽中風，下利嘔逆，表解者，乃可攻之。其人漐漐汗出，發作有時，頭痛，心下痞鞕滿，引脅下痛，乾嘔短氣，汗出不惡寒者，此表解裏未和也。十棗湯主之。（152）

十棗湯方

芫花（熬） 甘遂 大戟

上三味，等分，各別搗爲散。以水一升半，先煮大棗肥者十枚，取八合，去滓，內藥末。強人服一錢匕，羸人服半錢，溫服之，平旦服。若下少病不除者，明日更服加半錢。得快下利後，糜粥自養。

【释义】

本条论述悬饮致痞的脉症机理以及与痞证的鉴别。太阳中风证与下利呕逆并见，多属于水饮素停，又因为复感外邪而诱发，治疗应当遵循"表解者，乃可攻之"的原则。"心下痞硬满，引胁下痛"为本条的重点症，胁下连及心下，水饮壅聚于此，气机郁滞不通，所以有痞满引痛。饮停胁下，肺气不利，则短气；水邪上攻，清阳不升，则头痛；水饮冲逆，胃气不和，则呕逆；水饮下迫，急趋大肠，则下利。至于"漐漐汗出，发作有时"，是胸胁外连于肌表，胸胁之气一旦不和，则肌表之气必然不调，水气外迫肌腠就漐漐汗出。本证虽然有"心下痞硬满"，但却不是痞证，不能泻心消痞，应当攻逐水饮，十枣汤主之。

类似证鉴别是仲师最常用的证候辨证方法，六种痞证类似证的论述分析，可知阴寒凝结、三焦停水、痰阻气逆、寒湿中阻、少阳邪结、饮停胁下等等，都有导致"心下痞"的可能性，但是病机与真正的痞证完全不同，主症也不会以"痞"为重点，自然不宜与泻心消痞的泻心汤。

【方解】

本方为逐水的名方，芫花、大戟、甘遂三味药，都是峻逐水饮，力猛效速，可以使水饮迅速地通过大肠排出体外。本方虽然叫做十枣汤，其实大枣不是逐水药，之所以用大枣来名方，考虑仲师的意思有两种：一是顾护胃气。因为芫花、大戟、甘遂三味药的药力太峻猛了，为了使水邪去而正气不受到损伤，用大枣甘而补之，这与方后注的"糜粥自养"，意义是相同的。二是缓逐水邪。本证水邪是居于高位的，《金匮要略》叫做"悬饮"，意思是高位之水。凡是高位的水饮宜缓缓地祛除，否则会药过病所祛邪不尽。而大枣性味是甘缓的，能起到缓缓逐水的作用。与前面的治疗结胸水结高位的大陷胸丸证类同。只不过本方是用"药"表示缓治的意思，彼方是用"丸"表示缓治的意思。

本方的服用方法，一般应从小剂量（0.5～1g）开始，逐渐地加大剂

147

量。因为本方逐水的作用是通过刺激肠黏膜产生腹泻而发挥的，所以应该在清晨空腹的时候服药，这样药在胃内停留的时间短，可以减少对胃的刺激。服药得快利以后，应该喝一点糜粥以调养胃气。

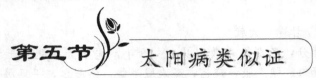

第五节 太阳病类似证

仲师专门阐述了几条太阳病的类似证，目的是与太阳病类证以鉴别。主要有桂枝去桂加茯苓白术汤证、瓜蒂散证、桂枝附子汤证、甘草附子汤证等。

一、桂枝去桂加茯苓白术汤证

【原文】

服桂枝湯，或下之，仍頭項強痛，翕翕發熱，無汗，心下滿微痛，小便不利者，桂枝去桂加茯苓白术湯主之。(28)

桂枝去桂加茯苓白术湯方

芍藥三兩　甘草二兩（炙）　生薑三兩（切）　白术　茯苓各三兩　大棗十二枚（擘）

上六味，以水八升，煮取三升，去滓，溫服一升。小便利則愈。本云：桂枝湯，今去桂加茯苓、白术。

【释义】

本条论述因为水气内结出现的太阳类似证的辨证论治。小便不利是辨证的要点。还要重视文中"仍"字，因为这个字起到了承前启后的作用。它说明了在汗下之前就已经具有头痛发热与心下满痛等症状，同时也证明了汗法与下法是没有效用的，进而证明了"头项强痛，翕翕发热，无汗"绝对不是太阳表证，也排除了阳明里证。问题是，"头项强痛，翕翕发热"，既然不是太阳表证，那么它出现的机理又是什么呢？通过"小便不利"，知道了是水气为病。又通过"心下满痛"，知道了是水结心下。所以本证的病机为膀胱气化失常，水气内结，阳气不宣。太阳膀胱腑的气机不宣，就会影响太阳膀胱的经气不利，太阳主肤表而统营卫，一旦它的经气不利，那么肌表的营卫就失调，所以也可以出现类似外邪袭表所导致的太阳表证的症状。但是我们必须明白，这是水气内结、里气不调而产生的肌表反应。也就是说，是由里病导致的表证，属于太阳病的类似证。

既然病机的重点是里病，所以治疗就不能解表，必须开泄水结，宣畅气机，通利小便。水结一开，膀胱的气化恢复正常，伴随着小便的通利，太阳经络的阳气内外通达，头项强痛、翕翕发热等类似太阳病的"表证"，也会随之而愈。桂枝去桂加茯苓白术汤的治疗主旨就是开结利水，宣通表里。

【方解】

本方是桂枝汤去桂枝加茯苓、白术而组成的，虽然是桂枝汤的加减方，但是却不可看作桂枝汤类方，因为治疗的主旨发生了根本的变化。方中以芍药、白术、茯苓三味药为主药，芍药开泄水结，通利小便；白术健脾散水；茯苓淡渗利水；大枣、甘草补土制水。治疗和组方的主旨，在于开结利水。水结开了，小便通了，里气和了，表气也和了，头项强痛和翕翕发热的类似证也会治愈了。

【疑难解析】

去桂——分析思维的问题：本条是《伤寒论》研究中争论最多的一个方证，争论的焦点就是"去桂"的问题。尤其是从《医宗金鉴》开始，关于本方的"去桂"与否的认识出现了重大的分歧，有主张去桂的，有主张去芍的，还有主张桂枝芍药都不去的，众说纷纭，久争不下，我认为关键的是分析思维出了问题。现在分析如下：

其一，知常达变是仲师六经论病的主要辨证思维方式，桂枝去桂加茯苓白术汤证就是典型的例证之一。本证从辨证的常法来看，外面有表邪，需要解肌发汗；内里有水饮，需要化气行水，这是治疗的常法；桂枝外能解肌发汗，内可温阳化气，无论是内外，都应该用桂枝，这是遣药的常法。然而，仲师却偏偏要"去桂"，显然这是极其反常的。对于这种异于常规的用药思维，就必须从变法的角度去分析认识，否则很难揭示出方证的真谛。其实，我们只要关注那个"仍"字的本意，就会发现本证绝不是单纯的表证与水饮相加。理由有两点：其一，"服桂枝汤"而表证"仍"在，本身就证明这个表证绝不是外感导致的，也就是说，有内在的因素。其二，"心下"既"满"且"痛"，就证明这绝不是一般性的心下有水气，如果不是水结得非常重，肯定不能这样。所以，一旦打破常规思维，而用变法思维进行分析，就会知道本证的病机在于水结，而所谓的表证，是由水气内结，膀胱气化失常，由腑病影响到太阳表气的失常所导致的。也就是说，水结在先，是前因；表证在后，是后果。既然"头项强痛，翕翕发热"，不是外感风寒所导致的，把它放在太阳病篇的目的只有一个，就是类似证鉴别。仲师唯恐人们不理解这个关键所在，特意提出"去桂"，以期引起人们的思考。也正是因为桂枝属于表药，在此以"去桂"的形式否定了证候中的表证。

其二，《伤寒论》是汉代的著作，伤寒研究必须遵循唯物史观。换句话

149

说，我们品读原文，时刻不要忘记把原文里的东西还原到汉代。"去芍"说法的提出就存在这一问题，一方面没能理解"去桂"的内涵，另一方面对芍药也缺乏历史观地分析。《伤寒论》用芍药，基本反映了汉代及其以前本草学对芍药的认识。《本草经》讲："芍药，味苦平，主邪气腹痛，除血痹，破坚积，寒热疝瘕，止痛，利小便，益气。"这是古代对于芍药的最基本的认识，证明了古代的芍药，味是苦的不是酸的，性是泄的不是收的，《本草经》所记述的诸多功能，都与本方证治疗非常地符合，尤其是"利小便"和"止痛"的功能。假如我们抛开了历史观，势必以今释古，陷入芍药酸收的框框里，自然会得出当去芍药的观点来。

其三，用联系的观点求得旁证。《金匮要略》与《伤寒论》同为仲师所写，早期传本是同一个系统。所以研究《伤寒论》，必须注意与《金匮要略》合参，以达到互证的目的。巧妙的是，《金匮要略》也有一个水饮内结证，治疗却不是去桂而是去芍，将两者做一个比较就很有说服力。《金匮要略·水气病脉证治》篇讲："气分，心下坚，大如盘，边如旋杯，水饮所作，桂枝去芍加麻辛附子汤主之。"本证也属于水饮为病，与桂枝去桂加茯苓白术汤证作一个比较，就会发现两个方证由于治疗主旨与水饮的出路不同，而有了去芍与去桂的差别。方后注就可以作出证明，去桂的方后注讲"小便利则愈"，显然，这是以"洁净府"为治疗的主旨；去芍的方后注讲"当汗出虫行皮中即愈"，可知，这是以"开鬼门"为治疗的主旨。芍药味是苦的，偏于内泄，其"利小便"的功能，正应合了"洁净府"的治疗；桂枝味是辛的，主以外散，是发汗的常药，正应合"开鬼门"的治疗。这样一对比，桂枝、芍药的去留问题不言自明。

其四，分清源与流的关系，换句话说，治伤寒学首先应尊重原著的本义。这样可以避免弃源追流，颠倒原著与后世家注家学说的本末关系。有人认为去桂与去芍都不合适，主张"桂芍皆不去"，若是从后世对桂枝的研究与临床运用方面来说，桂枝既可以发汗解表，又能够化气行水，无论是从表从里，都应该用之。即使是我们现在临床上不去桂枝也没有多大的问题，但我们必须得明白，这是后世的认识，绝不是《伤寒论》的本义，所以不能以此为根据，硬说"去桂"是传抄之误。

总而言之，本方证是《伤寒论》中就某一条、某一方证而言，争论最为激烈的。我们一旦把这些争论的观点掰开了分析，就发现的关键的是我们的分析思维方法出了问题。所以，思维，才是揭开《伤寒论》奥秘的钥匙。

二、瓜蒂散证

【原文】

病如桂枝證，頭不痛，項不強，寸脈微浮，胸中痞鞕，氣上沖喉咽不得息者，此爲胸有寒也。當吐之，宜瓜蒂散。(166)

瓜蒂散方

瓜蒂一分（熬黃） 赤小豆一分

上二味，各別搗篩，爲散已，合治之，取一錢匕。以香豉一合，用熱湯七合，煮作稀糜，去滓。取汁和散，溫頓服之。不吐者，少少加，得快吐，乃止。諸亡血、虛家，不可與瓜蒂散。

【释义】

本条论述痰阻胸膈出现太阳病类似证的类证鉴别。开篇就讲"病如桂枝证"，一个"如"字本身就已经说明了绝不是"桂枝证"。既然说到了桂枝证，应该有发热、恶风、汗出等症状。但关键的问题是，头不痛，项不强，这就排除了太阳经络受邪为病的可能，因而也就排除了太阳表证。那么这个"如"的桂枝证是怎么来的呢？"胸有寒"揭示了本证的真实病机。"寒"字在这里作"痰"字解，是说痰邪阻遏了胸膈，致使胸阳失去了宣通，《内经》讲"卫出上焦"，胸阳有了问题，容易导致肤表的营卫失和，从而产生"病如桂枝证"的太阳病类似证的表现。

痰阻高位，气机不畅，则胸中痞硬。痰气冲逆，则"气上冲喉咽不得息"。"寸脉微浮"，是因为病位偏上。《内经》讲："病在上者，因而越之。"故用瓜蒂散涌吐痰实，一旦痰浊涌出，胸阳得以宣通，营卫就会调和，"如桂枝证"也自然消失了。

本证与桂枝去桂加茯苓白术汤证，虽然一个是痰结在胸膈（上），一个是水结在膀胱（下），却都出现了类似太阳病的肤表症状。无怪乎《内经》既讲过"卫出下焦"，又讲过"卫出上焦"。

【方解】

瓜蒂散是吐法的代表方，瓜蒂味苦，赤小豆味酸，两味药相合，酸苦涌泄。又有香豉的轻宣升浮，更容易催吐。香豉煮糜送药，又有固护胃气的意思，因为瓜蒂有毒，加上催吐的力量很大容易伤损正气。

吐法是不易使用的，何况本方催吐的药力峻猛，需要注意以下两点：一是适用于确有痰涎、宿食阻滞在胸膈，而且形体壮实者。二是服后得快吐马上停止，切不可以过量服用，否则容易引起中毒。

151

三、桂枝附子汤与去桂加白术汤证

【原文】

伤寒八九日，風濕相搏，身體疼煩，不能自轉側，不嘔，不渴，脈浮虛而澀者，桂枝附子湯主之。若其人大便鞕，小便自利者，去桂加白术湯主之。（174）

桂枝附子湯方

桂枝四兩（去皮） 附子三枚（炮，去皮，破） 生薑二兩（切） 大棗十二枚（擘） 甘草二兩（炙）

去桂加白术湯方

附子三枚（炮，去皮，破） 白术四兩 生薑三兩（切） 甘草二兩（炙） 大棗十二枚（擘）

上五味，以水六升，煮取二升，去滓，分溫三服。初一服，其人身如痹，半日許復服之；三服都盡，其人如冒狀，勿怪。此以附子、术，並走皮內，逐水氣未得除，故使之耳。法當加桂四兩。此本一方二法：以大便鞕，小便自利，去桂也；以大便不鞕，小便不利，當加桂。附子三枚恐多也，虛弱家及產婦，宜減服之。

【释义】

本条论述风寒湿身痛与太阳病的类证鉴别。外感病八九日了，假设患者素体夹有湿邪，风寒与湿邪相搏就会形成风湿身痛证。体痛与脉浮，是与太阳病的类似处，但是无发热，也无头项强痛，可以断定不是太阳病。寒湿阻滞筋脉肌肉，则身体痛烦不能自转侧；风寒挟湿，加上正气不足，所以脉浮虚而兼涩。不呕不渴，排除了少阳病和阳明病。治疗当温阳祛寒，化湿止痛，方用桂枝附子汤。

风湿为病，常与体内素有内湿的关系非常大。内湿不化，应当小便不利，大便不实。反过来，"若其人大便硬，小便自利者"，就说明了湿气在表，而没有里湿。治疗只需要驱除表湿就可以了，因此去掉通阳化气的桂枝，加上走皮内祛湿气的白术。

【方解】

桂枝附子汤是治疗风寒湿痹的方剂，方中的炮附子温阳祛寒，化湿止痛。桂枝通阳化气，利水祛湿。附子、桂枝合用，使表里之湿得以分消。生姜、大枣调和营卫，甘草和中缓急。

若大便硬，小便利，是脏腑气化正常，体内没有湿气，则不需要桂枝通阳化气，加上白术走表祛湿，附子、白术合用，走皮内，逐水气，去湿痹。

【疑难解析】

大便硬，小便自利——分析思维的问题：大便硬小便利为什么非要"去桂"呢？这是《伤寒论》的一个疑难问题，历来说法比较多。关键在于两点：一是对"大便硬"死于句下的品读，二是对桂枝与白术惯性认识的思考。一句话，就是分析思维的差异带来了不同的学术观点。李克绍先生从五个方面论证了这一问题，不但有说服力，关键的是提出了治伤寒学的应该注意的几个方面。摘录如下：

其一，没有注意到《伤寒论》中的名词术语和现代不同。不知道去桂枝加白术汤证的"大便硬"是大便不溏薄，是大便正常，"小便自利"是小便不涩不少，是小便正常。反认为大便是像燥屎那样坚硬，小便是病态的尿量太多。所以成无己就把大便硬认作是津液不足，《医宗金鉴》也怀疑"大便硬、小便自利而不议下者"，是"风燥湿去之硬"。

其二，不会读于无字处。不知道从"若其人大便硬，小便自利者，去桂加白术汤主之"的"若"字去考虑："桂枝附子汤主之"之上，是略去了"小便不利，大便不硬"几个字。也就是说，不知道桂枝附子汤证还应当有小便短少、大便溏薄这些症状。

其三，没有和《金匮要略》结合起来。《金匮要略·痉湿暍病篇》说："湿痹之候，小便不利，大便反快。"本条风湿相搏，身体痛烦和湿痹一样，大都有内湿的因素，也往往是小便短少，大便溏薄。

其四，没有结合《本草经》来认识白术的作用。《本草经》称："术，主风寒湿痹死肌。"这明明指出术能走表，是风寒湿痹稽留肤表的必用之药，而不是像成无己所说"为津液不足，去桂加术"，也不是像尤在泾所说，是为了把皮中之湿，"所当驱之于里"。

其五，没有注意方后注。其实，加白术是为了走表驱湿，方后注已经注得很明白。方后注云："初一服，其人身如痹，半日许复服之，三服都尽，其人如冒状，勿怪，此以附子、术，并走皮内，逐水气未得除，故使之耳。"明明说"其人身如痹"，明明说"附子、术并走皮内逐水气"，而注家却偏要说加术是把"皮中之湿驱之于里"，偏要说"为津液不足"，就是没有注意方后注的缘故。

还有，方后注明明还说："此本一方二法，以大便硬、小便自利去桂也；以大便不硬、小便不利，当加桂。"原文中所略去的"大便不硬、小便不

153

利"，已经补在方后注中。而注家们却偏偏忽略了这一点。

更重要的是，"以大便硬、小便自利去桂也；以大便不硬、小便不利当加桂"，这清楚地指出：去桂加术和去术加桂的根据，是小便利与不利，大便硬与不硬。而大便硬与不硬的关键，又在于小便利与不利。据此可知，加桂枝是为了通阳化气，温通水道，这和苓桂术甘汤、五苓散等方用桂枝一样，是阳虚湿不化的主要药物。尤其配有附子，在表里俱湿、内外阳虚的情况下，二药并用，能彻上彻下，彻内彻外，阳通湿化，表里俱解。反之，若无内湿，就不需要通阳，去桂枝的辛温，改用白术走表去湿，也就够了。有的注家，解为加桂是走表祛风，加术是因为风去湿存，忘却了桂枝能通阳，白术能走表，所以怎样解释，听起来也是糊涂的。（李克绍．伤寒解惑论．济南：山东科学技术出版社，1978）

通过以上李克绍先生的分析论述，我们知道与前面的桂枝去桂加茯苓白术汤的"去桂"一样，对本条大便硬小便自利的认识和争论，说到底还是思维的问题。

【医案选录】

太阳风湿证：梦某，男，24 岁，工人，1982 年 11 月 17 日初诊。腰部及两下肢疼痛两个月，近日加重。两月前无明显诱因病发右侧腰痛，渐渐波及整个右侧下肢外后侧剧痛，经中西药多方施治，现腰部及下肢上部疼痛减轻，但是小腿后部腓肠肌仍剧痛难忍，伴麻胀感，夜间痛麻到难以入睡，阴雨天更是加重。舌淡红苔白厚腻，脉滑而缓。此属寒湿阻滞太阳经络，以桂枝附子汤加减：桂枝 10g，炮附子 9g，芍药 20g，生姜 3 片，大枣 5 枚，甘草 6g，木瓜 15g，独活 12g，苍术 12g，3 剂，水煎，分早晚服。

11 月 27 日二诊，服上方三剂，诸痛大减，小腿麻胀感消失。效不更方，续服六剂，病愈。

按：风湿病因为有湿邪的因素，一般说来取效比较慢。但是本案三剂药见效，九剂药痊愈，应该说是出乎意料。取效快的原因就是按经辨证论治，虽然是寒湿邪气侵犯了经络，但侵犯的是太阳经络，没有进入到关节。以脉浮虚作为特征的桂枝附子汤，尤其适合风湿相搏在太阳经络的病变。

四、甘草附子汤证

【原文】

風濕相搏，骨節疼煩，掣痛不得屈伸，近之則痛劇，汗出短氣，小便不

利，惡風不欲去衣，或身微腫者，甘草附子湯主之。（175）

甘草附子湯方

甘草二兩（炙）　附子二枚（炮，去皮，破）　白术二兩　桂枝四兩（去皮）

上四味，以水六升，煮取三升，去滓，溫服一升，日三服。初服得微汗則解；能食、汗出復煩者，服五合，恐一升多者，宜服六七合爲始。

【释义】

本条论述风湿流注关节的证治。"风湿相搏"，意思是风寒湿邪气相互搏结。风湿流注于关节，寒性收引凝滞，而使气血凝滞，经脉不通，所以"骨节疼烦"。湿性重浊黏腻，留滞于筋脉关节，则筋脉拘挛，甚至牵引拘急疼痛，又叫做掣痛，常伴有关节屈伸不利，用手触按就疼痛加剧。显然比桂枝附子汤证病位更深重了。湿阻气机则短气，湿阻气化则小便不利，湿邪溢于肌肤则身微肿，这些都是内湿更盛的表现。卫阳不足而失于固摄，故汗出；汗出肌疏，不胜风袭，则恶风。用甘草附子汤祛湿止痛。

【方解】

甘草附子汤可以看作桂枝附子汤的加减方，附子温阳散寒祛湿止痛，桂枝通阳化气治疗里湿。白术健脾燥湿，术附还可以并走皮内以驱逐表湿。本方重在甘草有特殊的意义：一是湿邪深入到了关节，治疗应该缓缓地清除；二是关节抽掣性疼痛，甘草具有缓筋脉挛急的作用。

治疗风湿证，尤其应当注意湿性缠绵难拔的致病特性，仲师于《金匮要略·痉湿暍病脉证治》中提出的"但风气去，湿气在"，就是针对这个问题的警示。本方仲师以甘草名方，也是这个意思。

附：备考原文

問曰：證象陽旦，按法治之而增劇，厥逆，咽中乾，兩脛拘急而譫語。師曰：言夜半手足當溫，兩腳當伸，後如師言。何以知此？答曰：寸口脈浮而大，浮爲風，大爲虛，風則生微熱，虛則兩脛攣，病形象桂枝，因加附子參其間，增桂令汗出，附子溫經，亡陽故也。厥逆，咽中乾，煩燥，陽明內結，譫語煩亂，更飲甘草乾薑湯，夜半陽氣還，兩足當熱。脛尚微拘急，重與芍藥甘草湯，爾乃脛伸。以承氣湯微溏，則止其譫語。故知病可愈。（30）

二陽並病，太陽初得病時，發其汗，汗先出不徹，因轉屬陽明，續自微汗出，不惡寒。若太陽病證不罷者，不可下，下之爲逆，如此可小發汗。設面色緣緣正赤者，陽氣怫鬱在表，當解之、熏之。若發汗不徹，不足言，陽氣怫鬱不得越，當汗不汗，其人躁煩，不知痛處，乍在腹中，乍在四肢，按之不可得，其人短氣但坐，以汗出不徹故也，更發汗則愈。何以知汗出不徹？以脈濇故知也。（48）

未持脈時，病人手叉自冒心，師因教試令咳而不咳者，此必兩耳聾無聞也。所以然者，以重發汗，虛故如此。發汗後，飲水多必喘，以水灌之亦喘。（75）

太陽病，先下而不愈，因復發汗。以此表裏俱虛，其人因致冒，冒家汗出自愈。所以然者，汗出表和故也。裏未和，然後復下之。（93）

傷寒，腹滿讝語，寸口脈浮而緊，此肝乘脾也，名曰縱，刺期門。（108）

傷寒發熱，嗇嗇惡寒，大渴欲飲水，其腹必滿，自汗出，小便利，其病欲解，此肝乘肺也，名曰橫，刺期門。（109）

太陽病二日，反躁，凡熨其背而大汗出，大熱入胃。胃中水竭，躁煩，必發讝語，十餘日振慄自下利者，此爲欲解也。故其汗從腰以下不得汗，欲小便不得，反嘔，欲失溲，足下惡風，大便硬，小便當數，而反不數及不多，大便已，頭卓然而痛，其人足心必熱，穀氣下流故也。（110）

太陽病中風，以火劫發汗。邪風被火熱，血氣流溢，失其常度。兩陽相熏灼，其身發黃，陽盛則欲衄，陰虛小便難。陰陽俱虛竭，身體則枯燥，但頭汗出，劑頸而還，腹滿，微喘，口乾咽爛，或不大便，久則讝語，甚者至噦，手足躁擾，撚衣摸床，小便利者，其人可治。（111）

形作傷寒，其脈不弦緊而弱，弱者必渴，被火必讝語，弱者發熱，脈浮，解之當汗出愈。（113）

太陽病，以火熏之，不得汗。其人必躁，到經不解，必清血。名爲火邪。（114）

脈浮，熱甚，而反灸之，此爲實，實以虛治，因火而動，必咽燥，吐血。（115）

微數之脈，慎不可灸，因火爲邪，則爲煩逆，追虛逐實，血散脈中，火氣雖微，內攻有力，焦骨傷筋、血難復也。脈浮，宜以汗解。用火灸之，邪無從出，因火而盛，病從腰以下必重而痹，名火逆也。欲自解者，必當先煩，煩乃有汗而解，何以知之？脈浮，故知汗出解。（116）

太陽傷寒者，加溫針必驚也。（119）

太陽病，當惡寒，發熱，今自汗出，反不惡寒、發熱。關上脈細數者，以醫吐之過也。一二日吐之者，腹中饑，口不能食；三四日吐之者，不喜糜粥，欲食冷食，朝食暮吐，以醫吐之所致也，此爲小逆。（120）

太陽病吐之，但太陽病當惡寒，今反不惡寒，不欲近衣，此爲吐之內煩也。（121）

病人脈數。數爲熱，當消穀引食，而反吐者，此以發汗，令陽氣微，膈氣虛，脈乃數也。數爲客熱，不能消穀，以胃中虛冷，故吐也。（122）

太陽病，過經十餘日，心下溫溫欲吐，而胸中痛，大便反溏，腹微滿，鬱鬱微煩。先此時自極吐下者，與調胃承氣湯。若不爾者，不可與。但欲嘔，胸中痛，微溏者，此非柴胡湯證，以嘔故知極吐下也，調胃承氣湯。（123）

太陽病，小便利者，以飲水多，必心下悸；小便少者，必苦裏急也。（127）

太陽病，二三日，不能臥，但欲起，心下必結，脈微弱者，此本有寒分也，反下之，若利止，必作結胸；未止者，四日復下之；此作協熱利也。（139）

太陽病，下之，其脈促，不結胸者，此爲欲解也；脈浮者，必結胸；脈緊者，必咽痛；脈弦者，必兩脅拘急；脈細數者，頭痛未止；脈沈緊者，必欲嘔；脈沈滑者，協熱利；脈浮滑者，必下血。（140）

太陽與少陽並病，頭項強痛，或眩冒，時如結胸，心下痞硬者，當刺大椎第一間，肺俞、肝俞，慎不可發汗。發汗則讝語，脈弦，五日讝語不止，當刺期門。（142）

太陽、少陽並病，而反下之，成結胸，心下鞕，下利不止，水漿不下，其人心煩。（150）

太陽病，醫發汗，遂發熱，惡寒，因復下之，心下痞，表裏俱虛，陰陽氣並竭，無陽則陰獨，復加燒針，因胸煩，面色青黃，膚瞤者，難治。今色微黃，手足溫者，易愈。（153）

傷寒吐下後，發汗，虛煩，脈甚微，八九日心下痞鞕，脅下痛，氣上沖咽喉，眩冒，經脈動惕者，久而成痿。（160）

病脅下素有痞，連在臍旁，痛引少腹，入陰筋者，此名藏結，死。（167）

太陽、少陽並病，心下鞕，頸項強而眩者，當刺大椎，肺俞，肝俞慎勿

下之。(171)

小 结

　　太阳病是外感发病的初期阶段，病位在于肌表，病机是营卫失调，主要脉症是"脉浮，头项强痛而恶寒"。因为外邪的性质不同和人体的素质差异，太阳发病可分为太阳中风证和太阳伤寒证两大类型。整个太阳病篇，除了论述太阳病本证外，还以本证为核心，兼论太阳病兼证、变证及类似证。

　　太阳病本证，根据病机及证候的特点，分为两种类型。在提纲证的基础上，以汗出脉缓，表现为风邪致病特点的，叫做太阳中风证，病机是营弱卫强，治法是解肌祛风，方药是桂枝汤。以无汗脉紧，表现为寒邪致病特点的，叫做太阳伤寒证，病机是营卫滞涩，治法是发汗解表，方药是麻黄汤。另有太阳病轻证的小发汗三方，就是桂枝麻黄各半汤、桂枝二麻黄一汤、桂枝二越婢一汤。

　　太阳病兼证，太阳中风证兼项背强几几，用桂枝加葛根汤；兼咳喘，用桂枝加厚朴杏子汤；兼脉促胸满，用桂枝去芍药汤及去芍药加附子汤。太阳伤寒证兼项背强几几，用葛根汤；兼下利呕吐，用葛根汤或葛根加半夏汤；兼咳喘，用小青龙汤；兼阳郁烦躁，用大青龙汤。

　　太阳病变证，有变虚变实两大类。虚证以脏腑分类，有心阳虚证，分别又以心悸、烦躁、惊狂、奔豚为主症的桂枝甘草汤证、桂枝甘草龙骨牡蛎汤证、桂枝去芍药加蜀漆牡蛎龙骨救逆汤证、茯苓桂枝甘草大枣汤证及桂枝加桂汤证。有脾虚证，分别是水饮内停的茯苓桂枝白术甘草汤证，气血不足的小建中汤证，气滞腹胀的厚朴生姜半夏甘草人参汤证。有肾阳虚证，分别是昼日烦躁的干姜附子汤证，阳虚水泛的真武汤证。有阴阳两虚证，分别是汗漏不止的桂枝加附子汤证，血虚身痛的桂枝新加汤证，脚挛急及厥逆的甘草干姜汤、芍药甘草汤、芍药甘草附子汤证，亡阳竭阴烦躁的茯苓四逆汤证及心阴阳两虚脉结代的炙甘草汤证。

　　实证分五大类，有实热证，如热郁胸膈虚烦的栀子豉汤类证，肺热咳喘的麻黄杏仁甘草石膏汤证，阳明气热的白虎汤及白虎加人参汤证，阳明实热的调胃承气汤证，协热下利的葛根黄芩黄连汤证，太少合病下利呕吐的黄芩汤及黄芩加半夏生姜汤证，热入血室的小柴胡汤证等。有上热下寒的黄连汤证。有三焦气化不利的蓄水证，治以五苓散。有血热瘀结下焦的蓄血证，分

158

别治以桃核承气汤、抵当汤及抵当丸。有水热结于胸脘的结胸证，分别治以大陷胸丸、大陷胸汤、小陷胸汤及三物白散。有邪气结于心下的痞证，气痞治以大黄黄连泻心汤与附子泻心汤；痞硬治以半夏泻心汤、生姜泻心汤、甘草泻心汤。痞证类似证有赤石脂禹余粮汤证、五苓散证、旋覆代赭汤证、桂枝人参汤证、大柴胡汤证、十枣汤证等。

太阳病类似证，主要有水气内结营卫失和的桂枝去桂加茯苓白术汤证、痰阻胸膈表气失宣的瓜蒂散证、风寒挟湿阻滞筋脉的桂枝附子汤证及去桂加白术汤证、风湿流注关节的甘草附子汤证等。

如上所述，整个太阳病篇，以太阳病本证为核心，以太阳病变证为重点，系统而又灵活地阐述了太阳为病的病因病机、主要脉症、演变过程、遣方用药等内容，突出表现了中医的"知常达变"的辨证思维特征。

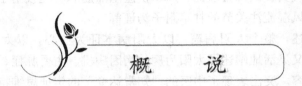

第二章
辨阳明病脉证并治

概　说

1. 阳明

（1）阳明的涵义：阳明，是阳气极盛的意思，所以阳明又叫做"盛阳"。但是，阳明属于二阳，如果是论总体阳气的多少，太阳是三阳，少阳是一阳，阳明是介于二者之间的。其实，阳气的"多"与"盛"还是有所区别的，太阳的阳气最多，太阳主肤表，肤表的面积之大之广，大量的阳气散漫地分布在整个体表，起到温煦卫护人体的作用，所以说太阳的阳气最多。而阳明本来是二阳，之所以叫做盛阳，《素问·至真要大论》讲得很清楚："阳明何谓也，岐伯曰：两阳合明也。"也就是说，阳明虽然总体的阳气不如太阳，但是它具有"合明"的特点，阳气聚合在阳明所主的胃肠的局部用来腐熟消化水谷，在这个有限的空间里，阳气无疑是最盛的。

（2）阳明的功能：阳明，包括手阳明大肠与足阳明胃。胃为水谷之海，主受纳腐熟水谷，大肠主传导糟粕大便。我们人体所纳入的水谷，在胃肠盛阳的作用下，进行腐熟消化，传导排泄，来维系人体的生命活动。所以《灵枢·五味》篇说："胃者，五脏六腑之海也"，"五脏六腑皆秉气于胃"。总而言之，收纳、腐熟、传导、排泄是阳明胃肠的基本功能。

阳明与太阴互为表里关系，同时也是对应的互制互济关系。阳明为腑，主热、主燥、主降、主受纳腐熟水谷；太阴为脏，主寒、主湿、主升、主运化转输精微。就消化道说来，人体的燥热气有余，容易化燥而成为阳明病；反过来，人体的寒湿气有余，容易化湿而成为太阴病。

2. 阳明病

（1）定义：阳明病是病邪侵袭阳明，导致胃肠的功能失常，以燥化热化、里热里实为主要特点的病证。

（2）病因病机：阳明病的成因有两种：一是本经受邪而自发。这种情况多是平素具有胃肠燥热的阳明体质，外邪直入阳明，顺势化热化燥而成为阳明病；二是他经病转属阳明。最常见的是太阳病不愈，或者误治伤损津液，病邪入里化热化燥而为阳明病。以上两种因素最终导致邪入阳明，燥与热邪相结，胃肠失于传导，形成以大便结硬为临床特征的阳明病，仲师叫做"胃家实"。总而言之，燥、热、结、实四个字，就足以概括阳明病的病机。

（3）证候分类：阳明病主要分为两大类型：一是阳明实证。属于有形燥热内结，也就是燥热与宿食糟粕结滞于胃肠，以便硬腹满、潮热谵语、脉象沉实为临床特点；二是阳明热证。属于无形热邪炽盛，而且充斥表里内外，以发热烦渴、脉象洪大为其临床特点。另外，还有阳明中风证、阳明中寒证等。

（4）治法方药：阳明病的主要治法是下法和清法，阳明病实证用下法，下法代表方，有承气汤的攻下，麻子仁丸的润下及蜜煎的导下；阳明病热证用清法，清法代表方是白虎汤与白虎加人参汤。另外，阳明中寒证用温法，代表方是吴茱萸汤与四逆汤。

（5）兼变类证：阳明病篇除主要论述阳明病的实证、热证以外，还论述了兼证、变证和类似证。兼证有兼表虚证、表实证；变证分发黄证、蓄水证、蓄血证、虚烦证、衄血证、热入血室证六种；类似证有小柴胡汤证。

第一节　阳明病纲要

阳明病的纲要部分内容比较丰富，主要论述了阳明提纲证、阳明病分类、阳明病传变、阳明病主脉、阳明病外候、阳明病愈期等内容。

一、阳明病提纲

【原文】

陽明之爲病，胃家實是也。（180）

【释义】

本条论述阳明病的提纲证。胃家，包括胃与肠，正如《灵枢·本输》所说的"大肠、小肠皆属于胃"。其实，仲师在讲"实"的时候，习惯上与"虚"相对而言。这种情况，实，往往代表有形的邪气；虚，代表无形的邪气。阳明是传导之腑，显然，本条所说的"实"，应该指有形的宿食糟粕粪便结于胃肠，从而形成典型的阳明实证。

阳明落实在脏腑上，就是胃家。而胃家就是主传导宿食糟粕大便的，加上阳明是盛阳，有主燥化的特点，所以，热、燥、结、实四个字，可以充分概括阳明病的病机，这就是仲师以"胃家实"作为阳明病提纲证的根本原因所在。

【疑难解析】

胃家实——用张仲景解释张仲景的问题：我反复强调，研究《伤寒论》，一定要参考《内经》的理论，一定要尊重仲师的原义。说得通俗点，就是一定要用张仲景去解释张仲景，胃家实的问题就是一个例子。关于胃家实的涵义，传统的观点认为，胃家实应包括阳明经证（白虎汤证）和阳明腑证（承气汤证），提出的基本理论根据是《素问·通评虚实论》的"邪气盛则实"。因为无论是无形邪热充斥于阳明经，还是有形实热结滞于阳明腑，都属于"邪气盛"的实证，所以胃家实就包括阳明的经证与腑证。

先不说所谓经证与腑证的说法是不成立的，因为经与腑既然是相对的，经证应该就是经络病，而白虎汤证显然不属于经络病。胃家实，其实不包括阳明热证，就是指胃肠有形邪气燥结的阳明实证。我们从四个方面论证一下：其一，从原文写作体例来看。阳明病篇的首条（179条）不是提纲证，这是六经病中唯一的例外。179条讲的是阳明病的分类，主要分太阳阳明证、正阳阳明证和少阳阳明证三种，然后通过比较，从三种阳明证型中，拿出最为典型、最具阳明特征、也就是说最具代表性的证型——正阳阳明胃家实，作为阳明病的提纲证，可见"提纲"的意思非常明确。其二，从篇中的方证内容来看。阳明病篇的绝大多数条文主要讨论的是承气汤证和承气汤的辨证，而白虎汤证仅一条原文提及，两者根本形不成并列的态势。第三，从《内经》关于阳明胃肠的理论来看。《灵枢·平人绝谷》篇讲得很清楚："胃满则肠虚，肠满则胃虚，更虚更满，故气得上下，五脏安定。"阳明为传化之腑，水谷进入胃肠，有虚实更替的规律性。水谷刚入于胃，胃腑是实的，而大肠是虚（空）的；水谷往下传导于肠，大肠就是实的，而胃腑暂时是虚（空）的，这样由上而下，虚实不断地更替，就完成了饮食物受纳、消化、传导的整个过程。假如阳明化热化燥，阻滞了腑气的通降，宿食粪便留滞，胃肠处于只能实而不能虚的状态，这便是胃家实。其四，从方剂名称来看。治疗胃家实的代表方是承气汤，"承气"这两个字的意思，显然是源于《平人绝谷》篇的"气得上下"四个字。也就是用承气汤泻下燥结糟粕，使胃肠之气得以上下相承。

日本的汉方医学以及国内某些《伤寒论》研究者，割裂《伤寒论》与《内经》的关系，否定脏腑经络对于六经辨证的意义。通过我们对"胃家实"的分析，证明了离开《内经》的理论，离开脏腑经络学说，不可能对仲景学说有更深入的理解。

二、阳明病分类

【原文】

問曰：病有太陽陽明，有正陽陽明，有少陽陽明，何謂也？答曰：太陽陽明者，脾約是也；正陽陽明者，胃家實是也；少陽陽明者，發汗利小便已，胃中燥煩實，大便難是也。(179)

【释义】

本条论述阳明病的分类。本条其实是阳明病篇的第一条，与前面太阳病篇不同的是，太阳病是先提纲后分类，而阳明病则是先分类后提纲，所以阳明病的提纲证放在了第二条。

本条是以问答的形式论述阳明病证型的分类，开篇就问：阳明病有太阳阳明、正阳阳明、少阳阳明三种类型，那么这三种阳明病证型的临床表现分别是什么呢？然后答曰：太阳阳明，属于素体脾阴不足，津液亏虚，以致脾不能为胃行其津液，使胃肠缺乏津液的滋润而大便结硬，像这种由于脾的转输津液失常形成的阳明病，就叫做"脾约"；正阳阳明，是胃热炽盛而化燥成实，宿食糟粕燥结严重，证见便秘腹痛，潮热谵语，像这种典型的阳明病，叫做"胃家实"；少阳阳明，是发汗、利小便等伤损津液的治法，导致了胃肠干燥而大便难的，像这种纯属津亏便秘、阳热极其轻微的阳明病，就叫做"少阳阳明"。

以上三种阳明病证型，津亏化燥，糟粕结实，大便困难，是一致的。唯独有区别的，就是阳热的轻重不同。正是因为阳热的轻重不同，仲师就运用《内经》"阴阳之气，各有多少"的三阳分类理论，分别以太阳、正阳、少阳来冠名三种阳明病的证型。

三种阳明病的证型当中，最能反映阳明病"两阳合明"特点的就是正阳阳明胃家实。正是因为这样，所以于下一条仲师从中拿出正阳阳明"胃家实"作为提纲证。

【疑难解析】

三阳阳明——死于句下与望文生义的问题：对于本条的解释，传统观点是成因说，或者叫做来路说，各种教科书都是这样解释的，几乎无一例外。意思是太阳、正阳、少阳的命名，要从邪气的来路上理解。也就是说，从太阳转属而来的阳明病，就叫做太阳阳明；从少阳转属而来的阳明病，就叫做少阳阳明；本身自发的阳明病，就叫做正阳阳明。这种望文生义、顺文释义的注解，从来没有人怀疑，也没有人思考这样的问题：太阳阳明仲师叫做

"脾约"，脾属于太阴，如果执凿于"来路"说的话，既然是从太阴转化过来的阳明病，就应该叫做"太阴阳明"才是，可为什么叫做太阳阳明呢？还有发汗利小便伤津化燥形成的阳明病叫做少阳阳明，其实从仲师的原文看，如下面的181、185诸条，真正发汗伤津转属而阳明的，是以太阳病为多见，假如执凿来路的话，少阳阳明应该叫做太阳阳明才是。可见，成因和来路的说法的是讲不通的。之所以大家都这样讲，而且成为传统观点，根本就在于对《内经》一阳分为三阳的理论缺乏深入理解的缘故。

我的意见是分类说，本条是讲阳明病的证型分类。主要的分析依据如下：其一，证型名称与六经分类的理论一致性。仲师"撰用素问九卷"，全面继承和发扬了《内经》"热论"等篇的阴阳理论，从而创立了六经辨证体系。仲师对于《内经》阴阳分类理论的运用，不只是创建了六经病篇和六经辨证，还具体运用到了六经病的某些条文方证当中，本条的三阳阳明的分类就是这样。三阳阳明证就是根据胃家阳热的盛衰多少而区分的，阳热最盛的，叫做正阳阳明；阳热较多的，叫做太阳阳明；阳热最少的，叫做少阳阳明。其二，证型名称与治法方药的一致性。三种阳明病证型，病机同属于宿食糟粕结滞胃肠，主症同是大便硬或者大便难，治法自然也是同一的下法。但是因为阳热的轻重不同，不但证型的名称不一样，下法和方药也是有区别的。太阳阳明证阳热较多，治以润下法，方用麻子仁丸；正阳阳明证阳热最盛，治以攻下法，方用承气汤；少阳阳明证阳热最少，治以导下法，方用蜜煎。这些治法和方药，在后面的条文方证中都会一一有对应的。其三，证型名称与六经提纲意义的一致性。正阳阳明本来应该叫做"阳明阳明"，之所以改作"正"字，显然，喻示了正式、正规的意思。是说在三种阳明证型中，只有正阳阳明"胃家实"这个证型，燥热结实俱重，尤其能够充分体现"两阳合明"的特征，因此是阳明病中最为典型、最具有代表性的证型。也正因为这样，所以仲师于下一条把正阳阳明胃家实列为阳明病的提纲证，这就是阳明病篇先分类后提纲的根本原因所在。

通过以上的分析，说明只要我们印定了本条不是什么阳明病的成因、来路，而是分类，还能解决另外两个疑难争论问题：一个是六经提纲证存在不存在。有人否定六经提纲证，主要的论据是提纲证所列述的脉症并不完整。我曾经撰文讲过，提纲证就是因为不完整才可以称之为"提纲"，如果是提纲证脉症俱全，岂不是连"目"都有了？如果连纲带目俱全的话，试问：还有纲举目张的意义吗？本条先分类后提纲的写法，足以证明提纲证不但是存在的，而且具有重大的辨证意义。第二个问题是胃家实到底包括不包括所谓的"经证"（白虎汤证）。结论也是十分明确的，胃家实是宿食糟粕有形之邪

164

结于胃肠的承气汤证，与白虎汤证没有什么关系。

成因说、来路说之所以成为大家所公认的传统观点，其根本原因就是读书死于句下以及简单地望文生义，研究问题只是拘于太阳、正阳、少阳的三个名词，做起了表面的文章。没有人从《内经》的基本理论、阴阳的起源与分类、六经辨证的发生与发展的角度，进行全面而深入地分析探讨，结果导致一条简单的条文硬是给注解错了。而且这一错，又连带了其他两个疑难问题的解决。

三、阳明病传变

【原文】

問曰：何緣得陽明病？答曰：太陽病，若發汗，若下，若利小便，此亡津液，胃中乾燥，因轉屬陽明。不更衣，內實，大便難者，此名陽明也。（181）

【释义】

本条论述了太阳病误治损伤津液、转属阳明病的机理及其临床表现。太阳病如果是治疗不当的话，或者发汗太过，或者误用攻下，或者利其小便，最终导致津液损伤，病邪向化热化燥的趋势发展，最后胃肠干燥转属为阳明病。转属阳明病最突出的特征，是不大便，或者大便难。

本条也证明了，少阳阳明证的成因和来路，往往与太阳病的误治伤津有密切的关系，而与少阳病并没有多大的关系。

【原文】

本太陽初得病時，發其汗，汗先出不徹，因轉屬陽明也。傷寒發熱無汗，嘔不能食，而反汗出濈濈然者，是轉屬陽明也。（185）

傷寒轉系陽明者，其人濈然微汗出也。（188）

【释义】

以上两条进一步论述了太阳病转属阳明病的临床表现，并且讲了两种情况：一是太阳病发汗伤津化热化燥，一是太阳伤寒证没有经过治疗自行入里化热化燥。这两条强调的是，转属阳明后的主症除了大便难，还有濈然汗出，就是发热汗出连绵不断，这是里热逼迫津外出所导致的，因此也是阳明病的特征。

【原文】

傷寒脈浮而緩，手足自溫者，是爲系在太陰。太陰者，身當發黃，若小便自利者，不能發黃。至七八日大便硬者，爲陽明病也。（187）

【释义】

165

本条重点论述的是太阴转属阳明病的辨证。"系在"，与"转系""转属"的意思是相同的，就是提示了病变已经涉及了太阴。脉浮，是初感外邪；脉缓，是太阴湿盛；手足自温，提示了阳虚不太严重。像这种系在太阴的情况，病情可能有两种转归：一是太阴病寒湿郁滞，有发黄的可能。如果是小便通利，湿邪得以下泄，就不会发黄，说明湿邪蕴结是导致发黄的重要因素。第二个转归才是本条的重点，太阴病一旦脾阳来复，尤其是阳复太过的话，就有由湿化燥、由寒化热的动态演变趋势，经过七八日病机由虚转实，大便逐渐由溏转硬，于是就形成了阳明病。这就是所谓的"虚则太阴，实则阳明"，反映了太阴与阳明互为表里的关系。

【疑难解析】

手足自温——脱离《内经》的问题：有人否定《伤寒论》自序不是出自仲师之手，进而随着否定了"撰用素问九卷"这句话，最终的目的是否定《伤寒论》与《内经》的联系。前面关于胃家实的讨论，已经谈到了这个问题，手足自温同样也涉及了这个问题。

按道理讲，手足自温是平人的正常情况，不应该属于一个症状。但是仲师在这里确实把它当作了一个症状，而且还用到了少阳病和太阴病的辨证中。既然手足自温属于一个症状，我们就要研究一下它的辨证意义究竟是什么？"温"，是一个相对性的概念，又是一个反映阳气"量"的动态变化的概念。手足的"温"，是相对于手足的"热"和手足的"寒"而言的。三阳病阳气盛，一般手足当热；三阴病阳气虚，一般手足当寒。太阴病属于三阴病的范畴，自然是手足当寒的。但是太阴病在三阴病当中，是阳气虚衰最轻的，所以仲师讲"手足自温者，是为系在太阴"。由此可以知道，这个"温"字，是衡量阳气"量"的多少的标志。而这个标志的根据，就是《内经》的"阴阳之气，各有多少，故曰三阴三阳也"。

由此进一步地证明，一个简单的手足自温，假如脱离了《内经》阴阳由一到三的分类理论，就不可能揭开蕴含在其中的辨证内涵。

四、阳明病外候

【原文】

問曰：陽明病外證云何？答曰：身熱，汗自出，不惡寒，反惡熱也。（182）

【释义】

本条主要论述的是阳明病外证。阳明属于里病，当然是以里热为重点。《内经》讲有诸内必形诸外，阳明燥热蕴结在胃肠，里热由内向外熏蒸，所以见发热和汗出。因为阳明病是里热证，一般是不恶寒而反恶热的。

本条强调"不恶寒"，具有表里的辨证意义，因为有一分恶寒便有一分表证。同时还说明，在不恶寒的情况下的汗自出，基本排除了太阳病，进而肯定了阳明病。

【原文】

問曰：病有得之一日，不發熱而惡寒者，何也？答曰：雖得之一日，惡寒將自罷，即自汗出而惡熱也。（183）

問曰：惡寒何故自罷？答曰：陽明居中，主土也，萬物所歸，無所復傳，始雖惡寒，二日自止，此爲陽明病也。（184）

【释义】

以上两条论述阳明表证的辨证和演变规律。183 条与 184 条连在一起讨论。前条讲恶寒的现象，后条讲恶寒自罢的原因。

本来 182 条讲了阳明病的外证，而且强调的是身热不恶寒。可是本条紧接着又反过来讲不发热而恶寒，其中的道理需要仔细琢磨。关键的是，"病有得之一日"这句话，"一日"，是阳明肌表初受外邪，此时外邪郁闭肌表，卫阳没有得到伸展，所以不发热；相反，外邪郁闭肌表，卫阳不能温煦，而出现恶寒。说明阳明发病的初期阶段，也会像太阳病一样恶寒的。只是这种恶寒的时候很短暂，随着邪气入里会自行消失，很快出现发热汗出反恶热等阳明外证。

184 条接着阐述了阳明病初起恶寒短暂而自罢的原因，这就是阳明居中主土，万物所归，无所复传。这是用取类比象的方法说明阳明的生理病理规律。在自然界，土能生育万物，而万物经生长、发育、衰老后，又复归于土。在人体，脾胃为中土，水谷饮食全归于此以化生精微。同样，一旦感受风寒，外邪也容易迅速进入阳明而化热化燥，所以阳明会有始虽恶寒，很快自罢的特点。而且阳明化热化燥后，糟粕大便一旦结滞，不经过泻下是不会得到解除，所以仲师说"无所复传"。

【疑难解析】

恶寒——变法辨证思维的问题：临床辨证论治的时候，遵循辨证的规律是十分地重要，这叫做"知常"；反过来，善于运用复杂性辨证思维，例如变法辨证思维看待疾病，也十分地重要，这叫做"达变"。而阳明病恶寒的问题，就必须运用达变辨证思维去分析理解。起码使我们明白，像阳明病这样的里证，也会出现恶寒的。尽管在第一天出现，也很快会自罢的。

阳明病的恶寒，还提示了一个问题，就是六经都有表证的问题。按照伤寒注家一贯地认识，六经病只有太阳病是表证，其他五经病全属于里证，李

167

克绍先生在《伤寒解惑论》中对此进行了批驳。其实，按照中医学的整体观念，五脏六腑与肤表息息相通，六经同样通过经络与肤表息息相通。由此进而推理，六经都应该有表证，不能只局限于太阳病。要想正确认识这个问题，就必须运用变法辨证思维去分析理解。否则很难打破太阳病等于表证、六经只有太阳病属于表证的框框。

五、阳明病主脉

【原文】

傷寒三日，陽明脉大。(186)

【释义】

阳明病外证的主症前面已经讨论过，本条又提出了阳明病的主脉。伤寒三日，外邪已经全部归属于阳明，化热化燥之后，阳明里热亢盛，气血弛张，脉搏呈现洪大之象。《素问·脉要精微论》讲"大则病进"，说明了阳明病邪亢盛的状态。

六、阳明病愈期

【原文】

陽明病欲解時，從申至戌上。(193)

【释义】

阳明病的欲解时从申至戌时，也就是 15 时到 21 时。这正是太阳逐渐西下而到黄昏时候，自然界的阳气由盛而逐渐衰落。按照天人相应的观点，人体阳明的热势，在此时也会随着自然界阳气衰减而逐渐削弱，这样有利于阳明病的向愈。

【疑难解析】

申酉戌——逆向辨证思维的问题：申酉戌，又叫做日晡时，阳明病发潮热，大多在此时，所以叫做日晡潮热。但是潮热的出现，往往说明阳明病燥热已经达到极盛的状态，是需要用大承气汤峻泻热邪的一个标志。由此可见，阳明在申酉戌的这个时间段，可以有疾病欲解和潮热病进两种完全相反的病机和转归。这就说明我们对于阳明欲解时，应该用逆向辨证思维考虑问题。

李克绍先生在"六经病欲解时的机理及其临床价值"一文中，对这种情况作了令人信服的解释。他说：六经病解，虽然都与天阳的活动有关，但外部影响只不过是一个有利的条件，究竟能否自解，关键仍决定于邪正进退的情况。也就是说，只有在患者自身正气逐渐充实、邪气逐渐衰退的情况下，才有自解的可能，否则便不会欲解。举例说，阳明病本当解于申至戌上，但是阳明病发潮热也在此时，为什么呢？原因就在于：一个是病势在衰退，一个是病势在发展。尤在泾讲："阳明潮热发于日晡，阳明病解亦于日晡，则申酉戌为阳明之时，其病者邪气于是发，其解者正气于是复也。"其所谓"邪气于是发"者，就是指邪气盛时而说的；"正气于是复"者，则是指邪气衰时而说的。邪气盛的时候，病势在发展，凡是偏于外的肌肉肤表的热邪，当申至戌上，必然随天阳之降而趋向于里，"由外之内而盛于内"，使阳明胃腑的热势更加弛张，由身热变为潮热。论中对潮热的病机解释是"此外欲解，可攻里也"，"外欲解"是外部的热邪尽归于中土的意思。至于邪气衰者，是指病情在缓解，病邪已经不向里发展，当日西而阳气已虚的时候，更有利于退热，所以疾病欲解。由此可见，同一经的病，在天阳盛衰升降的同样条件下，可因病势的或进或退，而出现截然不同的临床反应。

李氏的解释，提示了阳明病欲解时外因与内因的关系。申酉戌时天阳的活动，只是外在的因素，当然，由于天人相应的缘故，外因会对内因产生一定的影响，然而决定病情的轻重变化，根本的要素还是在于内因。

第二节　阳明病本证

阳明病本证，包括阳明实证、阳明热证、阳明中风证、阳明中寒证等。阳明实证中，包括正阳阳明、太阳阳明、少阳阳明三证，而正阳阳明又包括大、小及调胃三承气汤证。这是阳明病篇的重点，也是条文最多的内容，因为正阳阳明最能体现阳明的"两阳合明"和气化主燥的特点。

一、阳明病实证

（一）正阳阳明证

1. 调胃承气汤证
【原文】
太陽病三日，發汗不解，蒸蒸發熱者，屬胃也，調胃承氣湯主之。
（248）

調胃承氣湯方
甘草二兩（炙）　芒硝半升　大黄四兩（清酒洗）
上三味，切，以水三升，煮二物至一升，去滓，内芒硝，更上微火一兩沸，温顿服之，以调胃气。

伤寒吐后，腹胀满者，与调胃承气汤。（249）

阳明病，不吐不下，心烦者，可与调胃承气汤。（207）

【释义】

以上三条论述调胃承气汤证的辨证论治。三条原文综合进行分析，三段条文各自分别讲述了三个症状，这就是蒸蒸发热、腹胀满、心烦。其中，蒸蒸发热是重点。所谓的"蒸蒸发热"，是说阳明热气蒸腾，由内达外，漐然汗出，这是阳明病的特征之一，所以仲师说"属胃也"。胃肠气机阻滞，症见腹胀满。胃热上扰心神，症见心烦。

以上三个症状，有两个是提示燥热极盛的，说明调胃承气汤证的病机偏重于燥热，治疗主要是泻热和胃。

【方解】

凡是承气汤都以大黄为主药，重点就是通便与泻热。但是通便与泻热，调胃与大小三个承气汤分别有所偏重。本方大黄与芒硝，一个苦寒，一个咸寒，共同的功能是通便泻热。但是芒硝与大黄又各有长短，论泻下推荡的力量芒硝不如大黄，论清泻胃热力量大黄不如芒硝。本方的特点是重用芒硝（半升），显然是意在泻热。但是芒硝药性太寒，又恐怕过寒损伤胃气，所以佐以甘草甘缓和中，来保护胃气，这就是方名为什么叫做"调胃"的意思。由此可知，调胃，原因在于甘草；用甘草，原因在于芒硝；用芒硝，原因在于泻热；而泻热的原因，又在于本证的病机是偏于热邪亢盛。

需要提醒的是，根据病情的不同，调胃承气汤的服法有两种：一是29条的"少少温服之"，主要是用于用温性药恢复阳气后导致的胃热谵语，目的是取药力的轻微，来缓缓地清泻胃热；二是207条的"温顿服之"，主要是用于阳明实热证，取药力集中，迅速地清泻胃热。

2. 小承气汤证

【原文】

阳明病，其人多汗，以津液外出，胃中燥，大便必鞕，鞕则谵语，小承气汤主之。若一服谵语止者，更莫复服。（213）

小承气汤方

大黄四两（酒洗）　厚朴二两（炙，去皮）　枳实三枚（大者，炙）

上三味，以水四升，煮取一升二合，去滓，分温二服。初服汤当更衣，不尔者尽饮之，若更衣者，勿服之。

太阳病，若吐若下若发汗后，微烦，小便数，大便因鞕者，与小承气汤和之愈。（250）

【释义】

以上两条论述小承气汤证的辨证论治。两条的病因不一样，213条讲的是阳明本身的汗多伤津化燥，250条讲的是汗吐下后的伤津化燥。但两条都在强调大便硬的问题，说明了大便结硬是小承气汤证临床的特点。进一步说明其病机与调胃承气汤证有所差别，本证是偏于燥结。至于微烦，甚至谵语，是胃热上扰心神所导致的。伤寒注家徐灵胎讲得特别好："谵语由便硬，便硬由胃燥，胃燥由津液少，层层相因，病情显著。"所以用小承气汤行气导滞，通便泻热。

【方解】

小承气汤由大黄、厚朴、枳实三味药组成。大黄仍然是方中的主药，泻热通便；本方的重点是配伍了枳实与厚朴两味气分药，意在行气导滞，荡实通便。

本方与调胃承气汤比较，不用芒硝，自然也不必用甘草，所以清泻胃热的力量小；但是加上了枳实和厚朴，显然行气通便的力量大。

【疑难解析】

和之——相对性分析思维和读书死于句下问题：众所周知，三个承气汤都属于下法的范畴，但是，在仲师看来它们之间还是有区别的，本条的"与小承气汤和之愈"，就是一个很好的例证。仲师为了突出和强调大承气汤泻下峻猛的特点，常常在大承气汤的运用中，讲"当下之"或"急下之"等等。而在调胃承气汤和小承气汤的运用中，往往说什么"和之"。除了本条外，还有208条的"可与小承气汤微和胃气"、209条的"以小承气汤和之"、251条"以小承气汤少少与微和之"等等，在大小承气汤对比辨证的条文中尤其是这样。

同样是承气汤，同样属于泻下法，为什么会有"下"与"和"的区别呢？我们应该如何理解呢？这就牵扯到相对性思维的问题了。大承气汤的"下"与小承气汤的"和"肯定是相对而言的，这种相对性论述的用意和目的，不在"和"这个字，而是在"下"这个字。因为"和"字对应的是"小"承气，"下"字对应的是"大"承气。意思非常明显，是在提示大承气汤峻下的特色。这样一来，又牵扯到一个问题，就是读书死于句下的问题。"下"与"和"的相对性告诉我们，不可执凿于"和"字，将小承气汤看作调"和"剂，因为从治法上说来，小承气汤仍然属于攻下法。

这就说明，对于《伤寒论》很多问题的理解不应该绝对化，一定要前后联系，用相对性的思维去分析认识，要不然的话，一旦把"和"字绝对化地理解为"和法"，而和法又本来是少阳病的治法，这在概念上就乱套了。

171

读书最忌讳死于句下，这样就势必陷入读死书、死读书，最后陷入读书死的境地。所谓的读书死，是说读了一辈子书，甚至是满腹诗书，但一无用处，读成了书呆子。读经典尤其要注意这一点，小承气汤的"和"字就是例证。即使大承气汤的"攻"字本身，也有一个相对性思维的问题。例如前面29条讲的"反与桂枝欲攻其表"一句，如果你把前后这两个"攻"字联系起来，认为桂枝汤和大承气汤一样，都属于"攻"剂，就又错了。因为仲师在这里讲桂枝汤"攻"字，也是在相对的语言环境中讲的，相对谁呢？相对表兼里虚的"病"。而大承气汤的"攻"，是相对小承气汤这张"方"的。相对病也罢，相对方也罢，就是让你理解仲师写作的相对性，如果死于句下的话，把桂枝汤看作"攻"剂，把小承气汤看作"和"剂，那就太荒唐了。

【原文】

陽明病，譫語發潮熱，脈滑而疾者，小承氣湯主之。因與承氣湯一升，腹中轉氣者，更服一升，若不轉氣者，勿更與之。明日又不大便，脈反微澀者，裏虛也，爲難治，不可更與承氣湯也。(214)

【释义】

本条虽然讲的是小承气汤的证治，实际上论述的是大小承气汤之间的辨证，而辨证的重点是脉滑而疾和转气与否。按照阳明病辨证的常规，大便硬而兼见潮热与谵语的话，一般应该属于大承气汤的适应证。问题在于脉滑而疾，滑脉虽然主热主实，但是脉疾提示了正气不足，脉搏越是数急正气就越虚，作为峻下的大承气汤就不太适宜，所以先试用一下小承气汤。观察服用小承气汤的反应，服汤以后假如转矢气的，提示肠中大便已经结实，仲师讲可"更服一升"。假如服汤后不转矢气的，说明肠中大便没有结实，而且多为初硬后溏，这种情况小承气汤"勿更与之"。

仲师最后又讲了一种可能出现的情况，就是服了小承气汤后，到了次日又不大便，关键的是脉由滑疾变为微涩，脉微为气虚，脉涩为血虚。阳明实证兼气血两虚，即使是用小承气汤"和之"，也不合适，所以仲师讲为"难治"。当然，后世温病学家的诸如新加黄龙汤、增液承气汤等方，攻补兼施，还是可以的。

【疑难解析】

脉滑而疾——以药试病的辨证思维问题：实事求是地讲，脉滑而疾并不是小承气汤证的主脉。关键在于"疾"，疾脉，脉来急疾，一息七八至，提示阳极阴竭，元气将脱。问题的严重性就在于，症状属于大承气汤证，脉象又不属于小承气汤证。明明知道即使用小承气汤治疗无非是权宜之计，但是仲师却说"小承气汤主之"，其辨证论治的旨意究竟是什么呢？实际上提示了以药试病的辨证方法，也就是我们后世说的诊断性治疗的意思。

　　这种辨证方法，肯定不是临床上的常规。也就是说，只有在特殊的情况下才可运用，比如本条的脉症不符，又牵扯到大小承气汤的运用就是。本条的以药试病，不但说明了仲师对于大承气汤运用的慎重，同时也说明了仲师注重顾护正气的治疗学思想。

　　以药试病的辨证思维，是合理的，也是可行的，但大家必须要明白，这是一种无可奈何的辨证方法。例如西医的乙型肝炎这个病，临床基本上没有什么症状，中医是讲究"司外而揣内"的，大家想一想，没有"外"如何"揣内"？所以对于乙肝的诊治，中医处于"无证可辨"的尴尬状态。在这种情况下，中医只能根据临床有限的脉症表现，运用以药试病的辨证思维，进行处方用药，然后随证治之。

3. 大承气汤证

【原文】

　　二陽並病，太陽證罷，但發潮熱，手足漐漐汗出，大便難而讝語者，下之則愈，宜大承氣湯。（220）

　　大承氣湯方

　　大黃四兩（酒洗）　厚朴半斤（炙，去皮）　枳實五枚（炙）　芒消三合

　　上四味，以水一斗，先煮二物，取五升，去滓，內大黃，更煮取二升，去滓，內芒消，更上微火一兩沸，分溫再服，得下餘勿服。

【释义】

　　本条论述二阳并病后大承气汤证的主症及治疗。所谓的并病，是指先发一经的病未罢又并发另一经的病，也就是说，两经病的发病有先有后。本条大承气汤证燥、热、结、实四者俱重，是正阳阳明胃家实的重证，也是阳明病篇论述大承气汤脉症最为完整的一条，主症有：大便难、潮热、谵语、手足漐漐汗出，如果再补充上腹胀满痛、舌苔黄燥、脉象沉实等就更为完善了。

　　大便难，或者叫做大便硬、不大便，进而可发展到燥屎，是承气汤证的主症；潮热，是蒸蒸发热的进一步发展；谵语，是胃热上扰心神所导致的；热邪蒸腾，迫津外泄，开始是周身汗出，伴随着津液逐渐耗损，燥化越来越严重，就只能在阳明所主的手足漐漐汗出。本证属于胃家实的重证，当用大承气汤攻下实热，荡涤燥结。

【方解】

　　大承气汤可以看作调胃承气汤和小承气汤的合方，方中大黄泻热荡实，而且后人取其气锐泻下迅速；芒硝咸寒泻热，软坚通便；重用厚朴、枳实，

173

行气破滞，以增强大黄、芒硝的泻下力量。四味药合用，显然属于泻下的峻剂。

之所以没有用甘草，是因为病证又急又重，不需要甘草的甘缓。

【原文】

腹满不减，减不足言，当下之，宜大承气汤。（255）

【释义】

本条主要论述大承气汤证腹胀满的特点。阳明实证的腹胀满，是宿食糟粕结于胃肠，气机阻滞所导致的。阻滞得比较轻，仅仅是腹满；阻滞得比较重，常伴有疼痛拒按。阳明实证腹满的特点，是"腹满不减，减不足言"。意思是有形实邪结于肠道的腹满一般不会减轻的，即使偶尔有所减轻，程度也是极其地轻微，根本不足以言减。这种实性腹满，一定得用大承气汤峻下实热，荡涤积滞，腹满才会真正的减轻或者治愈的。

本条的腹满，与厚朴生姜半夏甘草人参汤证的脾虚腹满，以及《金匮要略·腹满寒疝宿食病脉证治》中"腹满时减，复如故，此为寒，当与温药"，病机与临床表现有明显的不同，应当加以鉴别。

【原文】

陽明少陽合病，必下利。其脈不負者，爲順也。負者，失也，互相克賊，名爲負也。脈滑而數者，有宿食也，當下之，宜大承氣湯。（256）

【释义】

本条用脉象结合五行学说辨析推测阳明病病机的顺和逆。阳明病一旦出现按照五行学说反常相克的脉象，就叫做"负"，反过来就叫做"不负"。负，说明是逆向地相克，表示阳明病的转归一般不会太好；不负，是顺向地相克，表示阳明病会向好的方面转化。像这种辨证的思路，主要是针对阳明与少阳合病的情况。宿食糟粕结于胃肠，津液旁流而呈现下利的状态，可以用脉象来推测疾病的转归，指导治疗和处方。假如脉象是弦的，弦属于肝脉，说明木气横逆，胃肠有宿食应当攻下，可是少阳脉气亢盛，而阳明脉气是负的，又不能攻下，出现了两难的局面，所以仲师说"负者，失也"。假如脉象是滑数的，说明阳明脉气亢盛，脉象与宿食脉症相应，这样一来，病机是顺的，而且也易于治疗，用大承气汤攻下宿食，下利也会自止的。

【原文】

汗出讝語者，以有燥屎在胃中，此爲風也。須下者，過經乃可下之。下之若早，語言必亂，以表虛裏實故也。下之愈，宜大承氣湯。（217）

【释义】

本条论述表证未解的同时兼有阳明实证治则。在太阳病篇仲师反复地阐明，表兼里实者，基本治疗原则是先表后里。至于其中的原因，本条仲师用倒装文法作了清楚的说明，这就是"下之若早，语言必乱，以表虚里实故也"。

本条用"汗出"代表了风寒表证，这就是"此为风也"的意思；用"谵语"代表了阳明里证，这就是"以有燥屎在胃中"。明显的是表兼里实证，必须等待六七日一经的时间过去了以后，风寒表证会逐渐消失，同时胃肠的燥屎也已经结实了，用大承气汤泻下就会痊愈的。

【疑难解析】

表虚里实——相对性思维的问题："表虚里实"，表与里是相对的，虚与实是相对的。其实，这两个相对是不对等的，是有所偏重的，重点在于"表虚"。一个意思是解释为太阳中风证属于表虚，阳明实热证属于里实；第二个意思是认为肌表的邪气，全部陷入于里，表空无邪，所以叫做表虚里实。两种解释虽然不同，但是其意思是一致的，前者强调表里同病，治当先表后里，否则容易导致变证；后者旨在说明，攻下太早产生的病机变化。最终的目的，两者都是在告诫我们，需要等到表证解除了，才可以攻里。

（1）辨燥屎证

燥屎证不同于一般性的大便硬，燥屎是胃肠燥结极其严重，以至于大便结成块状，叠加积聚在肠道。燥屎肯定比大便硬、大便难要严重得多，因此属于大承气汤证。因为它是一种很特殊的胃家实，所以仲师专门列出数条有关燥屎证的辨证，来提示我们对于此证应该引起重视和警惕。

【原文】

陽明病，讝語有潮熱，反不能食者，胃中必有燥屎五六枚也；若能食者，但鞕耳。宜大承氣湯下之。（215）

陽明病，下之，心中懊憹而煩，胃中有燥屎者，可攻。腹微滿，初頭鞕，後必溏，不可攻之。若有燥屎者，宜大承氣湯。（238）

病人不大便五六日，繞臍痛，煩躁，發作有時者，此有燥屎，故使不大便也。（239）

大下後，六七日不大便，煩不解，腹滿痛者，此有燥屎也。所以然者，本有宿食故也，宜大承氣湯。（241）

病人小便不利，大便乍難乍易，時有微熱，喘冒不能臥者，有燥屎也，宜大承氣湯。（242）

【释义】

以上的215、238、239、241、242条，主要论述的是燥屎的辨证。什么是燥屎呢？首先肯定的是燥屎与一般性的大便硬不同，要不仲师不会说"若能食者,但硬耳"。燥屎,是肠中的精粗宿便煎熬的时间太长,而结成的坚硬的块状粪便。正因为燥屎是块状的,所以215条说"胃中必有燥屎五六枚也"。

燥屎无疑是阳明燥结最为严重的情况,也是运用大承气汤的主要标志。综合以上诸条所论,在胃家实脉症的基础上,出现以下四种症状就是辨证燥屎的指征:一是反不能食。就是恶闻食臭,或者食入即吐。原因是燥屎阻结,腑气不能下通,胃肠的浊热反而上熏胃口;二是绕脐痛或腹满痛。这种腹痛肯定是比较剧烈的,原因是燥屎阻结,腑气完全内闭,不通则痛;三是大便乍难乍易。意思是一会排便困难,一会黏液自流,这就是我们常说的热结旁流。原因是燥屎阻结肠道难以排下,逼迫津液从燥屎间的空隙旁流;四是腹痛烦躁发作有时。就是说出现阵发性地腹部攻冲作痛,患者极为痛苦烦躁不安。原因是燥屎内结,胃肠之气积蓄力量,本能地向下传导,而燥屎照样难以推动。

燥屎证现代临床极为少见,因为它的形成需要很长的时间,在漫长的时间内不可能不进行类似通便的治疗,即使是治疗不太理想,也不会导致燥屎的。只有在中风昏愦久卧病床长期不排便的情况下,胃肠燥热持续地煎熬,才容易逐渐形成燥屎。

176

【疑难解析】

微热——逆向辨证思维的问题:关于大热证而偏偏讲什么"微热",前面我们讨论麻杏甘石汤证、白虎加人参汤证、大陷胸汤证的"无大热"的时候讲过,这是仲师在提示我们,大热证的辨证,应该重视大热内结、外寒内热、真寒假热等特殊的情况。242条的"时有微热",同样也是这个问题。其实,关于其机理,有的注家已经认识到了,如汪苓友讲"微热者,热伏于内,不得发泄,此比潮热更深矣"。如果是蒸蒸发热或者潮热用大承气汤,大家都会理解的,如果是仅仅是"微热"而用大承气汤,恐怕很多人会怀疑的,甚至是拒绝的,这就是辨证论治思维发生了问题。因为我们太习惯运用常法思维考虑问题了,一旦出现异常的情况,就会陷入思维的误区,于是怀疑与争论就由此而起。在这种情况下,往往需要运用逆向思维进行思考,一旦这样思考了,就会发现仲师于整个六经病的大热证,反复提及"无大热"或者"微热",是肯定有其原因的,进而通过综合分析来揭示仲师的真实旨意。其实,作为大承气汤证的微热,尽管身体发热比较轻浅,但是胸腹一定是灼热烫手的,反映了疾病的本质。

(2)辨急下证

仲师于阳明病篇设三条急下证,急下证也是大承气汤证。急下证的重点在于一个"急"字，无非是从治法的角度，强调下燥热、保津液的重要意义，同时也体现了以泻为补的特殊治疗思路。

【原文】

傷寒六七日，目中不了了，睛不和，無表裏證，大便難，身微熱者，此爲實也，急下之，宜大承氣湯。（252）

陽明病，發熱汗多者，急下之，宜大承氣湯。（253）

發汗不解，腹滿痛者，急下之，宜大承氣湯。（254）

【释义】

以上三条都是论述阳明急下证。有一点必须声明，仲师讨论急下证，主要指出的是需要急下的脉症特点，而诸如便硬、潮热、谵语等典型的阳明燥热症基本上省略了。

252 条急下的指征为"目中不了了、睛不和"，这是从眼睛的角度阐明需要急下的原因。《内经》讲过："五脏六腑之精，皆上注于目而为之精。"眼睛的瞳神，又为少阴肾所主。在胃家实的情况下，如果眼睛看东西不清楚，而且眼珠转动也不灵活的话，这是燥热耗伤五脏六腑的阴液，尤其是肾精即将枯竭不能上荣的表现，所以必须急下之。

253 条急下的指征为"发热汗多"。关键在于"汗多"，这是从出汗的角度说明需要急下的原因。阳明燥热逼迫津液外泄，大汗随拭随出，有不尽不止的趋势，说明了阴液外亡的情况十分地急迫，所以必须急下之。

254 条急下的指征为"腹满痛"。这是从肠道干涩燥屎阻滞的角度说明需要急下的原因。腹满痛是腑气内闭的表现，如果疼痛十分地剧烈，提示肠中的燥涩，燥屎的内结，已经发展到了无水舟停的趋势，所以必须急下之。

顾名思义，三条阳明急下证的重点，就在于这个"急"字上。按道理讲，三阳病正气盛，一般是没有死证的，但是阳明病是一个例外。因为阳明燥热亢盛，最容易耗伤津液，最后导致亡阴而死。对于热性病，古人讲过：留得一分阴液，便有一分生机。所以用大承气汤清泻燥热，急下存阴。也就是说，以急下为手段，以存阴为目的，虽然是以攻为补，却充分地体现了仲师"存津液"的治疗学思想。

【疑难解析】

无表里证——实事求是的问题：252 条的"无表里证"，是很令人费解的。伤寒注家挖空心思地进行解释，例如有的认为这属于偏义复词，无表里证，实际上指的是无表证；还有的认为无表里证，是说悍热之气只上走空窍，而非在表里；有的干脆认为无表里证是里字，应当是传写的错误。

其实，无论从哪个角度解释都是不通的，先说无表证，尽管按照仲师的治疗原则，表兼里实者应该先解表后攻里。但是阳明病到了阴液枯竭需要急下的时候，有没有表证已经不重要了，因为中医本来就有急则治其标的原则。既然是这样，提不提无表证没有任何意义。再说无里证，如果指的是无潮热、谵语、腹满痛等阳明里热症的话，试问：仅仅凭大便难和微热，兼见"目中不了了精不和"的时候，有谁敢用大承气汤急下之？可知，对于252条"无表里证"的问题，应该客观地看待。讲不通就是讲不通，不要因为是仲师说的，因为《伤寒论》是经典，就牵强附会地硬做解释。治学要有破除迷信、敢于质疑的勇气，更要有实事求是的态度。

4. 承气汤证辨证

承气汤证属于最典型的阳明病，要不仲师不会把它叫做"正阳阳明"。在承气汤证中，大承气汤证又属于最典型的阳明病，尤其是大承气汤，因为其攻逐泻下的力量太过于峻猛，很容易损伤正气，所以仲师对此极为慎重，专门设置数段条文来讨论临床具体辨证应用的问题。

【原文】

陽明病，潮熱，大便微鞕者，可與大承氣湯，不鞕者不可與之。若不大便六七日，恐有燥屎，欲知之法，少與小承氣湯，湯入腹中，轉矢氣者，此有燥屎也，乃可攻之。若不轉矢氣者，此但初頭鞕，後必溏，不可攻之。攻之必脹滿不能食也。欲飲水者，與水則噦。其後發熱者，必大便復鞕而少也，以小承氣湯和之。不轉矢氣者，慎不可攻也。（209）

【释义】

本条讨论大承气汤与小承气汤的辨证运用。在仲师看来，大小承气与调胃承气汤虽然都属于泻下剂，但它们之间是有区别的。小承气汤和调胃承气汤泻下的力量相对和缓，一般叫做"和"；唯独大承气汤泻下的力量最为峻猛，所以叫做"攻"。本条就是这样。原文可以分四段理解：

第一段从"阳明病"到"不硬者不可与之"，主要讨论的是大承气汤的适应证与禁忌证。潮热与大便硬，是大承气汤证的两个重要的主症，在有潮热的情况下，哪怕是大便微硬，也可以考虑应用大承气汤。但是如果大便不硬的，即使是有潮热，也绝对不可贸然应用大承气汤的。

第二段从"若不大便"到"乃可攻之"，讨论的是小承气汤的试探法，属于以药试病的辨证方法。试探的目的是燥屎结没结成，来确定可以不可以用大承气汤。假设不大便六七日，按时间推算胃肠应该结成燥屎了，但是前面燥屎辨证中的几个标志还不明显，在这种情况下，要想知道肠中是否已经形成了燥屎，一时很难做出决断，于是可以先用小承气汤这种以和为攻的试探方法。假如服下小承气汤后腹中转矢气了，就说明肠中燥屎积叠的空间有气体的存在，但小承气汤的药力较小，不足以攻下燥屎的，必须用大承气汤攻下。

第三段从"若不转矢气者"到"与水则哕"，是继续讨论没有形成燥屎以及误服大承气汤后的变证。假如服小承气汤后不转矢气，说明肠中燥屎没有结成。其大便困难，是因为肠中有少许的硬粪在前，挡住了后面的溏便，这叫做初硬后溏，这种情况千万不可攻下。一旦贸然攻下，必然使脾胃的阳气受到损伤，进而发生诸如腹部胀满、不能食、甚至饮水则哕等变证。

第四段从"其后发热者"到"慎不可攻也"，补充说明下后津伤邪热复聚的情况，仍然宜用小承气汤缓下。无论大小承气汤，只要是泻下以后又发热的，一般是下后津液受到损伤，胃肠燥热再次聚合，毕竟是已经下了一次，大便虽硬但是粪量肯定较少，这种情况只能用小承气汤缓下。

最后一句"不转矢气者，慎不可攻也"，是仲师再次强调用大承气汤应该慎重、慎重、再慎重。

【原文】

陽明病，脈遲，雖汗出不惡寒者，其身必重，短氣腹滿而喘，有潮熱者，此外欲解，可攻裏也，手足濈然汗出者，此大便已鞕也，大承氣湯主之。若汗多，微發熱惡寒者，外未解也，其熱不潮，未可與承氣湯。若腹大滿不通者，可與小承氣湯，微和胃氣，勿令至大泄下。（208）

【释义】

本条继续讨论大承气汤与小承气汤的辨证运用。原文当分三段理解：第一段从"阳明病"到"大承气汤主之"，主要讨论大承气汤的证治，辨证的要点是手足濈然汗出。阳明病脉迟，是脉搏沉滞有力，这是燥热壅结，腑气不通，脉道郁滞所导致的。汗出却不恶寒，又是阳明外证的征象。身重，是热邪闭郁，经气受阻；短气腹满而喘，是腑热壅滞，熏蒸上逆。这些脉症仅仅能说明阳明热邪的亢盛，还不能说明阳明燥结已经形成，也就是说，还不足以构成运用大承气汤攻下的条件。必须是身热变成了潮热，才可以考虑攻下。但是潮热也只能说明燥热都归入了胃肠，还不能说明大便已经结硬。只有在潮热的基础上，周身的汗出变为手足濈然汗出，才能充分说明胃肠化燥已经到了很严重的地步，大便肯定是结硬了，应该立即用大承气汤攻下。

第二段从"若汗多"到"未可与承气汤"，讨论表证未解，不见潮热的，禁用承气汤攻下。汗出多但是不伴有潮热，同时兼微发热恶寒，这是外面的表证还没有解除，里面燥热也没有完全归入阳明，当然不可用大承气汤。

第三段自"若腹大满不通者"到"勿令至大泄下"，讨论可以用小承气汤替代大承气汤缓下的辨证。假设患者腹满较重，大便不通，好像是大承气汤证，但是不见潮热和手足濈然汗出，就不可用大承气汤峻下。

潮热，是从"热"的角度提示应该峻下；手足濈然汗出，是从"燥"的角度提示应该峻下；而大便硬，又是分别从"热"与"燥"两种角度提示应该峻下，所以这三个症状都属于运用大承气汤的标志。

【疑难解析】

脉迟——脉法的特殊性问题：我在太阳病篇解释第50条的"尺中迟者"的时候就讲过，仲师脉法有其特殊性，《伤寒论》中的迟脉就是一个例证。脉"迟"，不仅仅是"一息三至"脉行缓慢的意思，还有脉行迟滞艰涩而不流利的意思，类似现代的涩脉。这就决定了《伤寒论》的迟脉不只是主阳虚阴寒，还可以见于血虚证、血瘀证、实热证等等。总之，邪气结滞的越重，脉气越是压抑，脉道越是滞涩，就越容易见到迟脉。例如结胸证，当水热邪气还没有结聚的时候，是"数则为虚"的，可是一旦水热互结成为结胸证的时候，就是"动数变迟"了。

关于本条的迟脉，有个别注家认为是"阳明中寒之脉"，这显然是以常赅变，不知道仲师脉法的特殊性，而且把本条讲成阳明中寒，怎么讲也是讲不通的。本条燥热与糟粕在大肠相搏，结为燥屎，从而导致腑气内闭，气血压抑，脉道郁滞，所以脉沉迟滞涩而有力。

【原文】

得病二三日，脉弱，無太陽、柴胡證，煩躁，心下鞕。至四五日，雖能食，以小承氣湯，少少與，微和之，令小安。至六日，與承氣湯一升。若不大便六七日，小便少者，雖不受食，但初頭鞕，後必溏，未定成鞕，攻之必溏。須小便利，屎定鞕，乃可攻之，宜大承氣湯。(251)

【释义】

本条继续讨论大小承气汤的辨证。应当分为三段理解：第一段从"得病二三日"到"与承气汤一升"，脉弱是辨证的要点。得病二三日，意在说明病程比较短暂，这时既没有太阳表证，又不见少阳柴胡证。尽管主症是烦躁和心下硬，有了阳明里热的征象，但是病位偏于胃脘的上部，不太适合泻下的治法。病情再迁延四五日，胃肠的燥热可能进一步加重，似乎可以考虑用大承气汤。然而其人"脉弱"，说明胃肠燥热并没有结实，所以不宜大剂攻下，只须用小承气汤少少与服，慢慢地和胃泻热通腑，使患者稍微得到安全。如果病情拖延到了六日，假设脉象还是"弱"的，照常不能用大承气汤，可以再与小承气汤一升，用量稍微地加大了，是以和胃之方，作攻下之用的意思。之所以如此谨慎地用药，除了因为还没有见到诸如潮热等胃家实重症，更为重要的是"脉弱"。脉弱，说明燥热还没有结实，正气显示出了不足，这种情况下，自然是不能用大承气汤攻的。

第二段从"若不大便六七日"到"攻之必溏"，进一步阐明不宜贸然运用大承气汤的理由。不大便六七日，而且已经不能进食，好像是燥屎形成了，可以运用大承气汤，但是患者小便少，说明津液还能够还入肠中来润燥，所以虽然其人不大便，一般是大便初硬而后溏，自然是不可攻下，误下必然损伤脾胃的阳气而造成大便溏泄的变证。

第三段是最后四句，重复强调运用大承气汤的指标，这就是"小便利，屎定硬"。阳明病胃家实的辨证，应重视辨小便利与不利的问题，在中医学整体观念的指导下，观察小便的多与少，可以推测大便的结硬与否。小便畅利尿多，是津液偏渗膀胱，这样一来，胃肠的津液就自然不足，燥化会迅速地发展，大便必然坚硬，方可与大承气汤下之。

【疑难解析】

脉弱——相对性思维的问题：如果从实处理解的话，本条终究是"烦躁，心下硬"的阳明病，脉象不可能是"弱"的。显然，本条的"脉弱"，不能以《伤寒论》一般性的弱脉概念，或者现代"弱"脉的含义去理解，脉弱具有相对性的意义，应当具体问题具体分析。

本条如果结合"得病二三日"、"至四五日"，以及大小承气汤的辨证，就会知道"脉弱"的"弱"，是相对阳明胃家实的脉迟或脉实有力而言的。意思是说得病仅仅二三日，胃肠的燥热还没有结实，脉搏自然也没有显示出有力的实象来，这就叫做"弱"。只要脉弱，即使症状是实证，也不可运用大承气汤，只能用小承气汤以和为攻。"至四五日"以后，胃肠的邪气已经结实，脉象自然不会"弱"了，这时才可以放心地应用大承气汤。

【原文】

伤寒四五日，脉沈而喘满，沈為在裏，而反發其汗，津液越出，大便為難，表虚裏實，久則讝語。（218）

【释义】

本条论述里实形成的原因和辨证。伤寒四五日，虽然还没有经过一经的时间，但是脉由浮而转沉，并且出现了喘和腹满等症，这显然是病邪由表入里，已经形成了里实证。因为腹满是热邪壅滞胃肠，喘促是腑热上逆犯肺。假如误认为喘是表邪未解，反而发其汗，津液就会外越，胃家的燥化迅速，于是大便就会转硬了。时间久了阳明的热邪与燥邪再进一步地相结，燥热就会越加地炽盛，扰乱心神还会出现谵语等重症。

【疑难解析】

表虚里实——相对性思维与借宾定主写作体例的问题：就像阳明病提纲

证的"胃家实"的"实",不能理解为"邪气盛则实"一样,本条的表虚的"虚",也不是"精气夺则虚"的意思。本条的表虚里实,是用表与里的相对、虚与实的相对的形式,而且还用了借宾定主的手法,来强调胃肠燥热结实"大便为难"的"里实"病机。具体说来,表虚的"虚"字,只是提示肤表没有任何邪气,不是肤表正气虚的意思。这里只是借"表虚"之宾,以定"里实"之主。也就是说,关键在于突出"里实"这两个字。

总结一下我们前面所讲的内容,仲师关于"虚"字的运用,大体有三种情况:一是真虚,就是"精气夺则虚"的意思。例如49条的"尺中脉微,此里虚",60条汗下后的"以内外俱虚故也";二是邪气无形的意思。例如栀子豉汤证"虚烦"的"虚"字;三是没有邪气的意思,就像本条。很显然,除了第一个"虚",后面的两个"虚"字,都是相对性的。我们必须了解仲师这种相对性的写作特点,否则很多问题就会曲解的,甚至是南辕北辙。

【原文】

陽明病,本自汗出,醫更重發汗,病已差,尚微煩不了了者,此必大便鞕故也。以亡津液,胃中乾燥,故令大便鞕。當問其小便日幾行,若本小便日三四行,今日再行,故知大便不久出。今爲小便數少,以津液當還入胃中,故知不久必大便也。(203)

【释义】

本条再次论述根据小便的多少来推测大便硬的程度。阳明病的气化特点最主要的就是一个"燥"字,本条就是从燥与大小便之间的关系入手来进行辨证的。

阳明病本来就汗出,医者又误发其汗,大量地出汗导致津液虚少,进而肠胃干燥大便结硬,所以出现微微心烦的情况。因为本证的大便硬是以汗出津伤为主要的成因,胃肠的热邪并不严重,所以有津液恢复而自愈的可能性。判断津液是否恢复,有一个辨证的方法,这就是注意诊察小便的次数与多少。如果小便本来一日行三到四次,今日才行一到二次,小便的次数在减少,可以得知津液没有偏渗于膀胱,而能够还入胃肠,有了津液的滋润,所以推知其"不久必大便"。

【原文】

病人煩熱,汗出則解,又如瘧狀,日晡所發熱者,屬陽明也。脈實者,宜下之;脈浮虛者,宜發汗。下之與大承氣湯,發汗宜桂枝湯。(240)

【释义】

本条再次强调潮热是阳明病胃家实的重要标志。病人烦热,汗出而解,应该是太阳表证的发热。假若发热如同疟状，如果是兼以恶寒，不管是一日一二度发或者是二三度发，也属于太阳病。现在是日晡所发热，在阳明主事的时辰发热，这就是潮热。而潮热是阳明发热的特点，是运用大承气汤的标志。如果再结合脉实者，那就毫无疑问是阳明实证，治宜大承气汤下之。

假设脉不是实的，而是浮虚的，说明太阳表证还没有完全罢了，即使是潮热，按照仲师先表后里的治疗原则，应该先与桂枝汤解表。这与234条"阳明病，脉迟，汗出多，微恶寒者，表未解也，可发汗，宜桂枝汤"的精神是一致的。

【疑难解析】

痞满燥实坚——逻辑思维问题：对于三个承气汤证的病机和分类，传统上最为习惯的说法是"痞满燥实坚"，几乎所有的教科书都是这样讲的。其实，这种说法存在两个问题：一是逻辑混乱。"痞满燥实坚"这五个字，是不能连在一起讲的，"痞满"是症状的概念，而"燥实坚"则是病机的概念，将完全不相关的两个概念的字词连在一起论述，显然是逻辑混乱。何况按照仲师的本来意思，"痞"属于泻心汤证，也不是阳明病应该有的症状。

二是舍本求末。就阳明气化的特点来讲，"燥实坚"三个字，仅仅一个"燥"字还能反映阳明病的本质。一个不着边际、概念混乱的"痞满燥实坚"，反而把"两阳合明"、阳热最盛的阳明气化特点给掩盖了，给抹杀了，实在是言不及义。关于阳明病的病机，我的意见是"燥热结实"四个字就足以概括了，"燥"和"热"两个字，反映阳明为病的气化特点；"结"字，说明宿食糟粕结于肠胃，不攻下就很难以祛除邪气；"实"字，说明是有形的宿食大便导致的实证。

"燥热结实"是正阳阳明胃家实的基本病机，因为胃家实又分为三承气汤证，所以我们还可以用这个病机概念为依据来分类三个承气汤证。调胃承气汤重用芒硝清泄胃热，主症是蒸蒸发热，因此调胃承气汤证病机偏于燥热；小承气汤重用厚朴、枳实行气，主症是大便必硬，因此小承气汤证病机偏于燥结；大承气汤大黄、芒硝、厚朴、枳实四味药全部用，潮热、谵语、便硬、腹胀等症也都有，因此大承气汤证的病机是燥热结实四个方面全部具备，没有偏重，而且是最为严重。这样分类认识三个承气汤证，比较所谓的"痞满燥实坚"，更为清晰明确，而且也符合阳明病的实际。如果联系179条阳明病的分类就会发现一个层层相因的逻辑关系：阳明病——三阳阳明——正阳阳明——大承气汤证。可知，大承气汤证才是阳明病中最典型、最危重，同时也是最具有代表性的阳明病。也正是因为这个原因，阳明病篇中论述大承气汤证的条文最多，也最为详尽。

5. 承气汤禁例

承气汤类方，尤其是大承气汤，峻下攻邪的力量很大，极其容易损伤正气。如果是误辨误下，那后果就更加严重。所以仲师设置数条承气汤禁例，来说明这个问题。

【原文】

伤寒呕多，虽有阳明證，不可攻之。（204）

【释义】

本条论述伤寒呕多不可攻下。呕多，意思是呕吐比较严重。凡是呕吐，病机都是胃气上逆，病势偏于胃脘以上。这种情况应该和胃降逆止呕，而不可以攻下，即使是兼有阳明病也是如此，说明病机病势偏上的应该禁下。

还有一个问题，就是呕多常常是少阳病的主症，仲师于 96 条叫做"喜呕"，其病机为胆热犯胃，其治法是疏达胆胃，和解少阳。对于少阳病，不只是下法，汗法与吐法都是禁止的。治疗少阳病的小柴胡汤，又叫做"三禁汤"（禁汗禁吐禁下），也是这个意思。退一步说，即便是少阳兼阳明病而呕多，也应该先用和法后用下法，或者是和法与下法并用，总之，就是不可以单纯攻下。

【原文】

陽明病，心下鞕滿者，不可攻之。攻之利遂不止者死，利止者愈。（205）

【释义】

本条论述阳明邪结病位偏于上部的不可攻下。阳明包括胃与大肠，其实所谓的攻下法，适宜的病位是位于下部的肠腑，因为大便是结在这里的，临床也以腹部的硬满或者绕脐疼痛为特征。而本条是心下硬满，心下属于胃脘，病位偏于上部，自然不宜用攻下法。假如用承气汤误攻的话，脾阳很容易受到损伤，从而导致下利不止，预后也不会好的。如果下利能够自止的话，说明了脾气还有逐渐回复的转机，那样疾病可以向愈。

【原文】

陽明病，面合色赤，不可攻之。必發熱，色黃者，小便不利也。（206）

【释义】

本条论述表证未罢或者热在气分者不可攻下。面合色赤就是面部发红，有两种情况：一是热在太阳，是表热弛张怫郁在上面；二是热在阳明，是气热循经熏蒸于脸面。在太阳的宜发汗散热，在阳明的宜寒凉清热，所以说"不可攻之"。一旦误用攻下，必然损伤脾气，脾虚水湿运化失常，水湿内郁化热，外面湿热郁蒸而出现发热色黄，下面气化不利而出现小便不利。

通过以上分析可以知道，病势偏上的、病位在上的、太阳病、少阳病、气分热等情况，都是要禁用承气汤攻下的。

（二）太阳阳明证

【原文】

趺陽脈浮而澀，浮則胃氣強，澀則小便數，浮澀相搏，大便則鞭，其脾爲約，麻子仁丸主之。（247）

麻子仁丸方

麻子仁二升　芍藥半斤　枳實半斤（炙）　大黃一斤（去皮）　厚朴一尺（炙，去皮）　杏仁一升（去皮尖，熬，別作脂）

上六味，蜜和丸如梧桐子大，飲服十丸，日三服，漸加，以知爲度。

【释义】

本条论述太阳阳明证的辨证论治。太阳阳明证，是阳明病中阳热仅次于正阳阳明的证型，又叫做"脾约证"。本条仲师首先通过脉象揭出病机，趺阳脉就是足背动脉，属于阳明胃经，在古代主要是用它来诊察脾胃病的。浮，是脉气有余的阳脉，提示胃气强，所谓的胃气强，就是胃阳亢盛；涩，是脉气不足的阴脉，在这里主脾阴不足，脾阴不足就会导致脾不能为胃行其津液，这样一来津液就必然偏渗于膀胱，从而肠道得不到滋润，所以出现小便数、大便硬的表现。浮涩相搏，讲的就是这种胃热盛与脾阴虚交互为病的病机。因为这种大便硬，虽然有胃热亢盛的因素，而主要的病机是涉及脾阴的问题，所以叫做"脾约"。

脾约证因为阳热的程度并不重，所以临床的特点是大便结硬，但一般说来腹部无明显地胀满疼痛，更不可能有诸如潮热谵语等热症，而且饮食也和平常一样，这就像244条所讲的"不更衣十日，无所苦也"，类似现在临床的习惯性便秘。太阳阳明证的治疗，虽然也属于下法，但是重点是润肠通便，方药是麻子仁丸。

【方解】

本证虽然不是胃家实，但终究是阳明病，所以麻子仁丸是由小承气汤加麻子仁、杏仁、芍药、蜂蜜而组成的，只是主次关系发生了变化。方名不叫承气，而是以麻子仁命名，仲师的意思非常清楚，麻子仁一定是主药，并且以麻子仁为核心，配伍杏仁、芍药、蜂蜜组成了以"润下"为特点的一组方药。麻子仁润肠滋燥，通利大便；杏仁本身能润肠通便，更有意义的是，杏仁又能肃降肺气，肺与大肠相表里，肺气的下行，有利于大肠的传导；芍药、蜂蜜滋阴养血，润肠通便。另一部分是以大黄为主药，配伍枳实、厚朴，体现"泻下"的治疗特点，因为虽然叫做"太阳阳明"，但终究是阳明病；虽然以燥为重点，但仍然是胃肠有热，所以小承气汤是必须要用的。

麻子仁丸这个方名，除了麻子仁体现了"润"以外，还有一个"丸"字。方后讲"蜜和丸"，丸者缓也，就是取润下缓行的意思。又讲"渐加，以知为度"，是说脾约证的治疗，不在于急下，重点是"润"和"缓"，让药力慢慢地发挥作用，让大便逐渐地得到缓解。

【疑难解析】

脾约——逆向辨证思维的问题：阳明胃肠的病讲脾约，这是很有意思的一件事，因为它不但提示了中医学的整体观，还提示了逆向性的辨证思维。对于脾约的认识，历代医家的见解不一致。伤寒第一注家成无己提出了"脾弱"的说法，多数医家都表示赞同。还有一种观点认为，原文中只有脉涩和小便数，并没有其他脾虚证候的描述，所以"脾弱"说法很难成立。仲师讲的是脾"约"，而不是脾"弱"。"约"是什么意思？应该是约束的意思。讲约束就要有对立面，具体到本证，就是脾与胃的问题。"其脾为约"是指胃热亢盛，反而制约其脾，阻遏了脾为其运输津液，从而导致了胃肠干燥大便结硬。这样看来，所谓的"脾约"，并不是脾弱，而是脾受到了胃的约束。当然，这是从胃为主导的角度认识问题的。对于"约"字，还有一种看法，就是失约的意思，这是从脾为主导的角度看问题的。因为脾胃之间，胃有为脾输送原料，脾有为胃行其津液这样相互支持的约定，一旦脾阴不足了不能为胃行其津液，这可以看作脾对于胃的失约，失约叫做脾约。

其实，叫"脾约"有两个意义：一是提示我们，阳明尽管有"合明"的特点，但有的时候病机的重点并不在于阳热，而在于燥化。二是提示我们，虽然是阳明病，但是辨证的思维却不能仅仅局限于胃肠，因为中医有整体观念，讲阳明胃就必须联系到太阴脾。尽管六经辨证三阴三阳泾渭分明，却不能割裂阴阳之间千丝万缕的联系。辨证阳病，却要从太阴考虑问题，这就是逆向性辨证思维的体现。

【医案选录】

脾约证

刘某，女，23岁，工人。1982年6月4日初诊。大便结硬，平时七八天甚至十余天一次，近日加重，腹胀不适，口干饮水多，小便频数，食欲还可以，舌尖红苔薄黄，脉沉细涩，左手反关，特意诊趺阳脉，浮盛有力。属于脾约证，应当治以麻子仁丸：麻子仁30g，厚朴12g，枳实9g，白芍12g，杏仁9g，大黄6g，当归15g，玄参12g，生地18g，麦冬12g，郁李仁30g，甘草3g。3剂，水煎，分早晚服。

6月8日二诊：大便二日一次，成形，排出不太困难，腹不胀，口干也有所减轻，趺阳脉变小。上方大黄改为3g，7剂，隔日一剂。三诊：大便基本正常，因为属于习惯性便秘，停药以后肯定复发，于是遵循仲师原意，改汤为蜜丸，连续服用两个月余以善后。

按：其实本病的诊断并不困难，对于便秘的病人，要想让他大便通畅也不困难。难就难在脾约证属于虚实夹杂，必须攻补兼施，用药配伍要求周全；难就难在脾约证类似习惯性便秘，便秘一旦成为习惯性就麻烦了。其实麻子仁丸里本来就包含了小承气汤，应该属于攻下剂的范畴。但是一方面麻子仁丸的重点不是承气汤，而是以麻子仁为核心的养阴润肠药，体现了扶正通便的治疗旨意；另一方面剂型不是汤剂而是丸剂，体现了缓缓求治的治疗旨意。我们只有认识到了这些，才能真正领会仲师为什么把一个阳明病的证型叫做脾约证，因为这种叫法的本身就不符合常理。

（三）少阳阳明证

【原文】

陽明病，自汗出，若發汗，小便自利者，此爲津液內竭，雖鞕不可攻之，當須自欲大便，宜蜜煎導而通之。若土瓜根及大豬膽汁，皆可爲導。（233）

蜜煎方

食蜜七合

上一味，於銅器內，微火煎，當須凝如飴狀，攪之勿令焦著，欲可丸。並手撚作挺，令頭銳，大如指，長二寸許。當熱時急作，冷則鞕。以內穀道中，以手急抱，欲大便時乃去之，疑非仲景意，已試甚良。

又大豬膽一枚，瀉汁，和少許法醋，以灌穀道內，如一食頃，當大便出宿食惡物，甚效。

【释义】

本条论述少阳阳明证的辨证论治。少阳阳明证，是阳明病三种证型中，阳热最少的证型。179条论述少阳阳明证的成因时，就讲过是"发汗、利小便"伤损津液导致胃肠干燥而大便结硬的。本条还是这个成因，阳明病本来汗出津液外泄，再用汗法伤损津液，又加上小便自利，于是造成了津液内竭，以致大便硬涩难解。这种便秘纯属一时性误治导致的津枯燥结，自然阳热很少，所以叫做"少阳"阳明。一者由于阳热极其轻微，二者由于属一时性的大便秘结，因此不须用麻子仁丸润下，更不可用承气汤攻下，只需在病人欲解大便的时候，用蜜煎方导下就可以了。其他的如土瓜根捣汁灌肠，或

187

者用大猪胆汁灌肠等也可以，大约吃一顿饭的时间大便就会排出来了。

【方解】

蜜煎是以蜂蜜为料，其性平味甘，滑润兼备，又入肺与大肠经，最能润滑肠道，导引硬便下行。

灌肠法以猪胆汁或土瓜根榨汁，二者皆味苦性寒，也归肺与大肠经，汁液润滑纳入谷道之中，正好发挥清热润肠而导便下行的功效。

二、阳明病热证

所谓的阳明热证，是指无形的气分热蕴结熏蒸于里，并充斥于表里内外，由于属于里热证，而阳明又主里，所以我们习惯上叫做阳明热证。主要有白虎汤证和白虎加人参汤证。

（一）白虎汤证

【原文】

三陽合病，腹滿身重，難以轉側，口不仁，面垢，譫語遺尿。發汗則譫語。下之則額上生汗，手足逆冷。若自汗出者，白虎湯主之。（219）

【释义】

本条论述三阳合病而以阳明气热亢盛为主的辨证论治。本条有倒装文法，"若自汗出者，白虎汤主之"一句，应该接在"谵语遗尿"句下。

合病的概念是明确的，三阳合病的意思，就是太阳、阳明、少阳合起来发病。但是根据本条脉症的描述，三阳合病的重点在于阳明。或者开始是三阳合病，现在热邪已经完全入里了。热邪壅盛于阳明，气滞中焦，就会腹满；伤津耗气，热蒸肌肉，就会身重；口是胃的外窍，胃中浊热上熏，就会口中黏腻，食不知味，甚至语言不利，这叫做口不仁；足阳明经脉布于面，热浊之气循经上蒸与颜面，面部如蒙了一层油垢一样。胃热循经上扰心神，就会谵语。热盛神昏，膀胱失去约束，则遗尿。邪热壅滞少阳两胁的经脉，患者自我感觉转侧困难。自汗出，是热邪蒸腾，逼迫津液外泄。既然属于里热证，于是用白虎汤清透里热。

原文还特意提出热在气分的治疗禁忌：虽然叫做三阳合病，但是太阳病的脉症已经不复存在，更何况里热亢盛，所以禁用辛温发汗法。假若误用辛温发汗就会助热，这样一来随着里热的亢盛，谵语也会更加地严重。虽然叫做阳明热证，但是属于无形之热，是不能用承气汤下之的，假若误用下法，或者导致阴竭于下阳无依附，或者直接伤损阳气，从而出现手足逆冷、额上汗出的危象。

【疑难解析】

三阳合病——读书死于句下的问题：其实，本条的三阳合病，如果单纯从合病的角度是讲不通的。所以伤寒注家对于三阳合病的看法并不一致，有的为了迎合三阳合病，就解释为腹满属于阳明，身重遗尿属于太阳，难以转侧属于少阳；有的认为这样的解释太牵强了，本条应该是有三阳合病之名，而无三阳合病之实；也有的认为开始是三阳合病，以后邪气入里化热就成为阳明里证了。《伤寒论》中讲"三阳合病"的条文还有 268 条的"三阳合病，脉浮大，上关上，但欲眠睡，目合则汗"。从脉症上看也属于里热证，与太阳与少阳没有多大的关系。这就提出了一个问题：研读《伤寒论》，不能拘泥冠名，不要死于句下，应该具体条文，具体分析，客观地对待。讲不通的就是讲不通，可以存疑待考嘛。即使是质疑张仲景，也是允许的。原因很简单，《伤寒论》终究是汉代的医学著作，即便是经典，也不可能句句是真理。

（二）白虎加人参汤证

【原文】

傷寒若吐若下後，七八日不解，熱結在裏，表裏俱熱，時時惡風，大渴，舌上乾燥而煩，欲飲水數升者，白虎加人參湯主之。(168)

傷寒無大熱，口燥渴，心煩，背微惡寒者，白虎加人參湯主之。(169)

若渴欲飲水，口乾舌燥者，白虎加人參湯主之。(222)

傷寒脈浮，發熱無汗，其表不解，不可與白虎湯。渴欲飲水，無表證者，白虎加人參湯主之。(170)

【释义】

以上条文阐述了白虎加人参汤证的主症及其特征。除了 222 条，168、169、170 三条是在太阳病篇，从坏病的角度进行论述的。为了统一说明问题，所以就把所有的条文集中在这里分析解释。

白虎加人参汤证是在白虎汤证的基础上，病机和脉症的进一步发展，有两组特点：一组是大渴，舌上干燥，欲饮水数升；一组是无大热，时时恶风，背微恶寒。前者属于重点，后者属于难点。我们先解释重点问题：大渴，说明口渴的程度很重，进而说明了伤津的程度很重；口干舌燥，是从舌苔的角度说明阳明津枯与热燥的程度；欲饮水数升，是说大量饮水，饮不解渴，只有在阳明热邪过于亢盛，气津灼伤极其严重的情况下才会这样的。这就是在白虎汤的基础上加人参的根本原因。

再解释一下难点的问题，无大热、时时恶风、背微恶寒，关于其机理，其实，仲师已经讲得很明白了，就是四个字——"热结在里"。也就是说，

189

这是阳明热邪内结，阳气不能达于外所导致的。白虎汤证一般情况下，是"表里俱热"的，当里热结得严重了，阳气就不能达于表了，于是肤表反而不热了，或者热象不是那么明显了。反映阳盛格阴、真热假寒的特殊病机，具有非常重要临床辨证意义。仲师再次提示我们，像白虎加人参汤证这样的阳明重证，在辨证的时候尤其应当注意辨别寒热的真假。假如医生惑于假象，以恶风恶寒为阳虚，施以干姜、附子等热性药，势必出现抱薪救火的危象。

170条主要阐述白虎汤和白虎加人参汤的治疗禁忌。白虎汤和白虎加人参汤属于清热的重剂，在太阳表邪没有解除的情况下，是不能用的。一旦误用容易寒凉冰伏，这样不但表邪得不到解决，还会产生变证。

【疑难解析】

（1）无大热——教条、僵化辨治思维的问题：前面讨论麻杏甘石汤证、大陷胸汤证的"无大热"和大承气汤证的"微热"的时候，已经从变法和逆向辨证思维的角度阐述过这个问题。之所以在这里还要继续讨论无大热，再次针对后世医家所总结的"白虎四大证"概念作进一步地分析。伤寒注家和现代伤寒学者在研究《伤寒论》的基础上，提出了很多的概念性的东西，如六经辨证、三纲鼎立、经证腑证、循经传，也包括白虎四大证等等。有的概念是符合仲师原义的，是基本合理的，是符合临床的，或者是无伤大雅的。而有的则正好是起相反作用的，所谓的白虎四大证就是这样。

提出白虎四大证的本来的意思，是通过对白虎汤证脉症的高度总结，然后便于临床方证相应，照单抓药，以有利于白虎汤的运用。可是，这样一来，存在两个问题：一是不符合仲师的原义。我们检索《伤寒论》所有的白虎汤证，包括白虎加人参汤证的条文，除了"大渴"（何况白虎汤证并不具备大渴），其他的三大，就是大热、大烦、脉洪大，是不存在的。相反，对于大热，仲师反而讲无大热。再如《金匮要略》的白虎加人参汤证，仲师在讲"太阳中热"暑热病的时候，确实讲过"身热"，但也不是什么大热。可是在讲"消渴"病的时候，只讲"渴欲饮水，口干舌燥"，根本没有提到发热的问题。对《伤寒论》的病脉证治进行归纳总结是可以的，但是，有一个基本的前提，就是必须符合仲师的原义。白虎四大证这个概念，显然，离仲师的原义差得很远。最根本的问题还在于，根本没有理解仲师为什么在大热证中反常地强调"无大热"。

第二个是不符合临床实际，把白虎汤证的辨证教条化了。白虎汤的确可以治疗大热，但是也能治疗无大热，更能治疗不发热。这就是说，不能用"大热"来限定白虎汤的辨证和运用。如果临床上真的用"四大证"来进行方证相应的话，结果只能是白虎汤无用武之地了。

之所以反复提出这个问题，还有一个原因，就是有的人不断地为"白虎四大证"找根据，还引经据典，煞费苦心地论证"无大热"的"无"字是发语词。换句话说，无大热就是大热的意思。不可否认，《伤寒论》的有些字词含义深邃，需要仔细地分析琢磨。就算是"无"字在古代的确有发语词的意思，但是一个放置在条文中间的无大热的"无"字，发语词这样的论证能成立吗？仲师在有些大热证中还讲"微热"，难道"微"这个字也是发语词？话又说回来，你就是把无大热论证成大热，除了教条、僵化外，还有什么意义？

（2）恶风与背微恶寒——惯性辨证思维的问题：对于"时时恶风"、"背微恶寒"的机理，习惯上地解释，认为是汗出肌疏，卫失温煦，或者不耐邪扰。如果是孤立地看待本条，这种说法似乎还有些道理。正因为是这样，所以这种解释就成为一种惯性的东西，很少有人去质疑其合理性。其实，这种解释存在两个问题：一是不合乎医理。阳明病发热汗出的特点是热不为汗衰，也就是说，里热持续地外蒸，肤表汗出不断，而发热始终不退。仲师把这种发热汗出专门用了一个名词描述——"濈濈"。试问：在热汗濈濈的情况下，哪来的汗出肌疏？

二是没有会通全书。如果前面联系第11条寒热真假的辨证，后面联系350条白虎汤证的"脉滑而厥"，你就会知道，恶风与背恶寒的机理，应该是热邪内结，阳不外达，也就是真寒假热证。凡是大热证，最怕的就是大热郁结在里，因为热邪一旦内陷内结，一方面会直接地加重阳热，很容易导致劫阴、动风、扰神，从而出现阴竭、抽搐以及神昏等危重的证候；另一方面会导致阳气不能达于外，容易出现恶风恶寒，甚至厥逆等假寒症，这样增加了临床辨证的难度，进而产生误辨误治的严重后果。所以，仲师不厌其烦地在各种大热证中反复地提示无大热、恶风寒。可惜仲师的这番良苦用心，我们却始终没有领会到，常常被一些似是而非的、或者不切实际的注解给掩盖了。

三、阳明中风证

仲师在阳明病篇还有阳明中风证与阳明中寒证的分类，风为阳邪，所以阳明中风证是阳明病向阳热转化的一种证候类型；寒为阴邪，所以阳明中寒证是阳明病向阴寒转化的一种类型。

【原文】

陽明病，若能食，名中風；不能食，名中寒。（190）

【释义】

本条以能食、不能食作为阳明中风与阳明中寒的辨证指标。阳热是消化水谷的动力，否则就谈不到"腐熟"的功能，更不能体现"合明"的特点。所以阳明发病，外面可以从能食与不能食，也就是食欲的好坏，来探测胃阳的盛衰，胃气的强弱。假如能够进食，说明胃阳是强盛的，风为阳邪，所以用阳明中风命名；假如不能食，说明胃阳是不足的，直接用阳明中寒命名。

中风能食，中寒不能食，这是讲一般的规律性，也就是常法。前面的215条讲过"反不能食者，胃中必有燥屎五六枚也"，说明胃阳亢盛到了极点，一旦结成了燥屎是不能进食的；后面的厥阴病篇还讲过中寒过盛、胃气衰败而反能食的除中证，这就是能食与不能食的变法。前后的条文方证联系起来，提示了知常达变的辨证思维。

【疑难解析】

中风与中寒——顾名思义与会通全书的问题：太阳病的中风证与伤寒证大家没有异议，因为就是取风性疏泄和寒性凝敛的意思，很好理解。而对于阳明中风与阳明中寒注家们意见就很不一致，原因很简单，因为风寒与太阳病关系密切，阳明病讲风讲寒就不那么合适了。例如方有执认为："大意推原风寒传太阳而来，其辨验有如此者，非谓阳明自中而然也。"显然，方氏还是从太阳论风寒，可问题是，能食、不能食与感受风寒有什么关系？黄元御认为："若能食者，名为中风，是风中于表也，不能食者，名为中寒，是寒生于里也。"黄氏的解释更让人莫名其妙，"风中于表也"，与能食有什么关系？万全认为："此言阳明本经自受风寒之证也。"可问题在于，阳明本经自受风寒，为什么受了风就能食？受了寒就不能食？可见，如果单纯地从风与寒顾名思义来进行注解的话，怎样讲也是解释不通的，所以有的时候是不能想当然地顾名思义。

李克绍先生在《伤寒解惑论》中提出了新的见解，他认为《伤寒论》中的"中风"与"中寒"（伤寒），除了具有风性疏泄与寒性凝敛分类太阳病证型以外，还有一种意思是分类整个六经病。这就是风为阳邪与寒为阴邪相对，凡是病证向阳热方面转化的，或者突出的，就叫做"中风"；凡是病证向阴寒方面转化的，或者突出的，就叫做"中寒"（伤寒）。例如大青龙汤证，38条身痛无汗而烦躁的，有阳热的征象，名为中风；身不痛但重不烦躁的，对比之下没有见到热象，就名为伤寒。

同样的道理，阳明病阳热证与阴寒证，也是以风和寒分类的。唯一区别的是，因为阳明病是胃肠的病，胃肠的病是里病，所以不叫做"伤寒"而叫做"中寒"。李克绍先生的解释显然是在会通全书的基础上作出的，甚至还会通到《金匮要略》，他讲，《金匮要略》中的"五脏风寒积聚病"篇，讨论了五脏的阳证与阴证，但是，仲师不是用阴与阳冠名的，而是叫做风与寒。这就证明了古代医家习惯用风与寒来分类阳与阴，仲师只是延续了这种分类方法而已。

【原文】

陽明中風，口苦咽乾，腹滿微喘，發熱惡寒，脈浮而緊。若下之，則腹滿小便難也。（189）

【释义】

本条论述阳明中风的主要脉症及其治疗禁忌。阳明中风有的时候是指病证向阳热转化的一种趋势。例如本条就是伤寒表证向阳明里证发展，逐渐化热化燥过程中，尚未定型于阳明热证或实证的症状表现。口苦咽干，说明邪气在逐渐化热化燥；腹满微喘，是阳明里实逐渐形成。只是发热恶寒、脉浮而紧，说明了表邪还有些残留。之所以叫做"阳明中风"，是说已经明显看到了阳明化热化燥的征象，表证不久就会消失。

太阳表证不能下之，阳明里证没有成实，也不能下之。如果用承气汤误下的话，肤表热邪和阳明气热都不会消退的，腹满也不会消除，而且还会重伤津液，导致小便困难。

四、阳明中寒证

【原文】

陽明病，若中寒者，不能食，小便不利，手足濈然汗出，此欲作固瘕，必大便初鞕後溏。所以然者，以胃中冷，水穀不別故也。（191）

【释义】

本条论述阳明中寒的主症以及固瘕形成的机理。阳明中寒证，中焦阳虚有寒，胃府不能受纳，所以不能进食。胃寒影响到脾脏的运化，津液不能下输导致小便不利。小便不利又使水湿留滞于肠中，这样就不可能化燥，充其量只能使大便初硬后溏，或者溏硬混杂而成为固瘕。

本条的手足濈然汗出，必须单独提出讨论。前面208条讲得十分清楚，"手足濈然汗出，此大便已硬也，大承气汤主之"。而本条的手足濈然汗出，只是初硬后溏的固瘕。显然，这是阳明实热证与阳明中寒证在"手足濈然汗出"这一特殊症状的对比鉴别。阳明实热证是胃肠化燥严重，已经没有足够的津液供给全身作汗，仅仅能蒸腾余下的津液在脾胃所主的四肢上作汗。阳明中寒证是胃肠阳虚，没有足够的阳气蒸化津液达于全身作汗，余下的虚阳只能蒸腾津液在脾胃所主的四肢上作汗。可知，前者的病机，关键在于津

193

燥；后者的病机，关键在于阳虚。

【原文】

陽明病，法多汗，反無汗，其身如蟲行皮中狀者，此以久虛故也。（196）

【释义】

本条论述阳明中寒反无汗的机理和可能出现的症状。按照一般的发病规律，阳明病外证，应该汗自出，所以叫做"法多汗"。现在是"反无汗"，追究其原因，肯定是阳气虚衰没有足够的力量来蒸腾津液外出。伴随着无汗，还会出现周身发痒，有如虫行皮中状的现象，这是卫阳不足，开泄腠理、鼓动津液困难而导致的。所以仲师总结其病机为"此以久虚故也"。

【原文】

陽明病，反無汗而小便利，二三日嘔而咳，手足厥者，必苦頭痛。若不咳不嘔，手足不厥者，頭不痛。（197）

【释义】

本条论述阳明中寒证寒饮上逆的症状。阳明病反无汗，属于阳明中寒。寒饮内停，应该小便不利，现在小便利，说明中焦的寒饮没有涉及下焦。相反，寒饮全在中上焦冲逆，饮邪犯胃就会呕吐，射肺就会咳嗽，上犯清阳就会头痛。脾胃阳虚不能达于所主的四肢就会手足厥冷。阳明中寒不是少阴病，它有阳气振作的时候，这种时候阳气宣通，就会不呕、不咳、手足不厥，头也不痛了。

【原文】

陽明病，不能食，攻其熱必噦，所以然者，胃中虛冷故也。以其人本虛，攻其熱必噦。（194）

【释义】

本条论述阳明中寒证禁用下法。前面讲过，阳明病的"不能食"，分别有燥屎内结和阳明中寒两种情况，前者肯定要用攻下法，而后者即使有虚热躁动的情况，也绝对不可攻下。因为胃中虚寒，一旦用承气汤攻之，必然导致中阳衰败而生产哕逆的变证。为了强调这一点，仲师特意亲自讲道理，这就是"所以然者，胃中虚冷故也"。

【原文】

食谷欲嘔，屬陽明也，吳茱萸湯主之。得湯反劇者，屬上焦也。（243）

吳茱萸湯方

吳茱萸一升（洗）　人參三兩　生薑六兩（切）　大棗十二枚（擘）

上四味，以水七升，煮取二升，去滓，溫服七合，日三服。

【释义】

本条论述阳明中寒证的治疗。食谷欲呕，是进食后就泛泛恶心，显然是胃阳虚腐熟水谷的能力不足，由寒而生浊，寒浊上逆而欲呕，所以说"属阳明也"。应该兼有纳谷不香、舌淡苔白、脉象沉弱等。治疗用吴茱萸汤温胃散寒，降逆止呕。

条文的后半段是说服吴茱萸汤后，可能出现的一种异常反应，这就是"得汤反剧"，意思是说，服了吴茱萸汤以后，病人的呕吐会加剧的。原因是什么呢？仲师自己作的解释是"属上焦也"。《难经·三十一难》讲过"上焦者……在胃上口，主纳而不出"。可知，"属上焦也"，就是"属阳明之上焦也"的简化语。是说如果寒浊壅聚在胃的上口，也就是条文所说的"上焦"，服了吴茱萸汤后，也可能寒浊溃而上行，这样通过呕吐因势利导地把寒浊驱除体外，疾病也会好的。

【方解】

本方具有温、补、降三种功能，主药当然是吴茱萸。吴茱萸辛苦温，温胃散寒，降逆止呕；生姜辛温，用量很大（六两），一方面温胃散寒，一方面降逆止呕。两味药配伍，就体现了温和降两种功能。人参甘平，大枣甘温，补益中气，加强运化，调节升降，两味药配伍体现了补的功能。

【疑难解析】

属上焦——尊重古训和以偏概全的问题：按照《内经》三焦学说的习惯分类，胸膈以上属于上焦，胸膈以下脐部以上属于中焦，脐部以下属于下焦。这样一来，大多数注家根据这个分类对于本条的"属上焦"进行注解。例如《医宗金鉴》提出上焦太阳的说法，讲："得汤反剧，非中焦阳明之胃寒，乃上焦太阳之表热。吴茱萸气味俱热，药病不合，故反剧也。"程郊倩提出了上焦格阳的说法，认为：得汤反剧者，是上焦寒盛格阳，以致药不能下达中焦之阳明。还有的医家对"得汤"的"汤"提出新的说法，认为"汤"不是指吴茱萸汤，而是一种流质食物。意思是进流质类食物发生呕吐不止，疾病可能是噎膈，包括食管癌、贲门梗阻一类的疾病，因为病位高，所以叫做"上焦"。

李克绍先生在《伤寒解惑论》中提出，古代关于三焦还有一种分类，就是胃肠道本身也可以分为上、中、下三焦。不但《难经》有上焦当胃上口，中焦当胃中脘，下焦当胃下口的说法。《金匮要略》讲过"上焦有寒口多涎"，这个上焦指的就是胃上口。《伤寒论》有"此利在下焦，赤石脂禹余粮汤主之"，这个下焦指的就是大肠。如果按照三焦的这种分类方法，本条的"得汤反剧"还有一种解释，就是寒涎聚在胃上口，在没有服药之前的食谷

195

欲呕，是寒涎得热欲散的缘故，服了吴茱萸汤后，此方的辛燥之性，使得寒邪从上溃散，所以反而呕吐加剧，这也是药已中病的好现象。如果寒涎不在上焦胃上口，而在中焦胃中脘，那么服药后寒涎就会温散下降，不至于呕吐，病也会好的。所以属上焦也好，属中焦也好，都没有离开阳明。

由于对上焦概念认识的不同，所以注家们对于此条"得汤反剧"的注解也就大相径庭。说法多了，反而让我们无所适从。之所以出现这种问题，就是因为古代医家在生命科学认识的过程中，本身也是有不同的认知和观点。这就决定了，我们后人在学习和引用中，必须尊重古训，同时还要系统全面地掌握和理解，避免以偏概全。

【原文】

脉浮而迟，表热裏寒，下利清穀者，四逆湯主之。（225）

【释义】

本条进一步论述阳明中寒的证治。脉浮而迟，是用脉浮说明太阳表热，用脉迟说明阳明里寒。更用下利清谷，说明胃阳虚衰，水谷不化，清浊难分。本证虽然为表里同病，但是里证危重，治疗应该先温阳后发汗，用四逆汤主之。

本条有两个问题需要强调一下：一是下利清谷的问题。一般说来，阳明病很少下利，就算是下利，也是轻度地水泄，下利清谷的情况很少见。一旦见到了说明胃寒的情况是比较严重的。二是四逆汤的问题。一般说来，四逆汤属于治疗少阴病寒化证的主方，阳明中寒证是不必用四逆汤的，有吴茱萸汤和理中汤就足够了，但是本条仲师却反常地提出了下利清谷和四逆汤。我考虑就像太阴病的治疗提出"四逆辈"一样，可以打破四逆汤专治少阴病四逆的框框。并且提示我们，阳明病与太阴病尽管不会亡阳，但是在病情较重的情况下，四逆汤也是可以运用的。

第三节　阳明病兼证

与太阳病一样，阳明病也有兼证。阳明病属于里证，所以其兼证一般是兼太阳表证。仲师还分别列出了兼太阳表虚证和太阳表实证两种情况。

一、兼表虚证

【原文】

陽明病，脈遲，汗出多，微惡寒者，表未解也，可發汗，宜桂枝湯。（234）

【释义】

本条论述阳明兼太阳表虚证的辨证论治。无论"汗出多"是太阳中风证还是与阳明实热证，只要是"微恶寒"，不是"反恶热"，就可以判断太阳表证未解。在这种情况下，即使是脉迟，按照仲师的治疗原则，应该先宜桂枝汤以解外。

本条的脉迟，与前面208条大承气汤证的"脉迟"，机理是一样的，都是阳明实邪内结，阻遏气血，脉道涩滞。

二、兼表实证

【原文】

陽明病，脈浮，無汗而喘者，發汗則愈，宜麻黃湯。（235）

【释义】

本条论述太阳兼阳明表实证的辨证论治。喘症，太阳病与阳明病都可以见到。太阳病的喘，是寒邪外束、肺气不宣所导致的，一般兼见脉浮、无汗。阳明病的喘，是腑气壅实、肺气不降所导致的，一般兼见脉沉、腹满。而本条只是指出了脉浮和无汗，说明了病变的重点还是在太阳肤表，因此直接讲"发汗则愈，宜麻黄汤"。待太阳表证解决后，再治疗阳明里证。

第四节　阳明病变证

太阳病篇是以变证，仲师又叫做"坏病"为主体的。阳明病虽然属于里证，也是有比较多的变证。大致有六种：发黄证、虚烦证、蓄水证、蓄血证、衄血证、热入血室证等，下面分别讨论。

一、发黄证

发黄证就是黄疸，发黄，总与湿邪相关。阳明病以燥化为特点，本来是不应该发黄的。但是阳明中风证有阳热，阳明中寒证有阴寒，阳明的热邪与寒邪一旦与湿邪相合，就会导致发黄。发黄证根据湿热与寒湿的不同分为两种，这就是湿热发黄证和寒湿发黄证。阳明病是"两阳合明"的病证，因此以湿热发黄证为重点。

（一）湿热发黄证

【原文】

陽明病，無汗，小便不利，心中懊憹者，身必發黃。（199）

陽明病，被火，額上微汗出，而小便不利者，必發黃。（200）

【释义】

以上两条讨论湿热发黄的病因病机。阳明病属于里热证，一般情况下，外面汗自出，下面小便利，这样一来，热与湿就都有了出路，化燥是肯定的，但是不会发黄。如果阳明病无汗，或者仅仅是额上微汗出，说明热邪没有外泄的机会；再加上小便也不通利，也就是说，湿邪也没有下出的机会，这就很容易导致湿与热相合。湿热郁蒸在里，影响肝胆的疏泄，胆汁外溢于肌肤，于是身必发黄。湿热上扰胸膈，会心中懊憹。

发黄，是源于湿热；湿热，是源于阳明无汗和小便不利。正如柯韵伯所讲的："无汗、小便不利是发黄之源。"

【原文】

陽明病，發熱汗出者，此爲熱越，不能發黃也。但頭汗出，身無汗，劑頸而還，小便不利，渴飲水漿者，此爲瘀熱在裏，身必發黃，茵陳蒿湯主之。（236）

茵陳蒿湯方

茵陳蒿六兩　梔子十四枚（擘）　大黃二兩（去皮）

上三味，以水一斗二升，先煮茵陳，減六升，內二味，煮取三升，去滓，分三服。小便當利，尿如皂莢汁狀，色正赤，一宿腹減，黃從小便去也。

傷寒七八日，身黃如橘子色，小便不利，腹微滿者，茵陳蒿湯主之。（260）

【释义】

以上两条讨论湿热发黄的机理以及湿热发黄偏里的证治，"热越"是重点。阳明病只要是发热汗出，湿热就会随着汗出而外泄，这样湿热就有了外越的机会，发黄也就失去了病因，所以仲师讲"此为热越，不能发黄也"。

反过来，假设仅仅是但头汗出，到颈部就停止了，说明热不得外越而只能上蒸；再加上小便不利，这是湿热内郁，气化功能失常，湿邪不得下泄。湿热郁蒸，这就有了发黄的前提条件，于是出现身、目、小便俱黄的黄疸病，用茵陳蒿湯清热利湿退黄。

260条补述发黄的症状特征，重点是身黄如橘子色和腹微满。所谓的橘子色，是黄而色泽鲜明，这是阳黄的特征。腹微满，说明湿与热郁滞于里，影响了气机的运动，这是阳明发黄的特征。既然是阳黄，肯定要用茵陈蒿汤治疗。

【方解】

茵陈蒿汤是退黄的传统名方，也是中医治疗黄疸的第一方。方中茵陈是主药，清热利湿退黄。大黄与栀子是对药配伍，栀子清泄三焦，通调水道，使湿热邪气从前阴下泄；大黄清泄瘀热，推陈致新，使湿热邪气从后阴排出。这样一来，就达到了前后分消湿热的目的，以有利于迅速地退黄。

方后注讲"小便当利，尿如皂荚汁状，色正赤，一宿腹减，黄从小便去也"，一方面补充了尿黄这个症状，另一方面提示了原来就有腹满一症，同时也说明了"黄从小便去也"的机理。

【医案选录】

肝炎案

高姓，男，43 岁。因肝区不适，胃口不好，去医院检查肝功，发现 ALT423U/L，AST226U/L，诊为乙型肝炎。医院主张住院治疗，患者不愿住院，遂就诊于中医。患者平时嗜酒，稍有乏力，小便黄赤，大便正常，舌苔黄厚而腻，脉缓滑。与茵陈蒿汤加味：茵陈 30g，炒栀子 9g，虎杖 15g，田基黄 30g，垂盆草 30g，灵芝 15g，柴胡 9g，郁金 9g，丹参 15g，炒白芍 12g，炙甘草 3g。因大便正常，减去大黄。15 剂，水煎服。

二诊：诸症未见大的变化，舌苔仍黄厚腻，加大黄 9g，厚朴 10g。继服 15 剂。

三诊：大便溏快，一日 2～3 次，舌苔变薄，胃纳增加，ALT124U/L，AST67U/L。方药已扣病机，湿热已有出路，前方加减连续服用两月，诸症基本痊愈，肝功恢复正常。与将军丹 1 号（水丸）善后治疗一年，几次复查肝功均正常，嘱禁酒慎劳，以防复发。

分析：本案初诊就是因为病人大便正常而不用大黄的，结果疗效不理想，舌苔仍然是黄厚而腻的。二诊的时候才意识到分消的问题，尽管大便正常仍然加用大黄，结果服药后大便溏快，黄腻苔随着退去，足以证明分消治法的意义。大黄应该属于治疗燥气的药物，而不是治疗湿气的药物，但是在此时此刻却起到了"热越"的治疗作用，值得我们深思。

【原文】

伤寒瘀热在里，身必黄，麻黄连轺赤小豆汤主之。（262）

麻黄连轺赤小豆方

麻黄二两（去节）　连轺二两　杏仁四十箇（去皮尖）　赤小豆一升　大枣十二枚（擘）　生梓白皮一升（切）　生薑二两（切）　甘草二两（炙）

199

上八味，以潦水一斗，先煮麻黄再沸，去上沫，内诸药，煮取三升，去滓，分温三服，半日服尽。

【释义】

本条讨论湿热发黄偏表的证治。发黄的机理前面的条文已经讨论过了，所以本条的叙证十分地简略，应该以方测证来进行分析。既然讲"瘀热在里"，那么"身必黄"肯定属于湿热阳黄。再从运用麻黄、连翘，以及杏仁、生姜这些作用于肤表的药物分析，本证的病机当属于湿热偏表的发黄证。可以推测，除了身黄外，还应兼见发热、恶寒、无汗、身痒等症。

【方解】

本方重点由两组药物组成，用麻黄、连翘、杏仁、生姜，辛开肌表，宣散湿热，使湿热邪气从上而出；用赤小豆，清利湿热，使湿热邪气从下而出。这种组方配伍，体现了上下分消湿热的旨意。生梓白皮，理气散湿。甘草、大枣，调药和中。潦水，就是蓄积下的雨水，取其味薄而不助湿之意。全方的重点是以"开鬼门"为特色，宣散郁热、利湿退黄。

需要说明的是，连轺就是木犀科植物连翘的根，由于药房一般不备，平时常以连翘替代之。

茵陈蒿汤与麻黄连翘赤小豆汤同是治疗发黄证的重点方，但仔细分析就会发现，两方的组方用药思路是不同的。茵陈蒿汤证强调"腹满"，说明湿热结于里，《内经》讲"中满者泻之于内"。可是"泻之于内"从何处"泻"呢？只有前阴后阴两个出路，方中的栀子和大黄，分别从前后二阴分消湿热。

麻黄连翘赤小豆汤仅就方名的三味药，就已经说明了组方的思路。麻黄、连翘气味清轻，善于发散，"开鬼门"，使湿热从上而出；赤小豆气味苦寒，善于通利，"洁净腑"，使湿热从下而出，分别从上下分消湿热。

由此可知，两个方治疗湿热发黄是一致的，组方配伍体现分消也是相同的，只是由于湿热有偏表偏里的区分，组方用药有上下、前后分消的差别。还有一个问题值得思考，就是治疗发黄为什么要分消呢？这与湿邪为病的特点有关。众所周知，湿邪重浊黏腻，如油入面，缠绵难去，不采取分而消之的方法，是不能尽快地祛除湿热邪气。这是仲师一贯的治疗思想，例如《金匮要略》的"风湿相搏，一身尽疼痛，法当汗出而解，值天阴雨不止，医云：此可发汗。汗之病不愈者，何也？盖发其汗，汗大出者，但风气去，湿气在，是故不愈也"。之所以会有风气去而湿气在的情况，显然是湿邪黏腻缠绵难去的缘故。

【疑难解析】

麻黄——惯性与线性分析思维的问题：本条仲师述证的确很简单，通过以方测证，传统观点认为本证应该属于阳黄兼表证，这就成了两个病的概念。这里面有两个思维的误区：一是发汗就一定是治疗太阳表证。从常法分析思维的角度讲，麻黄是发汗解表的主药，自然也是治疗太阳表证的主药，麻黄汤、青龙汤都可以作为证明。但是发汗就一定是解表吗？解表就一定是治疗太阳病吗？发汗其实只是一种祛邪的方式，或者说给邪气的一种出路而已，至于发汗具体要解决什么问题，要治疗什么病，就是另外的一件事。生硬地把发汗与太阳表证紧紧联系在一起，这就是惯性和线性辨证思维在作怪。例如《金匮要略》讲："病溢饮者，当发其汗，大青龙汤主之，小青龙汤亦主之。"这里的发汗，就不是治疗太阳表证，而是治疗溢饮证。就像本方麻黄的发汗就不是治疗太阳表证，而是治疗发黄证。所以不可一见到麻黄，就不问青红皂白，非要印定在"太阳表证"四个字上。

二是忽视"瘀热在里"与麻黄的反差。可以说，原文的"瘀热在里"四个字，就是对应麻黄而写的，仲师在这里之所以这样写是有特殊用意的。他的用意我们可以作个推测，就是怕因为用麻黄而产生误解，特地强调"瘀热在里"。一个"里"字，分明是在提示我们：这是里证，与太阳表证无关。

另外，如果会通厥阴病篇的麻黄升麻汤，就更能说明问题了。误下表热内陷郁于胸膈形成的寒热虚实错杂证，在这里麻黄连发汗也不发了，而是与升麻配伍发越胸膈的郁阳。可见，以方测证虽然是重要的分析方法，但有的时候却很不靠谱，尤其容易陷入惯性和线性思维的泥坑。就像本方一样，把"开鬼门"散湿热退黄疸的治疗主旨，用一个兼表证全给抹杀了。

【原文】

傷寒，身黃，發熱，梔子柏皮湯主之。（261）

梔子柏皮湯方

肥梔子十五箇（擘） 甘草一兩（炙） 黃柏二兩

上三味，以水四升，煮取一升半，去滓。分溫再服。

【释义】

本条讨论发黄热重于湿的证治。阳黄证虽然是湿热导致的，但一般是不发热的。黄疸，如果像本条提出"发热"，就表示热邪比较严重。除了身黄、目黄、尿黄、黄色鲜明外，应该兼有心烦、口渴、舌红、苔黄、脉数等脉症。用栀子柏皮汤清热燥湿退黄。

【方解】

栀子苦寒，泄火利湿；黄柏苦寒，清热燥湿；炙甘草，甘缓和中，又可以防止栀子、黄柏过于苦寒损伤脾胃。本方适用于热重于湿的阳黄证。

201

(二) 寒湿发黄证

【原文】

傷寒發汗已，身目爲黃，所以然者，以寒濕在裏不解故也。以爲不可下也，於寒濕中求之。(259)

【释义】

本条论述寒湿发黄的证治以及禁治。寒湿发黄，又叫做"阴黄"。多因平素中阳不足，发汗又损伤阳气，导致阳明中寒，寒湿中阻影响肝胆的疏泄，胆汁不循常道而外溢，所以身目为黄。寒湿发黄，治疗应该温阳祛寒，利湿退黄，这就是仲师所说的"于寒湿中求之"的意思。本条没有出方药，阴黄的治疗，可根据情况选用茵陈术附汤，或者茵陈五苓散。

寒湿发黄与湿热发黄比较，有以下临床特点：黄色晦黯，大便稀溏，小便不利，舌淡苔白，脉多沉迟等。

【原文】

陽明病，脈遲，食難用飽，飽則微煩頭眩，必小便難，此欲作穀癉。雖下之，腹滿如故，所以然者，脈遲故也。(195)

【释义】

本条论述谷癉的脉症及其治疗禁忌。谷癉，顾名思义，是一种与吃饭有关的黄疸病，属于黄疸的一种类型，具体说来，是因为饮食湿滞不化，郁于中焦而形成的发黄证。根据脉症，本条所论述的谷癉，应该属于阴黄的范畴。脉迟，与阳明病实证的脉迟不同，应该是迟而无力，主阳虚阴寒。食难用饱，是脾胃阳虚，不能受纳腐熟水谷，所以不敢吃饱，稍微多吃一点，就会腹满饱胀，甚至还会因为升降失常、清阳不升而出现微烦头眩。小便难，是阳气虚衰，气化失职导致的。本来中阳不足容易生出寒浊，再加上小便难，就使体内的水湿更加难以排出，于是湿邪内郁就形成谷癉证。谷癉属于寒湿发黄，应当温中散寒，利湿退黄，可选用茵陈理中丸治疗。

本证的腹满，是因为中虚而生满的，与胃家实的腹满有天壤之别，因此不能下之。如果误下，不但腹满得不到解除，还容易生出其他的变证。

二、虚烦证

太阳病的变证有虚烦证，阳明病的变证也同样有虚烦证。阳明病虽然属于里证，但是阳明中风证常常有表热未罢或者里热连表的情况，误下后也会导致热陷胸膈而形成虚烦证。

【原文】

陽明病，脈浮而緊，咽燥口苦，腹滿而喘，發熱汗出，不惡寒反惡熱，身重。若發汗，則躁，心憒憒反讝語。若加溫針，必怵惕，煩躁不得眠。若下之，則胃中空虛，客氣動膈，心中懊憹，舌上胎者，梔子豉湯主之。（221）

陽明病，下之，其外有熱，手足溫，不結胸，心中懊憹，饑不能食，但頭汗出者，梔子豉湯主之。（228）

【释义】

以上两条重点论述了阳明中风证误治，尤其是误下导致的各种变证，221条是重点。本条主要分两个部分：从起首的"阳明病"到"身重"为第一部分，讲述的是阳明中风证的脉症。脉浮而紧，可以看作太阳病表证还在，后面的咽燥口苦、腹满而喘、发热汗出、不恶寒反恶热、身重诸症，显然为里热渐盛，病机向阳明转化，属于热势连表的阳明中风证。

从"若发汗"到最后的"梔子豉汤主之"为第二部分，论述的是各种误治和产生的变证。我们可以看出来，其实仲师对这种表邪未罢，里热渐盛，热势连表，并不典型的证候，虽然起了"中风"的病名，可是还没有确定合适的治法和方药，于是随后讨论了几种治法。并且通过这些治法所产生的种种变证，可以知道仲师自己临床上分别应用了这些治法。首先是汗法，如果以脉浮而紧作为根据，按照先表后里的治疗原则，而误用辛温发汗法，就会伤津助热，热扰心神，出现躁动、烦乱、甚至谵语的变证。所谓的憒憒，就是心中烦乱的意思。其次是温针，温针也属于发汗法，因为是以火治热的逼汗，更容易产生变证，这就是怵惕、烦躁不得眠。最后一种治法才是重点，对于这种显示了阳明里热而还没有燥结成实证候，最容易提早下之，一旦误下，导致胃中空虚，太阳表热和阳明气热都可以乘虚而内陷，郁于胸隔心下产生心中懊憹的变证，当用梔子豉汤以清宣胸膈郁热。

228条进一步论述阳明气分热下之太早而产生的热郁胸膈的变证。除了"心中懊憹，饥不能食"，后面的几个兼症值得分析。先说手足温，凡是阳病应该手足热，尤其是阳明病，因此可以推断，误下以前肯定是手足热的，现在之所以手足由热变温了，这是误下后大热去了一部分，但是余热却并没有消除。再说头汗出，凡是热邪内郁就会出现头汗出，说明了热郁胸膈不能外达而只能上蒸的病机。不结胸，是仲师的特别强调，目的要排除有形痰水实邪结聚胸膈，只有这样才可以说是"虚烦"，才能应用梔子豉汤。

【疑难解析】

梔子豉汤证——尊重原文和迷信注家的问题：研读《伤寒论》，就必然同时研读伤寒注家的著作。我们发现了一个问题：就是有些注家的注解，本来是解释《伤寒论》原文的，结果比《伤寒论》原文还要晦涩难懂。仲师行文，本来语言朴素，含义深邃。可是有的注家行文，连语言也变得"深邃"无比，至于含义则更是云山雾罩，不知所云了。不可否认，历代伤寒注家为《伤寒论》的研究作出了巨大的贡献，但是注家是人不是神，他们受学识和经验的局限，有的注解并不合理，甚至是错误的。所以，我们对注家不能迷信，对于他们的观点应该客观地分析对待。本条的注解就是一个很好的说明。

栀子豉汤证首见于太阳病篇，属于太阳病的变证。这次又重见于阳明病篇，于是注家大都认为属于阳明病的本证。尤其是清代伤寒注家柯韵伯，柯氏是历代伤寒注家中最有学问的一位，他的《伤寒来苏集》，我认为是所有伤寒注解书学术水平最高的，迷信这样一位著名伤寒注家是很自然的事。柯氏认为栀子豉汤证属于阳明病，并且把栀子豉汤归类为"阳明起手三法"之一。问题是，阳明起手怎能起自"胸膈"？何况"腹满而喘，发热汗出，不恶寒反恶热，身重"，像这样里热壅盛的证候，仅栀子与豆豉两药，能解决问题吗？仔细分析就会发现，柯氏之所以把栀子豉汤证归于阳明病，原来是他把栀子豉汤当作是涌吐剂了。以注解为证，他讲："栀子豉汤主之，是总结上四段证，要知本汤是胃初受，双解表里之方，不止为误下后立法。盖阳明初病，不全在里，不全在表，诸证皆在里之半表间，汗下温针，皆在所禁，将何以治之？惟有吐之一法，为阳明表邪之出路耳。"可知，"吐之一法"才是问题的症结所在。但是有一点可以肯定，而且也早有定论，这就是栀子豉汤绝不是涌吐剂。

其实，原文仲师讲得已经十分明白了，自"阳明病"到"身重"，虽然里热转化还没有定型，但是基本属于阳明热证。而栀子豉汤的"心中懊恼"，分明是阳明热证误下后的变证。试问：把阳明病误下的变证，当作阳明病，这是什么逻辑呀？更何况"动膈"两个字，明确指出了邪陷的部位不是胃肠。既然病位不是胃肠，能叫做阳明病吗？

以上分析说明，即使是著名伤寒注家，我们也不应该迷信。独立思考，善于质疑，永远是治学最优良的品质，永远是创新最主要的前提。

三、蓄水证

太阳病的蓄水证是发汗损伤阳气，导致气化失常而形成的，因此治疗要温阳化气利水，方用五苓散。阳明病也有蓄水证，但是阳明病的蓄水证是误下伤损阴气并且引热进入下焦，水热互结形成的，因此治疗要滋阴清热利水，方用猪苓汤。

【原文】

脈浮發熱，渴欲飲水，小便不利者，豬苓湯主之。（223）

豬苓湯方

豬苓（去皮）　茯苓　澤瀉　阿膠　滑石（碎）各一兩

上五味，以水四升，先煮四味，取二升，去滓，內阿膠烊消，溫服七合，日三服。

陽明病，汗出多而渴者，不可與豬苓湯，以汗多胃中燥，豬苓湯復利其小便故也。（224）

【释义】

本条论述阳明中风证误下后水热互结膀胱的辨证论治。本条是紧接着221条、222条而来的，仲师的意思是说，阳明中风证误下可以导致三种变证，三种变证实际是提示下后热邪分别陷入上焦、中焦、下焦的三种不同情况：热陷上焦，"客气动膈，心中懊憹"，就是栀子豉汤证；热陷中焦，"渴欲饮水，口干舌燥"，就是白虎加人参汤证；热陷下焦，"渴欲饮水，小便不利"，就是猪苓汤证。

阳明气分热证，一旦误下，一者引热下行，一者损伤阴液。热邪下陷与膀胱水气内结，就小便赤涩不利。阴津损伤不能滋润口舌，就渴欲饮水。膀胱属于太阳，太阳腑热循经外蒸于肌表，就脉浮发热。本证的病机是阴虚水热互结，所以治疗应该育阴、清热、利水，方用猪苓汤主之。

224条是对223条的补充，重点是提出阳明病的治疗禁忌，这就是猪苓汤利小便。猪苓汤尽管有阿胶滋阴润燥，其主要的功能还是通利小便。只要是利小便，就容易伤阴，这对于"汗出多而渴"以化燥为特点的阳明病来说，当然是禁忌。阳明病禁用猪苓汤，体现了仲师"存津液"的学术思想。

【方解】

猪苓汤由五味药组成，分为两组：一组是猪苓、茯苓、泽泻、滑石，淡渗甘寒，利水清热；一组是阿胶，一方面滋阴扶正，另一方面防止利水而进一步伤阴。全方具有清热利水、育阴润燥功能。

【疑难解析】

脉浮发热——惯性思维与迷信注家的问题：传统观点认为本证的"脉浮发热"，是阳明余热犹存。可能因为猪苓汤证是阳明热证误下形成的，221条讲得很清楚，还没有用下法之前就有"脉浮而紧"和"发热汗出"，又按照惯性思维推理，本证的脉浮发热自然就是阳明余热犹存了。还有一个原因，就是迷信注家，柯韵伯讲"栀子汤所不及者，白虎汤继之；白虎汤所不及者，猪苓汤继之，此阳明起手三法"。就像前面所讲的阳明起手怎能起到

205

上焦胸膈一样，阳明"起手"又怎么能起到下焦膀胱？关键是膀胱的水气病，又怎么能与胃肠的燥化病相提并论？不能因为这是柯韵伯说的，就丝毫不能怀疑而无条件地接受。更何况如果真的是阳明余热的话，也不是猪苓汤所能够治疗的。

最大的问题还在于，讲成猪苓汤治疗阳明余热，是有悖于仲师原意的。为什么这样讲呢？只要联系224条的阳明病治禁，你就清楚了。因为在224条里仲师讲得很明白，就是因为阳明病"汗多胃中燥，猪苓汤复利其小便故也"。说白了，仲师于阳明病篇列出猪苓汤证的真实用意，恐怕不在于223条的证治，而在于224条的治禁。这就提示我们，阳明病是不能利小便的，因为容易伤津化燥。

总而言之，将热陷中焦的白虎加人参汤证，看作阳明气分热证，还可以说得过去。但是将栀子豉汤证和猪苓汤证也归属于阳明病，并且把这两个方子都看作治疗阳明病方子，的确值得商榷。

还有一个问题更需要指出来，221、222、223条的这些误治和变证，有的可能是其他医生所为，而有的显然是仲师的亲历亲为。对于自己医疗经验的缺乏和误治带来的"坏病"，仲师并不避讳，进行了详细地描述。不但说明了当时对于外感热病治疗的局限性，更为重要的是彰显了一代医学宗师的宽广胸怀和求实精神，而这种治学的胸怀和精神，正是我们当代医生和学者所缺失的。我始终认为，学习《伤寒论》，不仅仅学习经方及其运用，重要的是应该学习六经辨证的精髓；不仅仅学习六经辨证的精髓，更为重要的是应该学习仲师的治学精神。

大家都认为，《伤寒论》详于寒而略于温，其实也不是略于温，例如白虎汤、承气汤、葛根黄芩黄连汤、白头翁汤、黄芩汤，包括栀子豉汤、猪苓汤，都是后世治疗温病的方子。但是不可否认的是，由于受《内经》"今夫热病者，皆伤寒之类也"、"人伤于寒，则为病热"外感病发病理论的影响，仲师对于伤于温热邪气的太阳病，以及类似本条的热势连表、动态变化、尚未定型的阳明热病，还是缺乏成熟的治疗经验，这是毋庸置疑的，我们也不必为仲师掩饰什么，因为它丝毫损伤不了医圣的光辉。

四、蓄血证

太阳病的蓄血证，是表热随经进入下焦，瘀热相结形成的。阳明病同样也有蓄血证，不同的是，阳明病的蓄血证具有体质方面的因素，发病也比较和缓，症状也比较特殊，但是治疗方药却是一样的。

【原文】

陽明證，其人喜忘者，必有畜血。所以然者，本有久瘀血，故令喜忘。屎雖鞕，大便反易，其色必黑者，宜抵當湯下之。（237）

病人無表裏證，發熱七八日，雖脈浮數者，可下之。假令已下，脈數不解，合熱則消穀善饑，至六七日不大便者，有瘀血，宜抵當湯。（257）

【释义】

本条论述蓄血证的证治。"喜忘"，就是健忘的意思，是主症；"屎虽硬，大便反易，其色必黑"，是辨证的要点。

"本有久瘀血"一句很有意义，讲的是体质问题。是说在发病以前肠中就素有蓄血，发病之后，阳明的热邪与肠中的瘀血相结合，就形成了瘀热搏结的状态，胃络上通于心，瘀热邪气上攻，扰乱了心神，所以喜忘。因为血性是濡润的，肠中的离经之血与大便相合，于是大便虽然硬但是排出反而容易，颜色肯定是黑如胶漆的。当然，除了这些症状，还应该有腹部刺痛、舌质瘀斑等瘀血的表现。治疗应该破血逐瘀，用抵当汤攻下。

阳明蓄血喜忘用抵当汤，打破了喜忘纯用滋补心肾法的线性治疗思维，开拓了祛瘀生新养脑的治疗方法，很有临床意义。

太阳病与阳明病的变证都有蓄血证，病机都是瘀热相结，但是在发病的成因方面有所区别，临床表现也不太一样。太阳病蓄血的成因是"太阳随经瘀热在里"，发病比较急，临床以如狂或者发狂、少腹硬满为特点；而阳明病蓄血的成因是"本有久瘀之血"，发病比较缓，临床以喜忘、大便黑硬易解为特点。有一点是非常明确的，阳明病的蓄血与太阳病的蓄血虽然在成因上与病势上有一定的区别，但两者的病机是一样的，所以治疗也是相同的。

257条重点说明无表里证的发热脉数，一般是热在血分。在脉症上，排除了太阳表证的发热和阳明里证的发热。在治疗上，用"可下之"证明脉数不解是血分之热还在。在消谷善饥的前提下，结合六七日不大便，可以判断是热邪与瘀血合并于胃，所以说宜抵当汤。

五、衄血证

热迫血行是衄血证的常见病机，太阳病寒邪凝敛，卫阳郁遏，逼迫营血，会出现衄血的。同样的道理，阳明病阳热亢盛，阳热一旦由气分进入到了血分，也会发生衄血证。

【原文】

陽明病，口燥，但欲漱水，不欲咽者，此必衄。（202）

脈浮發熱，口乾鼻燥，能食者則衄。（227）

【释义】

202条论述的是阳明病热入血分导致衄血的临床特征。阳明病阳热亢盛，热邪消耗津液，一般是口渴的。阳明热在气分口渴的特点，是欲饮水数升的。现在虽然口燥，但欲漱水而不欲咽，说明了热邪已经进入到了营血，不断地蒸腾营阴上潮于口舌。这样一来，就不仅仅是口渴的问题了，热入营血还会迫血妄行，于是推断"此必衄"。

227条提出辨证的关键在于能食者则衄。"阳明病，能食者，名中风"，再加上脉浮发热，口干鼻燥，表明胃阳亢盛。阳明为多气多血之脏，热盛迫血妄行，容易致衄。

六、热入血室证

仲师在太阳病篇连续提出三条热入血室证，阳明病篇又提出一条热入血室证，以便前后呼应。

【原文】

陽明病，下血譫語者，此爲熱入血室。但頭汗出者，刺期門，隨其實而瀉之，濈然汗出則愈。（216）

【释义】

本条论述阳明病也会导致热入血室证的辨证论治。血室，指的是子宫；下血，自然指的是经水。妇女在患阳明病的时候，正好月经来临，又同时发生了谵语，这就是热邪循着肝经上扰，肝魂迷乱发生谵语。在这种情况下，如果但头汗出的话，说明有热邪内郁的因素，所以刺期门以泻血分的郁热。血汗同源，刺期门后一旦濈然汗出，血分的热邪就会透达于外，热邪有了出路，病自然会痊愈的。

因为本条没有提到"妇人"两个字，结果成为后世"男子也有血室"说法的一个证据，这就是注家没有会通全书的缘故。不知道仲师写作的体例是前详后略，也就是说，前面的太阳病篇仲师已经反复写了"妇人"，后面的阳明病篇就可以省略了。

第五节 阳明病类似证

阳明病的类似证只有一个小柴胡汤证。虽然仅仅两段条文，但是辨证的意义却是非常地重要。

【原文】

陽明病，發潮熱，大便溏，小便自可，胸脅滿不去者，與小柴胡湯。（229）

【释义】

本条论述少阳病未罢类似阳明实证的辨证论治。辨证的关键是胸胁满而不去。发潮热与大便溏这两个症状是相互矛盾的，按常理，发潮热，应该属于阳明病；但是大便溏，又不属于阳明病。这样一来，胸胁满不去者，就成为了辨证的关键。它说明了这是阳明与少阳合病，胃肠的燥热糟粕还没有结实，同样少阳病也没有完全罢了。按照仲师的治疗原则，表兼里实者应该先解表后攻里，所以说与小柴胡汤。之后还可以表里兼治，用柴胡加芒硝汤。

小便自可的意思是小便并不数，小便不数又说明了大便没有转硬成实的可能。

【原文】

陽明病，脅下鞕滿，不大便而嘔，舌上白胎者，可與小柴胡湯，上焦得通，津液得下，胃氣因和，身濈然汗出而解。（230）

【释义】

本条论述类似阳明实证实质仍然为少阳病的辨证论治及其治疗的道理。辨证的关键指征是舌上白胎。按照六经辨证的常法，胁下硬满与呕吐，应该属于少阳病；不大便，应该属于阳明病。假如这个不大便真的是阳明实证的话，因为燥热亢盛的缘故，舌苔必然是黄燥的。但现在却是"舌上白胎"，这就说明胃腑没有燥热，进而排除了阳明病。再结合胸胁硬满与呕吐，"不大便"的机理只能是与少阳病有关系。少阳病为什么也能导致不大便呢？其实少阳主枢机，枢机是影响气机升降出入的关键所在，一旦少阳的枢机不利，气机就不能通达，津液就不能四布，胃肠就容易化燥，大便自然就结硬了。这样一来，从表面看不大便就应该是阳明病，但是真实的病机却在于少阳，要不就不会治以小柴胡汤了。

从"上焦得通"以下，是仲师亲自讲用柴胡汤通大便硬的道理。说明服了小柴胡汤以后，少阳的枢机就运转了，气机上下就通畅了，津液得到了输布，胃肠得到了滋润，大便自然也就通畅了。

【疑难解析】

不大便——逆向辨证思维的问题：我认为本条是有关于小柴胡汤辨证最有意义的一段条文，因为它提示了逆向辨证思维的问题。从病的角度讲，不大便，按照常法辨证，属于阳明病；从方的角度讲，通大便，按照常规治法，应该用承气汤。但是本条竟然提示小柴胡汤通大便，完全违背了辨证论治的常法。一般说来，燥热与糟粕相结是不大便的基本成因，而本条又证明了少阳气机的运动也与不大便有着密切的关系。也就是说，不大便源于津液

209

输布失常，津液输布失常源于气机升降失常，气机升降失常源于少阳枢机不利，这就是仲师运用小柴胡汤通大便的立论根据。正是因为违背了辨证论治的常规常法，仲师唯恐人们不理解，于是就自己亲自讲道理了。

仲师的"上焦得通，津液得下"一句含义深远，提示了以升达降的逆向辨治思维。小柴胡汤疏达少阳，宣畅气机，气升上去了，津液就降下来了；津液降下来了，大肠就得到了滋润；大肠得到了滋润，大便自然而然就排出来了。

第六节　阳明病预后

阳明病属于燥热亢盛的病证，燥热亢盛到了极点，会导致三种情况，一是阴液枯竭，二是热盛神昏，三是热动肝风。这三种情况的任何一种都是十分危险的，因此仲师在阳明病篇专门论述了数段条文提示这个问题。

【原文】

夫實則讝語，虛則鄭聲。鄭聲者，重語也。直視讝語，喘滿者死，下利者亦死。（210）

【释义】

本条论述阳明病谵语虚实的辨证及其预后。谵语与郑声，都是热邪扰乱神明、意识不清的胡言乱语。但是二者有虚和实的区别，所谓的谵语，临床的表现是声高气粗，扬手掷足，属于实证；所谓的郑声，临床的表现是声低气微，呢喃重复，属于虚证。这与《素问·脉要精微论》篇所讲的"言而微，终日乃复言者，此夺气也"是一样的。因此郑声是精气衰竭导致的，尽管也属于谵语的范畴，但却是非常危险的。否则仲师不会单独强调"虚则郑声"。

在谵语或者郑声的基础上，如果兼见目睛呆滞，这是燥热内炽阴液即将枯竭，阴精不能上注于目而导致的。如果再兼见喘满，这是阴液枯竭阳无依附，肺肾之气即将上脱的标志，所以说"喘满者死"。最后的预设是，假如直视又兼见下利，这是阴精从下而脱，同样也是主死。

【原文】

發汗多，若重發汗者，亡其陽，讝語。脈短者死，脈自和者不死。（211）

【释义】

本条论述阳明病误汗亡阳的预后辨证。发汗多本来就容易伤阳，再重发汗就更进一步地伤阳，因此说"亡其阳"。《内经》讲过"心部于表"，大汗亡损心阳，心神失主，所以出现神昏而谵语，显然这个谵语应该是虚性谵语。

在这种病情相当危重的时候，生死预后的辨证，应该重视脉诊。如果脉短，这是阳气大虚、气血不继的征象，预后是"死"。假设脉气不短，说明阳气还有一线的生机，及时救治可以转危为安，所以说"不死"。

【疑难解析】

脉自和——相对性辨证思维的问题：从文字的本意讲，脉自和应当是平人的脉象，但本条所谓的脉自和，显然不是这个意思，属于仲师脉法活用和相对性论脉的范畴。本条借着脉象来推测预后，阐释病机，"脉短"与"脉自和"是相对而言的。脉短是重点，用来说明亡阳而"死"的机理。脉自和就是脉不短的意思，用来说明亡阳比较轻浅，气血有希望恢复的机理。

【原文】

傷寒若吐若下後不解，不大便五六日，上至十餘日，日晡所發潮熱，不惡寒，獨語如見鬼狀。若劇者，發則不識人，循衣摸床，惕而不安，微喘直視。脈弦者生，澀者死。微者，但發熱讝語者，大承氣湯主之。若一服利，則止後服。（212）

【释义】

本条论述阳明燥热炽盛的辨治及其预后。本条分为三段，自"伤寒"至"独语如见鬼状"为第一段，主要阐述大承气汤证的形成和临床表现，但是我们要知道这不是本条的重点。伤寒或者吐或者下以后，损伤了津液，邪从燥化，因此不大便五六日，这时需要不需要运用大承气汤还很难确定。如果经过十余日，这就过了两经的时间，燥热必然更加严重，于是出现了日晡潮热和独语如见鬼状，这就是典型的大承气汤证了。

自"若剧者"至"涩者死"为第二段，是本条的重点，主要说明阳明病的预后。"若剧者"，意思是在大承气汤证的基础上病情进一步发展，不只是潮热谵语的问题，"不识人"，是神识不清，比谵语更重；循衣摸床，惕而不安，是阴液枯竭，水不涵木，肝风内动；微喘，是腑气不降于下，正气脱散于上；直视，是肾精即将枯竭，眼睛失去滋养。一旦出现以上的证候，病情非常地危急，这种时候应该以脉象辨别生死，假如脉弦，弦是少阳的脉象，表示还有一线生机；假如脉涩，表示邪气实而阴液枯竭，一般说来预后不良，所以仲师说"弦者生，涩者死"。

自"微者"到末尾为第三段，重申大承气汤的用法。是说病情还没到"若剧者"，仅仅是潮热和谵语，抓紧用大承气汤急下以存阴。虽然说大承气

211

汤在紧急的时候能够以泻为补，保存正气。但是终究属于峻泄的方子，肯定会有伤正的弊病，因此仲师于条文最后申明"若一服利，则止后服"。

附：备考原文

陽明病，初欲食，小便反不利，大便自調，其人骨節疼，翕翕如有熱狀，奄然發狂，濈然汗出而解者，此水不勝穀氣，與汗共並，脈緊則愈。（192）

陽明病，但頭眩，不惡寒，故能食而咳，其人咽必痛。若不咳者，咽不痛。（198）

陽明病，脈浮而緊者，必潮熱，發作有時。但浮者，必盜汗出。（201）

若胃中虛冷，不能食者，飲水則噦。（226）

陽明中風，脈弦浮大而短氣，腹都滿，脅下及心痛，久按之氣不通，鼻乾，不得汗，嗜臥，一身及目悉黃，小便難，有潮熱，時時噦，耳前後腫，刺之小差。外不解，病過十日，脈續浮者，與小柴胡湯。（231）

脈但浮，無餘證者，與麻黃湯。若不尿，腹滿加噦者，不治。（232）

病人煩熱，汗出則解，又如瘧狀，日晡所發熱者，屬陽明也。脈實者，宜下之；脈浮虛者，宜發汗。下之與大承氣湯；發汗宜桂枝湯。（240）

太陽病，寸緩，關浮，尺弱，其人發熱汗出，復惡寒，不嘔，但心下痞者，此以醫下之也。如其不下者，病人不惡寒而渴者，此轉屬陽明也。小便數者，大便必鞕，不更衣十日，無所苦也。渴欲飲水，少少與之，但以法救之。渴者，宜五苓散。（244）

脈陽微而汗出少者，爲自和也。汗出多者，爲太過。陽脈實，因發其汗，出多者，亦爲太過。太過者，爲陽絕於裏，亡津液，大便因鞕也。（245）

脈浮而芤，浮爲陽，芤爲陰，浮芤相搏，胃氣生熱，其陽則絕。（246）

若脈數不解，而下不止，必協熱便膿血也。（258）

小　结

阳明为"两阳合明"，气化主燥，再结合胃肠主饮食物传导的特点，燥热一旦与胃肠中的宿食粪便结滞，就形成以"燥热结实"为病机的阳明病。阳明病以"胃家实"为提纲证，就真实地反映了这种病机。但是从阳明的角度讲，阳明病的范围应该很大，阳明为病不能只是有热证、实证，还应该有寒证、虚证。

阳明病分为本证、兼证、变证、类似证四种类型。阳明本证又分为阳明病实证、阳明病热证、阳明中风证、阳明中寒证。

阳明病实证，仲师根据阳热的多少，分为太阳阳明证、少阳阳明证、正阳阳明证三种证型，分别治有润下、导下、泻下三种治法。太阳阳明证，又叫做脾约证，适合润下法，方用麻子仁丸。少阳阳明证，误治导致的一时性伤津化燥的大便难，适合导下法，方用蜜煎、大猪胆汁等。正阳阳明证，又叫做胃家实，是最重的、最典型的阳明病证型，适合泻下法。并根据燥热结实的偏重，又分为三个汤证，分别治以调胃承气汤、小承气汤、大承气汤。

胃热偏重的，证候表现为蒸蒸发热的，用调胃承气汤，以泻热和胃；燥结偏重的，证候表现主在大便结硬的，用小承气汤泻热通便；燥、热、结、实俱重的，证候表现为大便硬、潮热、谵语、腹满痛、手足漐漐汗出的，用大承气汤，以通泻实热，攻下燥屎。还有燥屎证的辨证，分别以腹满痛、绕脐痛、大便乍难乍易（热结旁流）、反不能食等症为特征，用大承气汤攻之。还有急下证的辨证，分别以目中不了了、睛不和、发热汗多、腹满急痛等症为特征，用大承气汤急下存阴。

阳明病热证，是无形气分热邪充斥表里内外的证候。以身大热、汗自出、不恶寒、反恶热、烦渴、脉浮滑洪数等脉症为特征。治法是清透热邪，用白虎汤。兼见气津两伤，口干舌燥、大渴欲饮水等，用白虎加人参汤。

阳明病以能食者名中风，不能食者名中寒。因为能食与不能食，可以反映出胃阳盛衰的病机。阳明中风证属于阳明向燥热转化的一种证候，而阳明中寒证属于典型的胃中虚冷证，治用吴茱萸汤或者四逆汤。

阳明病兼证，兼太阳表虚有汗的，治宜桂枝汤；兼太阳表实无汗的，治用麻黄汤。

阳明病变证有六种：发黄证主要是湿热阳黄，其特征为身黄，黄色鲜明，治法是清热祛湿退黄，湿热偏里的，治用茵陈蒿汤。湿热偏表的，用麻黄连轺赤小豆汤；热重湿轻的，用栀子柏皮汤。寒湿发黄，属于阴黄，其特征是黄色晦黯，伴有舌淡，苔白，脉沉迟等，治法是温中化湿退黄，"于寒湿中求之"。

蓄水证，是阳明热移热于膀胱，热与水结，症见脉浮、发热、渴欲饮水，小便不利，治法是育阴清热利水，用猪苓汤。

蓄血证，阳明热邪与久瘀血相结，症见喜忘，大便虽硬，排出反易，其色黑，治法是清热下血逐瘀，用抵当汤。

阳明病变证还有虚烦证、衄血证及热入血室证。

阳明病的预后主要以津液的存亡为重点，其中有谵语、郑声、直视、喘满、下利、循衣摸床、惕而不安、脉短、脉弦、脉涩等脉症的辨证，总而言之，是阴竭阳亡，预后不良。

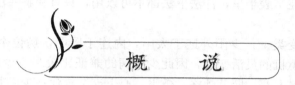

第三章
辨少阳病脉证并治

概　说

1. 少阳

（1）少阳的涵义：少阳，就是阳气最少的意思。又叫做一阳，或者嫩阳。少阳主生发活动，有"少火生气"的作用，所以少阳还有一个称呼叫做"少火"。

（2）少阳的功能：少阳，与脏腑经络联系，包括手少阳三焦和足少阳胆。《伤寒论》的少阳病，主要论述的是足少阳胆的病变。胆腑位于中焦，内寄相火，主持疏泄。少阳疏泄正常的话，有利于阳气宣达于内外，以发挥长养和温煦的功能。而且还能帮助脾胃的运化，调节情志的畅达。胆的经络，上布于胸中，下走于胁肋。少阳位于半表半里，既可外连于表，又能内连于里，有枢转表里气机的功能，所以少阳是阳气升降出入的枢纽，正如《内经》所讲的"少阳为枢"。

少阳胆腑与厥阴肝脏同居于胁下，两者是互为表里的关系。两个脏腑不但经络相通，阳气也是相通的，阳气由内出外，由少阳所主持；阳气由外入内，由厥阴所主持。

2. 少阳病

（1）定义：少阳病是外邪侵袭少阳半表半里，导致少阳枢机不利、少火被郁的病变。

（2）病因病机：少阳病的成因有两个：一是本经直接感受外邪，导致少火被郁而发病，二是由太阳病转属少阳，导致枢机不利而发病。自发的少阳病，以少火被郁为临床特点，可以见到口苦、咽干、目眩等症；转属的少阳病，以枢机不利为特点，可以见到往来寒热，胸胁苦满，嘿嘿不欲饮食，心烦喜呕等症。

（3）证候分类：自发的少阳病，可以根据少火被郁的轻重，分为少阳伤寒证和少阳中风证。仅仅是脉弦细而头痛发热的，叫做少阳伤寒；目赤、胸中满而烦者，叫做少阳中风。

转属的少阳病，根据其病位的深浅、病情的轻重，分为小柴胡证与大柴胡证。邪结比较轻，病变只在气分，偏于半表的，是小柴胡汤证；邪结比较重，病变涉及血分，偏于半里的，是大柴胡汤证。

（4）治法方药：邪在太阳，应当用汗法；邪在阳明，应当用下法。邪入少阳，病位在半表半里，汗法下法都不可以用，只有和解一法，因此少阳病治法是和法。

（5）兼变类证：少阳外连于太阳，内连于阳明，病位牵连的面比较广泛，再加上枢机的灵活变动，因此少阳病的兼证比较多。少阳兼太阳表证，可以见发热微恶寒、肢节烦疼、微呕、心下支结等症；少阳兼阳明里证，可以见胸胁满而呕、潮热等症；兼水饮内停，可以见胸胁微结、小便不利、渴而不呕、但头汗出等症；兼热扰肝魂，可以见胸满烦惊、小便不利、谵语、一身尽重等症。

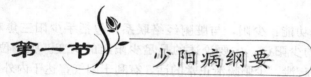

第一节　少阳病纲要

同前面太阳病篇和阳明病篇的体例一样，仲师在少阳病篇首先讨论少阳病的提纲、分类、传变以及愈期等纲要性的内容。

一、少阳病提纲

【原文】

少陽之爲病，口苦，咽乾，目眩也。（263）

【释义】

本条属于少阳病的提纲证。本条是自发的少阳病类型，以少火被郁为病机的特点。少阳本来主生发之气，其性喜条达而厌抑郁。邪气侵犯少阳，气机疏泄失常，少火被郁而发病。口苦，是胆火上炎于口腔；咽干，是胆火炽盛消灼了津液；目眩，是提纲证的重点，肝胆本来就开窍于目，头目晕眩又属于风象，所以目眩是风火上煽的最为突出的表现。

二、少阳病分类

【原文】

少阳中風，兩耳無所聞，目赤，胸中滿而煩者，不可吐下，吐下則悸而驚。（264）

【释义】

本条论述少阳中风的脉症及其治禁。风为阳邪，之所以叫做少阳中风，是说化火的热象比较明显。尤其是耳聋、目赤两个症状，少阳的经脉经过目锐眦进入耳中，胆火循经而上干扰清窍，就会出现耳聋、目赤。少阳的经络又下胸中贯膈布膻中，胆火郁结于胸胁，就会出现胸中满而烦。

少阳中风的胸中烦满，属于无形的风火扰于胸中，而不是有形的实邪结于胸中，所以在治法上，既不可以吐，也不能够下。假如误治了，不但是少阳的风火不能够祛除，反而会挫伤了胸阳心气，出现悸而惊的变证。

【原文】

傷寒，脈弦細，頭痛發熱者，屬少陽。少陽不可發汗，發汗則譫語，此屬胃。胃和則愈，胃不和，煩而悸。（265）

【释义】

本条论述少阳伤寒的脉症及其治禁。本条的少阳伤寒是与上条的少阳中风相对而言的。本条没有目赤、耳聋、胸中烦满等风火炽盛的症状，仅仅是头痛、发热、脉弦细，由于火热的情况不太明显，所以叫做"伤寒"。

头痛与发热，三阳病都可以具备，太阳表证的发热，必兼以恶寒，而且头痛往往偏于后脑，脉象一定是浮的。阳明里证的发热，其特点是恶热而不恶寒，头痛也常常位于前额，脉是洪大的。本证发热而不恶寒，也没有到恶热的程度，头痛一般在两侧，关键是脉既不浮也不大而是弦细的，弦是少阳病的主脉，所以仲师用很确切的语气讲"属少阳"。

少阳病不是表证，所以不可发汗。误汗就会伤损津液，鼓动阳热，化热化燥进入阳明，可导致谵语，所以说"此属胃"。伤津不太重的，津液能够自己恢复，胃气就会调和而病愈。如果伤津太重的话，不但胃气调和没有希望，心阴也可能被波及，出现心烦心悸的变证。

综合两条的治疗禁忌，说明少阳病有汗、吐、下三禁。

【疑难解析】

脉细——辨脉的灵活性思维问题：细脉本来主血虚，仲师也是这样认为的。例如少阴病提纲证的"脉微细"、厥阴病血虚寒厥的"脉细欲绝"都是证明。但是仲师论述细脉，又不局限于主血虚，尤其是在脉法的运用方面更是灵活变通。也就是说，辨析《伤寒论》的细脉，必须具有灵活性的辨脉思维。例如前面的第37条的"太阳病，十日以去，脉浮细而嗜卧者，外已解也；设胸满胁痛者，与小柴胡汤……"此条以脉"细"为辨证的指征，来推

217

测病机的变化。细属于小脉，《内经》讲"大则病进"，这样推理的话，脉细小就提示病退，所以仲师说脉浮细而嗜卧者，是"外已解也"。很明显，本条的脉细，实质上是与十日以前邪气亢盛的脉紧实有力相对而言的。如果是邪入少阳的话，一定会有胸满胁痛，此时脉象应当是"弦细"的，而且脉象当细如琴弦，按之清晰有力，这样与弦脉一起主邪气结滞少阳。

关于细脉主邪结，《金匮要略》也有例证，如讲湿痹的脉象："太阳病，关节疼痛而烦，脉沉而细者，此名湿痹。"在这里细脉与沉脉同时并见，说明了湿邪闭阻内结的病机。

需要说明的是，主少阴病和厥阴病的细脉，一定是脉细而无力；主少阳病和湿痹证的细脉，一定是脉细而有力。

三、少阳病传变

【原文】

傷寒六七日，無大熱，其人躁煩者，此爲陽去入陰故也。（269）

【释义】

本条论述伤寒表邪入里的辨证。伤寒六七日，是过了一经，这种时候，可能产生两种情况：一是正气逐渐恢复，病邪逐渐衰退，可以自愈的。二是邪气由表入里，病情逐渐深化，本条所论述的是后一种情况。假如患者由肌表的大热转变为表无大热，同时兼有躁烦，这是表热内陷于里的标志，也就是仲师说的"阳去入阴"的意思。

在这里躁烦就是烦躁，烦躁一症阴病与阳病都可以出现，必须结合其他的脉症，进一步加以辨析。

【原文】

傷寒三日，三陽爲盡，三陰當受邪，其人反能食而不嘔，此爲三陰不受邪也。（270）

【释义】

本条论述少阳转属太阴的辨证，辨证的要点是能食而不呕。三阴三阳发病有一定的规律性，三阳病多定型于三日之前，三阴病多定型于三日之后。所以说"伤寒三日，三阳为尽，三阴当受邪"。但是三阴是否受邪发病，关键在于脾阳的强弱与否，假设伤寒三日后患者能食而不呕，说明太阴脾阳还没有虚衰，这样就不可能发展为三阴病，所以仲师讲"此为三阴不受邪也"。

本条还证明了少阳与太阴在阳气的多少进退方面有一定的关系。少阳为一阳，在三阳中阳气是最少的。少阳的阳气如果继续衰退，那就是阳虚生寒了，病邪会顺势进入阴病。而作为三阴病，太阴病又是阳虚最为轻浅的，加上少阳胆腑与太阴脾脏同居于中焦，木与土之间又有生克乘侮的关系，因此当三阳为尽的时候，太阴是最容易首先受邪的。这也是治疗少阳病的小柴胡汤用人参、大枣、甘草健脾补气的根本原因。补脾气以防止病气传变太阴，体现了治未病的理念。根据本条的意思和小柴胡汤的配伍，也可以把《金匮要略》的"见肝之病，知肝传脾，当先实脾"改一下，改成见胆之病，知胆传脾，当先实脾。

【原文】

伤寒三日，少阳脉小者，欲已也。（271）

【释义】

本条论述少阳病欲愈的脉象。伤寒三日，正是少阳发病的时候，脉象应该是弦的。现在其脉变小了，小脉主邪气衰退，《素问·离合真邪论》讲"大则邪至，小则平"，所以脉象变小就可以推测"欲已也"。

实事求是地说，古今脉法尽管有小脉的论述，却没有小脉的概念。也就是说，所有的关于小脉的论述，都是相对而言的。主要是相对大、洪、紧、弦、实等弛张有力的脉象，用来说明正气与邪气的盛衰进退。

四、少阳病愈期

【原文】

少阳病欲解时，从寅至辰上。（272）

【释义】

本条论述少阳病的欲解时。寅卯辰三个时辰，就是上午三时到九时，这个时候恰恰是阳气升发的时候，而少阳又主升发之气，当少阳病邪气衰退，正气升发，在此段时间内，一旦得到天阳的帮助，就很容易病愈的。

第二节　　少阳病本证

少阳病本证包括小柴胡汤证和大柴胡汤证，其中，小柴胡汤证是重点，仲师分别在太阳病篇和少阳病篇，用了较多的条文讨论此方证的辨证论治。

一、小柴胡汤证

【原文】

伤寒五六日，中风，往来寒热，胸胁苦满，嘿嘿不欲饮食，心烦喜呕，或胸中烦而不呕，或渴，或腹中痛，或胁下痞鞕，或心下悸、小便不利，或

不渴、身有微热，或咳者，小柴胡汤主之。（96）

小柴胡汤方

柴胡半斤　黄芩三兩　人参三兩　半夏半斤（洗）　甘草（炙）　生薑（切）各三兩　大棗十二枚（擘）

上七味，以水一斗二升，煮取六升，去滓，再煎取三升。温服一升，日三服。若胸中煩而不嘔者，去半夏、人参，加栝樓實一枚；若渴，去半夏，加人参，合前成四兩半，栝樓根四兩；若腹中痛者，去黄芩，加芍藥三兩；若脅下痞鞕，去大棗，加牡蠣四兩；若心下悸、小便不利者，去黄芩，加茯苓四兩；若不渴、外有微热者，去人参，加桂枝三兩，温覆微汗愈；若咳者，去人参、大棗、生薑，加五味子半升、乾薑二兩。

【释义】

本条论述少阳病小柴胡汤证的辨证论治。本条是讨论小柴胡汤证的重点条文，伤于寒邪要经过五六日一经的时间才可能进入少阳，而风性善行，所以中风就不讲具体发病的日子了。小柴胡汤证有四组主症，一是往来寒热，就是恶寒发热交替出现。少阳位于半表半里，主持枢机，外邪侵入少阳，首先是恶寒；阳气随之振奋抗邪，于是后发热，正邪相争在枢机这个位置上互有进退，结果就是恶寒与发热交替出现，于是就形成了往来寒热，所以往来寒热是少阳病特有的热型。二是胸胁苦满，就是病人苦于胸胁满闷。少阳的经络布于胸胁，少阳胆腑失于疏泄，经气不利结于两胁，于是就胸胁苦满。三是默默、心烦。嘿，同默，是形容表情沉默，不欲言语，属于少火内郁的表现。少阳失于疏泄，气机不畅，胆火郁闭，必然影响到情志，于是就出现默默不语和心烦。四是不欲饮食、呕吐。胆气犯胃，木邪乘土，胃失和降，就会不欲饮食，而且常常呕吐。以上的四组主症，分别从少阳的气化特征、经络为病、脏腑功能三个方面，反映了少阳的发病特点。少阳是病在半表半里，又是枢机不利，因此只有和解一法，代表方是小柴胡汤。

少阳外连于表，内连于里，又主持枢机，其气游走于上中下三焦，发病可波及表里内外，因此或然症特别多。原文中列述了七种或然症：假如少阳邪气郁于胸胁，还没有侵犯到胃腑，会胸中烦，但是一般不会呕吐的；假如少火波及阳明，化燥伤津，就口渴；假如少阳涉及太阴，木土不和，脾络不通，就会腹中痛；假如邪气郁结胁下太过的话，就胁下痞硬；三焦本来属于少阳，假如三焦通调水道的功能受到影响，导致水气为病，水气上冲就心下悸，水气下停就小便不利；假如转入少阳的时候还留有部分太阳表邪，口一般不渴，但是可以有微热；假如外邪侵犯肺府，肺气不利会兼见咳嗽。上述这些或然症，都是在少阳枢机不利的情况下导致的，都是在四组主症的基础上产生的，所以应该以小柴胡汤为基本方随症加减治疗。

【方解】

小柴胡汤由七味药组成，四味药祛邪，三味药扶正，其中还包括了两个药对。柴胡与黄芩是第一个药对子，柴胡性凉味辛，主要是宣散半表的邪气；黄芩性寒味苦，主要是清半里的火热，两味药配伍，正好体现了和解半表半里的功用。半夏与生姜是第二个药对子，"喜呕"是柴胡证的主症，两味药配伍正好调理脾胃而降逆止呕。凡是邪入少阳，不但意味着正气有所不足，关键是正邪会分争在枢机的位置，在这种情况下，治疗要扶正以达邪，所以配伍人参、大枣、炙甘草，补气扶正。综合小柴胡汤的配伍，本方有和解少阳、枢转气机、调达上下、宣通内外的功用。因为少阳胆腑位于中焦，中焦是气机升降出入的枢纽，少阳又具有疏泄的功能，因此小柴胡汤不但是和解少阳病的方子，而且还可以看作调节气机升降出入的方子。

或然症的治疗，主要是小柴胡汤的随症加减。胸中烦而不呕的，去人参的壅补，以避免胸中的郁热更加严重；又因为不呕，再去半夏；加上栝楼实荡涤胸中的痰热。口渴的，去辛燥的半夏；再加重人参的用量、加上栝楼根生津而止渴。腹中痛的，去苦寒的黄芩，以免寒凝脾络；加上芍药通脾络而止腹痛。胁下痞硬的，去壅满的大枣；加上牡蛎软坚散结。心下悸，小便不利的，去苦寒的黄芩，以防止阻碍气化；加上茯苓以利水宁心。不渴，外有微热的，去人参的补益，以防止留邪；加上桂枝发汗以解表邪。咳嗽的，去人参、大枣的壅滞；加上干姜温肺宣肺，五味子收敛肺气；既然加了干姜，就不必再用生姜。

【疑难解析】

不虚而补——变法与司内辨证论治思维的问题：《内经》讲"虚则补之"，这是中医关于补法的基本原则。但是本条的四组症状，没有一个是虚证，即使是"不欲饮食"，也不属于脾虚，而是胆气犯胃所导致的。根据中医"司外揣内"的常规辨治思维，外面没有虚证，治疗是绝对不能用补法和补药的，而小柴胡汤仅仅七味药就配伍了三味补益药，明明不虚反而补之，显然是不符合常规治法的。

那么，像小柴胡汤这种不虚而补的根据又是什么呢？这是我们需要思考的问题。我们可以先引用《金匮要略》的"见肝之病，知肝传脾，当先实脾"作为借鉴。如果是顺文释义的话，见肝之病，是说外面见到的是肝脏为病的脉症和体征，在正常情况下，应该先治肝，但是仲师却讲"当先实脾"。这是什么道理呢？道理就是中间的四个字——知肝传脾。也就是说，当先实脾的治法是根据肝脾之间的脏腑关系而确立的，并不是根据司外揣内辨证论治思维决定的,这种辨证论治思维《内经》叫做"司内揣外"。小柴胡汤的不虚而补的治法和人参、大枣的配伍,也体现了这种辨治思维。只是根据的不是肝和脾之间的关系,而是少阳位于主半表半里、主持枢机的特点。正邪分争在这个位置,呈现出你进我退的拉锯战状态,用仲师的话说,叫做"正邪分争,往来寒热"。在这种情况下的治疗,除了用柴胡、黄芩等直接祛除邪气外,还应该运用"以补为泻"的特殊治法。也就是说,用补的方法可以达到泻邪的目的。像这种不以外在的脉症确立治法和处方用药的治疗思路,显然体现了司内揣外的辨治思维。

【医案选录】

1. 感冒挟湿案 姜某,女,37岁。1980年12月12日就诊。感冒头疼发热十多天。每天下午到夜间体温高达38~39℃,西药静滴及中药解表发汗等治疗,仍然高烧不退。患者头晕重痛难以忍受,颈项强几几,泛泛恶心,口苦黏腻,小便黄赤,周身似绳索捆绑,舌尖红赤,苔白稍厚,脉弦滑数。仲师讲"呕而发热者属少阳",以前单纯解表发汗没有疗效,患者虽然不是往来寒热,也应该是邪入少阳。发热虽然在午后夜晚,但是大便属于正常,知道邪气还没有进入阳明。结合口黏、泛恶、苔厚、脉滑,应当属于少阳兼湿浊证。处以小柴胡汤加减:柴胡12g、黄芩15g、半夏10g、党参10g、生姜3片、大枣5枚、青蒿15g、香薷10g、佩兰10g、滑石20g、葛根15g、白扁豆12g、陈皮10g。3付,水煎,分早午晚三次服。

12月16日二诊:体温恢复正常,仅仅头目困重,口中稍黏。上方续服3付善后。

2. 孕妇发烧案 王某,怀妊三个多月,突然发烧两天,有时达39℃,服感冒中成药无效,又不敢用西药退烧,遂求中药治疗。刻诊:高烧,乏力,头晕,口苦,舌质红。虽然不是目眩,仅凭头晕与口苦,就可以"但见一证便是",用小柴胡汤,考虑是高烧,合白虎汤比较适宜,处方:柴胡24g、黄芩10g、人参10g、姜半夏10g、生姜3片、大枣5枚、生石膏30g、知母12g、青蒿30g。2剂,水煎服。当晚服第一碗后即退烧,第二天早上体温没有变化,家属电话咨询可以继续服否,嘱咐停药观察,自此发烧病愈。

3. 无名发热案 赵某,15岁。2009年12月11日初诊。感冒后引发低烧达半年余,体温常常波动在37~37.5℃之间,无其他症状,只是在发烧温度稍高时,伴头稍微晕痛。经县、市、省三级医院反复检查,未发现任何异常,诊为不明原因的发烧。因为其家长不太相信中医,女孩又不愿意服用中药,所以西医各种抗生素加激素进行了长期的治疗,结果仍然无效,万般无奈只有求诊于中医。刻诊：舌尖稍红，舌苔薄白，六脉细弦。《伤寒论》讲："伤寒，脉弦细，头痛发热者，属少阳。"故处以小柴胡汤原方：柴胡20g，黄芩10g，半夏6g，生姜3片，党参15g，大枣5枚，炙甘草3g。细询患者偶有手心脚心发热的感觉，又加丹皮10g、青蒿30g。6剂，水煎服。复诊体温降至37.4℃，继服6剂。三诊体温降至37.2℃，效不更方，原方继服6剂。电话告知体温降至36.8℃，嘱停药以观后效，三周后又告体温一直保持在36.5～37℃之间，未复发云云。

按：少阳病是一个比较特殊的病，在"血弱气尽"的情况下，邪气往往容易进入少阳，导致少阳枢机不利，阴阳气的升降出入发生问题，于是就会发热，大多呈现发烧忽高忽低，缠缠绵绵；或者低烧持久不退，退而复发的特点，不一定全是往来寒热。邪气之所以能够进入少阳，除了"血弱气尽"的因素外，往往又与素体少阳的郁热有关，而少阳的郁热又往往与情绪因素有关。少阳虽然阳气较少，但是阳气的枢转很容易出现问题，何况情志不畅又可导致胆气郁滞，郁久就会化火，从而产生郁热。新感之邪一旦引动少阳郁热，内外合邪则发热久久不退。

少阳外联于表内连于里，又主枢机，表里的邪气都会影响到少阳。少阳的胆气又与脾有木土之间的关系，所以发病常常夹有脾湿的因素。少阳与厥阴互为表里，厥阴为血脏，所以少阳发病又常常涉及阴血分。案一的夹湿气，案二的合阳明，案三的入阴血，都说明了这个问题。至于临床的具体处理，遵循仲师"随证治之"的原则就就可以了。

【原文】

血弱氣盡，腠理開，邪氣因入，與正氣相搏，結於脅下。正邪分爭，往來寒熱，休作有時，嘿嘿不欲飲食。藏府相連，其痛必下，邪高痛下，故使嘔也，小柴胡湯主之。服柴胡湯已，渴者屬陽明，以法治之。（97）

【释义】

本条承接上条专门补述小柴胡汤证的发病和主要脉症的机理，全文可以分为四段。

自"血弱气尽"到"结于胁下"为第一段，讲的是少阳发病的机理。所谓的"血弱气尽"，就是气血不足的意思。在这种情况下，腠理抵御外邪的能力不足，外邪便乘机侵犯到了少阳，这就是《内经》所说的"邪之所凑，其气必虚"。"胁下"是少阳经络分布循行的地方，结于胁下就提示了病位在于少阳。同时，血弱气尽说明了少阳发病一般存在正气不足的体质因素，这也为临床在一派实性脉症的情况下，小柴胡汤竟然用人参、大枣、甘草补虚扶正提供了证据。

自"正邪分争"到"不欲饮食"为第二段，主要讲的是往来寒热的机理。无论哪一经的病，应该说都是"正邪分争"，所以一句正邪分争并不是往来寒热的理由，关键在于正邪分争在什么位置。少阳属于半表半里的枢机位置，如果正邪分争在这个位置，必然呈现一种互有进退的拉锯状态，邪气胜正气退就先恶寒，正气胜邪气退就后发热，正邪如此地来来往往，于是就出现了往来寒热、休作有时的情况。使得往来寒热成为少阳病和小柴胡汤证标志性的症状。

自"脏腑相连"到"小柴胡汤主之"为第三段，主要论述的是少阳病呕吐的机理。喜呕是少阳病的主症和常见症，所以仲师一定会单独说明其中的道理。"藏府相连"，讲的是脏腑之间的整体观，这里具体指的是胆与胃的相关性，邪气进入少阳，胆气失于疏泄，就会克伐中土，造成胆气犯胃，胃气上逆，"故使呕也"。这个病机的过程，仲师用"邪高痛下"作了解释。胆与胃同居于中焦，胆腑位于胁下，位置相对偏上，胃腑相对偏下，现在是胆腑病了，所以叫做"邪高"，意思是邪在高位。痛下的"痛"字在这里可以作为"病"来解释，木邪乘土，胆气犯胃，出现呕吐，所以叫做"痛下"，意思是病症表现在下面。往来寒热，喜呕，再加上默默不欲饮食，这是典型的少阳病，自然要小柴胡汤主之了。

自"服小柴胡汤已"到文末为第四段，是预设少阳病有转属阳明病的辨证，主要的辨证指征是口渴。少阳是一阳，发病后阳热比较轻浅，伤津的程度很轻，一般是不渴的。就是出现了口渴，也是很轻微的。如果口渴非常严重，说明疾病已经转属了阳明，所以仲师说"属阳明"。既然属于阳明病了，就应该用阳明病的治法治之。最后这个转归的预设还是很有意义的，因为它提示了六经辨证的恒动辨治思维。

【疑难解析】

结于胁下与邪高痛下——脏腑经络的问题：有人否定脏腑经络学说，甚至搬出徐灵胎的"治病不必分经络脏腑论"来作为佐证，岂不知在"治病不必分经络脏腑论"的前面，徐灵胎先行写下了"治病必分经络脏腑论"，而且主次先后非常地明确，徐氏论述和观点是十分正确的，也是十分辩证的。企图用断章取义的手法来论证自己的观点，其结果可想而知。最大的问题还在于，认为《伤寒论》的六经辨证也是不要经络脏腑的，直接把这种偏激的、错误的认识强加给仲师。我们就不必说原文中的"胃家实"、"脾家实"这样明确的脏腑发病的概念，本条仲师亲自用结于胁下与邪高痛下来解释往来寒热和喜呕，就足以证明六经辨证没有离开、也不可能离开经络脏腑。

十余年前我曾发表过"论肝位中焦及其意义"一文，主要纠正中医高等院校教材中关于肝脏位于下焦的错误说法，文中我就引证了《伤寒论》97条的"邪高痛下"一说。意在说明古代中医关于肝胆脏腑的定位十分清楚，不容置疑，就是在（右）"胁下"，而且还在脾胃之上。我们常常津津乐道，说中医有两大特点，辨证论治和整体观念。但有时又会陷入思维的混乱。比如讲辨证论治，就认为辨证论治是中医临床诊治思维的唯一，不知道中医还有不辨证论治，更不知道中医在《伤寒论》的六经辨证以前是不辨证论治，而在《伤寒论》以后，不但开了辨证论治之先河，而且还更进一步发展了不辨证论治。再比如一讲整体观念，又"整体"得一塌糊涂，甚至有人认为中医没有脏腑解剖，也有将脏腑的位置搞得颠三倒四，将肝胆从"胁下"中焦搬到下焦就属于这种情况。有人争辩说：下焦的大部疾病尤其是妇科疾病不都是与肝胆有关吗？试问：哪一个部位的疾病与肝胆有关，就可以认定肝胆长在哪里吗？肝胆位于胁下，其经络走少腹环绕阴器，其疏泄调情志行气血，当然下焦少腹及妇科诸证均与肝胆相关。还有人质疑：不是肝肾同源吗？肾脏既然位于下焦，肝脏当然也是如此。岂不知所谓的"肝肾同源"，是讲肝血与肾精之间的生理互化关系。就像"心肾相交"一样，讲的是心火与肾水之间的关系，讲"相交"，并不是心肾上下两个脏腑胶结在一起，"同源"更不是肝肾两脏同处在一个位置。这些都说明了，分析和认知思维的混乱，常常是某些争论问题的根源所在。

225

【原文】

本太陽病不解，轉入少陽者，脅下鞕滿，乾嘔不能食，往來寒熱，尚未吐下，脈沈緊者，與小柴胡湯。(266)

【释义】

本条论述太阳病转属少阳的辨证论治。其实，绝大部分的柴胡证是在太阳病篇作为太阳病变证论述的，而本条却是唯一在少阳病篇讨论的小柴胡汤证。尽管是这样，也是从太阳病那里转属过来的，只是没有经过误治而已。太阳病如果是症状由发热恶寒转变为往来寒热，脉象由浮紧变为沉紧，同时又兼见胁下硬满、干呕不能食等症状，这就充分说明了邪气已从肤表进入到半表半里，疾病已由太阳转入到了少阳，所以说"与小柴胡汤"。

"尚未吐下"，是指尽管脉象转为沉紧了，但是本证没有经过吐法，或者下法的误治，也就是说，正气并没有受伤，邪气也没有陷入三阴。

【疑难解析】

脉沉紧——相对、动态与变法辨证思维的问题：先讨论脉沉的问题，假设在出现上述少阳病症状的前提下，脉象仍然是浮紧的，恐怕也只能辨证为太阳少阳并病。现在脉是沉紧的，显然是相对太阳病在没有转化为少阳病之前的脉浮紧而言的。讲脉沉，不但体现了脉法的相对性，而且还体现了脉气由浮到沉的动态变化，并由脉气的动态变化来说明疾病的动态变化。

　　脉紧的辨证意义更大，紧脉是主寒的，原文第 3 条讲"脉阴阳俱紧者，名曰伤寒"就是很好的证明。但是必须知道，紧脉主寒是其常法，仲师还论述了紧脉主病的变法。例如 135 条的"伤寒六七日，结胸热实，脉沉而紧……"热实结胸证，属于大热证，按照常规脉象应该是洪数的，但是本条却讲什么"脉沉而紧"，显然脉症是相反的。水热互结的结胸证，虽然属于热证，但是因为有形的痰水之邪结得太重，以至于脉气被深深地压抑住了，因此呈现紧实有力的脉象。由此可以知道，紧脉除主寒以外，还可见于邪结证。邪气结得越加严重，脉象就越是紧实有力。同样的少阳为病，本条出现了"胁下硬满"，知道邪气结得还是比较重的，因此脉搏出现了"紧"象。

　　265 条用"脉弦细"的"细"，提示邪气结滞少阳的病机；本条用"脉沉紧"的"紧"，揭示邪气结滞少阳的病机，可以说是殊途同归。但是有一点必须说明，少阳病的常脉是弦，细脉与紧脉，只是少阳病变脉而已。

【原文】

　　伤寒四五日，身热恶风，颈项强，胁下满，手足温而渴者，小柴胡汤主之。（99）

【释义】

　　本条讨论病机重点在少阳的可以直接用小柴胡汤治疗。伤寒四五日，脉症出现了一些变化，身热恶风，颈项强，这是太阳表邪还没有完全消失。胁下满，这又是邪气已由太阳进入少阳的证明。在这种情况下，辨证的要点是手足温。因为三阳病中，只有少阳的阳气比较少，所以手足自然不会热得那么重，为了说明这一点，仲师就叫做"手足温"。病变的重心已经在于少阳了，可以用小柴胡汤主之。

　　本条虽然讲"小柴胡汤主之"，如果严格按照脉症辨证，在太阳表证还在的情况下，应该治以柴胡桂枝汤，或者是小柴胡汤加桂枝似乎更为合适些。

【疑难解析】

　　（1）手足温——阴阳气量化的相对性辨证问题：严格地说，手足温是平人的正常的手足温度的状态，也就是说，它不能作为一个症状来看待，但是在《伤寒论》里就不是这样了。仲师运用《内经》的阴阳气的分类学说，不但创立了六经辨证体系，同样还在具体的脉症辨证当中也运用了这种学说，手足温的辨证就是一个证明。检索一下，在《伤寒论》中讲手足温的并不多，六经病中只有少阳病和太阴病讲手足温了，这就很值得思考。三阳病是阳气盛的病，按照常规应该手足热，但是少阳为一阳，阳气是最少的，因此少阳发病相对三阳的太阳病和二阳的阳明病来说，手足热的程度不是太重。仲师为了准确描述少阳病手足温度与太阳病、阳明病的区别，就把这种不太重的手足热叫做手足温。

可见，本条的手足温，不但证明仲师在六经辨证中运用了《内经》"阴阳之气各有多少，故曰三阴三阳也"的理论，而且还证明了所谓手足温的"温"，具有相对性，是相对太阳病和阳明病而言的。又一次说明了相对性辨证思维对于研读《伤寒论》的重要性。

（2）治从少阳——动态辨治思维的问题：少阳又称为"游部"，我们应该通过阅读少阳病和柴胡证的条文，仔细体味这个"游"字的内涵，因为中医的动态辨证思维往往从"游"字体现出来，本条就是一个很生动的例证。首先从病势来讲，伤寒四五日，接近一经的时间，病情容易发生动态地变化。身热（也可能是少阳病之热）恶风，说明了太阳病的邪气已由盛变衰；胁下满，说明了邪气已进入少阳；而渴，又说明了邪气可能涉及阳明。可见，邪气呈现了从太阳到少阳、从少阳到阳明的动态表现。

其次，从治法来讲，单纯从症候表现看，应该是三阳并病，可是为什么要用小柴胡汤治从少阳呢？《素问·至真要大论》讲："从外之内者，治其外……从外之内而盛于内者，先治其外而后调其内。"仲师的常规治法也是这样，往往先解表后治里。由此看来，本条的治疗显然反常。既然反常，就有必要研究研究其中蕴含的道理，我认为还是应该从"游"字上理解。

病势呈游走变化的状态，少阳处于外连于表内连于里半表半里的游部，小柴胡汤又具有枢转的功能，再加上方中的柴胡辛凉善于宣达，太阳的邪气可以外散，少阳的郁热可以和解；黄芩苦寒善于清泄，阳明热邪可以内清，少阳的热邪也可以和解。何况还有生姜的解表、参枣的扶正。可知，虽然是三阳并病，在太阳未罢、阳明初入、少阳已现的情况下，完全可以治从少阳。小柴胡汤解外、和中、清内的综合性的枢转功能，完全可以从"游部"把三阳的邪气解决掉。提示了小柴胡汤功能和应用的特点，也体现了辨证论治的恒动观。

【原文】

伤寒中风，有柴胡證，但見一證便是，不必悉具。凡柴胡湯病證而下之，若柴胡證不罷者，復與柴胡湯，必蒸蒸而振，卻復發熱汗出而解。（101）

【释义】

本条提出了临床运用小柴胡汤的原则。本条分为两段：从文首到"不必

227

悉具"为第一段，主要阐述临床灵活运用小柴胡汤的基本原则。无论是伤寒，或者是中风，只要邪气转入少阳出现柴胡证的时候，就要遵循"但见一证便是，不必悉具"的辨治原则而运用小柴胡汤。必须提醒的是，这个一"证"，不是条文中提出的所有的柴胡汤脉症，一定要体现少阳病的发病特征和病机特点，例如往来寒热，胸胁苦满，喜呕，目眩，脉弦等等。

从"凡柴胡汤证而下之"到文末为第二段，主要说明误下之后服用小柴胡汤，通过战汗而病愈的机转。少阳病假如误用了下法，尽管柴胡证仍在，但是正气肯定受到了损伤，在这种情况下服用小柴胡汤，正气与邪气的相争一定是十分激烈的，往往出现振振而寒、蒸蒸而热的战汗状况，如果是正气战胜了邪气，就会一战汗出而病愈的。

【疑难解析】

一证——死于句下与孤立思维的问题：本条是历代伤寒注家争论的问题，争论的焦点紧紧围绕着"一证"的"一"字，就是这个一证究竟指的是哪一个证？例如成无己认为指的是 96 条小柴胡汤证中七个或然症中的一个；程郊情则主张是少阳病提纲证口苦、咽干、目眩中的一个；恽铁樵倒是很干脆地指出就是往来寒热这一个症，其他的全不算；郑重光认为只限定为"往来寒热"一个症太局限了，应该在往来寒热的基础上，再加其他的"一证"，这样的话，一个症又成为两个症了。诸如此类，争来争去，毫无结果。探究其争论的根源，显然是犯了读书死于句下的毛病。对于"一证"的理解，应该与"不必悉具"对照联贯起来。例如《伤寒论》中 37 条的"胸满胁痛者"，144 条的"续得寒热发作有时者"，229 条的"胸胁满不去者"，230 条的"胁下硬满"，265 条的"脉弦细，头痛发热"，379 条的"呕而发热者"等等，都是运用小柴胡汤"但见一证便是，不必悉具"的范例。因此，对于"一证"的界定，不必局限在某个一症一脉上，只要能真实反映少阳病机特征的任何一个或者两个脉症，都应该列入"一证"的范畴。

还有一个思维问题，就是历代注家争论的焦点是"一证"，很少有人深入探究为什么《伤寒论》的 112 方，唯独仲师对柴胡汤的运用提出这一原则？例如同样属于三阳病，治疗太阳病的麻黄汤、桂枝汤，治疗阳明病的承气汤、白虎汤，仲师为什么不提"但见一证便是"？可见，何为"一证"只是个表面的问题，为什么用柴胡汤要"但见一证便是"才是实质性的问题。可惜因为孤立性分析思维在作怪，注家们让"一证"遮住了双眼，根本没有人联想这个问题。

分析这个问题的关键词，就是半表半里和"枢机"。半表半里这个特殊的位置，外连于表内连于里，一旦发病所牵扯的面比较广泛。由于这个因素，临床出现的症状就特别地多而且复杂。像 96 条的小柴胡汤证，就论述了六个主症，又列述了七种或然症。尤其是或然症，在《伤寒论》中，一般情况下，或然症也就四五个，而 96 条竟然列述了七个，充分说明了这个问题。

所谓的"枢机"，具有机动灵活的特性，气机的升降出入全靠枢机的枢转。因为这个因素，少阳发病容易动而多变。除了往来寒热、胸满胁痛、呕而发热、脉弦细等常见的脉症以外，还可见到许多的特殊症状，例如有"腹中急痛"的，有"手足温"的，有"脉沉紧"的，有"不大便"的，也有"头汗出"的等等。

这样一来，少阳为病就有症状繁多而且动而多变的特点，因此增加了临床辨证的难度，由此决定了少阳病的治疗和柴胡汤的运用，就必须善于抓主要脉症，抓特色脉症，这就是仲师提出"但见一证便是"的根本原因所在。至于说是一个证还是两个证并不重要。

【原文】

傷寒，陽脈濇，陰脈弦，法當腹中急痛，先與小建中湯，不差者，小柴胡湯主之。（100）

【释义】

本条以脉象阐述腹痛可治以小柴胡汤的病机。仲师善于用脉象的阴阳部位，也就是寸尺部位来说明病变的机理，本条就是一个很好的例证。阳脉涩，是说脉象的寸部主阳，"涩"又是不足的脉象，两者合起来，说明阳气比较虚；阴脉弦，是说脉象的尺部主阴，"弦"又是有余的脉象，两者合起来，说明阴寒比较盛。这样阳脉涩与阴脉弦结合在一起，用来说明阳虚阴盛的病机。所以，腹中急痛首先应该考虑的是中焦虚寒，寒凝脾络，不通则痛。用小建中汤，温中补虚，通络止痛。

其实，本条的重点不是讲小建中汤，而是条文的后半段，也就是"不差者，小柴胡汤主之"。按照脉象阴阳辨证的常规，假设服用小建中汤腹痛没有痊愈的话，就知道这不属于中焦虚寒。然后再根据"阴脉弦"，退一步考虑腹痛的病机为邪结少阳胆气犯胃。既然是少阳病，当然要用小柴胡汤疏达胆胃，如果用小柴胡汤去黄芩加芍药就更为适宜了。

【疑难解析】

阳脉涩、阴脉弦——尊重古义的问题：因为中医学是一个古老的医学，这就决定了学习中医学既要向前看，还要向后看，比如学习《伤寒论》这样的经典。随着就带来了一个问题，就是尊重古人和尊重古义的问题。从分析思维的角度讲，也就是用唯物史观看待和分析经典。关于《伤寒论》中的阳

229

脉和阴脉的解释就是一个例子。

前面讲过，有的伤寒注家对"脉阴阳俱紧"、"脉阴阳俱浮"的"阴阳"的解释，阳脉指的是浮取，阴脉指的是沉取，用取脉法分类脉阴阳，古代根本没有这种脉象的分类方法，完全是注家自己想当然杜撰出来的。令人遗憾的是，好多教科书都采用了这种注解。本条的阳脉涩、阴脉弦，如果是按照浮沉取脉法解释的话，那就是浮取脉涩，沉取脉弦，根本就解释不通。这就进一步证明了对待经典的东西，一定要尊重古义，不可随意地、毫无根据地做注。

【原文】

伤寒五六日，头汗出，微恶寒，手足冷，心下满，口不欲食，大便鞕，脉细者，此为阳微结。必有表，复有里也。脉沉，亦在里也，汗出为阳微，假令纯阴结，不得复有外证，悉入在里，此为半在里半在外也。脉虽沉紧，不得为少阴病。所以然者，阴不得有汗，今头汗出，故知非少阴也。可与小柴胡汤。设不了了者，得屎而解。（148）

【释义】

本条论述少阳病阳微结与纯阴结的辨证。可分为三段理解：自"伤寒五六日"到"必有表，复有里也"为第一段，主要阐述关于阳微结的脉症。少阳主枢机，气血阴阳的升降出入全赖于枢机的枢转，一旦枢机失常，阳气必然内结，哪怕是微结，也会出现微恶寒、头汗出和手足冷的。脉细，与265条少阳伤寒的"脉弦细"一样，是少阳邪气内结导致的。胆气犯胃，胃肠的气机升降失常，就会心下满，不欲食。气机郁滞，津液不能分布，胃肠干燥，大便也会硬的，整个病机都与少阳枢机失常有关。因为仅仅是微恶寒、手足冷，还没有达到四肢厥逆的地步，所以仲师叫做"阳微结"。

自"脉沉，亦在里也"到"故知非少阴也"为第二段，主要是辨析阳微结与纯阴结的区别点。所谓的"纯阴结"指的是阴寒凝结，例如少阴病的寒化证就属于"纯阴结"。因为少阳病的阳微结有恶寒、手足冷、不欲食、脉细等等类似少阴病纯阴结的脉症，所以需要鉴别。鉴别的要点有两个：一个是少阴病的纯阴结，全部属于里证；而少阳病的阳微结，因为半表半里的缘故，是既有表证，又有里证。第二个是纯阴结属于阴寒证，不应该有汗出；而阳微结是阳气内郁，阳热不能外达而只能上蒸，所以有头汗出。这两个鉴别要点只要是清楚了，即使是"脉沉紧"，也不可认为是少阴病。更何况在阳微结的情况下，脉象也会沉紧的，266条的"脉沉紧者，与小柴胡汤"就是证明。

自"可与小柴胡汤"到条文末为第三段，主要提出阳微结的治法。阳微结是半在里半在外的病证，由少阳枢机不利所导致的，只要能让阳气得到伸展，并且枢转外达，所有的脉症就会消失，小柴胡汤可以通过和解表里、枢转气机来达到这个目的。假设阳热内结比较重，涉及了胃肠，进而燥化形成大便秘结的里热证，这种情况小柴胡汤是解决不了问题的，应当用承气汤通其大便，这就是仲师说的"得屎而解"。

【疑难解析】

（1）阳微结——逆向辨证思维的问题：本条可以说是关于少阳病和柴胡证辨证意义最大的条文，根本的原因就在于它提示了枢机的特点和逆向性辨证思维，而关键词就是"阳微结"。本条开篇提到的头汗出、微恶寒、手足冷、心下满、口不欲食、大便硬、脉细七个脉症，其中的微恶寒、手足冷、大便硬与脉细四个脉症都提示了逆向辨证思维的问题。

首先谈谈微恶寒与手足冷，按照辨证的常法来说，这两个症状属于阴寒为病，特别是手足冷，是少阴病寒化证的常见症状，但是现在却反常地见于少阳病柴胡证，难道不值得我们深思吗？关于微恶寒与手足冷的病机，仲师讲得十分清楚，这就是"阳微结"。有"阳"是应该发热的，但是一旦阳气内"结"了，就不是发不发热的问题，而往往出现外寒的征象，也就是我们常说的"真热假寒"。这种情况，就增加了临床辨证的难度。所以"阳微结"首先提示了少阳病寒热真假的逆向性辨证。

其次，仲师专门用一段文字很长的条文讲述少阳病的阳微结，还提示了少阳主枢机和"木曰曲直"的问题。少阳属于胆腑，位于中焦。中焦本身就是气机升降出入的枢纽，再加上少阳主持枢机，而枢机又是枢转气机运转的关键所在。少阳胆腑属木，木有伸展发越的特性，这个特性本身就具有疏达阳气运转的功能。这就说明，一旦少阳为病，枢机的功能与伸展的特性都会失常，于是阳气必然内结。而阳气一旦内结了，就不能宣达于外，微恶寒和手足冷在所难免了。如果不是阳气微微地结，而是阳气内结地非常严重，就不是手足冷的问题了，而是像318条四逆散证所讲的"四逆"，那时小柴胡汤就不管用了，只能用疏达气机、宣通阳气力量更大的四逆散。

（2）大便硬——发散性辨证思维的问题：按照辨证的常规常法，大便硬属于阳明病，应该治以承气汤，而少阳病是不应该出现大便硬的，小柴胡汤也是不能通大便的。但是本条却明确地指出了少阳病当阳微结的时候是可以出现大便硬的。这就说明，大便硬虽然与胃肠的化燥有关，但是也与气机的运动有关，而这两者又都牵扯到少阳主枢机的功能。少阳为病，枢机失常，阳气内结，气机就不能升降，津液随着不能输布，不但胃肠容易化燥，推动糟粕向下运动的力量也不够，于是就形成了类似气滞便秘的情况。其实，仲

231

师在后面的 230 条已将把小柴胡汤通大便的机理讲得十分清楚，这就是"上焦得通，津液得下，胃气因和，身濈然汗出而解"。

少阳病阳微结的大便硬，提示了关于大便硬的发散性辨证论治思维，告诉了我们对于大便硬的辨证不能只限于阳明病。换句话说，万万不能临床一见到大便硬，就将辨治的思维只聚焦于阳明胃肠。而是应该将分析思维发散开来，从不同的方面进行思考，尤其是在治从阳明运用承气汤不管用的情况下，更应该如此。

（3）半在里半在外——尊重仲师原义的问题：解读《伤寒论》始终要面对一个绕不开的坎，这就是能不能尊重仲师原义的问题。历代伤寒注家为注解《伤寒论》作出了巨大的贡献，但是也不可否认的是，有的注解虚玄晦涩，比仲师的原文还难以理解，比如循经传、三纲鼎立之类。

关于本条的"半在里半在外"也存在这个问题。伤寒第一注家成无己把"半在里半在外"，演绎压缩为"半表半里"，尽管对于半在里半在外以及半表半里也有很多的歧义和争论，但是古今大多数伤寒学者还是认可成无己的观点，认为这个病位的概念还是符合仲师原义的。尤其是把半表半里与枢机联系起来，可以解释有关少阳病的很多问题。

但是近年有的学者提出了异议，认为"半在里半在外"不是"半表半里"。或者说是一半表证一半里证，或者说非表非里等等。对于类似这种咬文嚼字式地解释，李克绍先生是极为反对的。"半在里半在外"究竟是不是可以解释为"半表半里"，关键在于"半表半里"这个病位概念是否能够比较准确地表达少阳及少阳病的特色。首先是三阳病位的比较问题，太阳为表，阳明为里，少阳在表里之间，亦即半表半里。其次是枢机的问题，少阳主枢，这个没有争论，"枢"具有两个特点，一是位于中间的部位，二是具有枢转的功能，而这两个特点均与半表半里密切相关。三是症状表现的问题，少阳病有一个极为特殊的症状，即"往来寒热"，关键是"往来"，不是位于半表半里和主持枢机，是绝对不可能出现"往来"的。四是方药配伍的问题，柴胡剂主要是柴胡和黄芩的配伍，二药均入少阳经，柴胡辛凉，宣散半表之邪；黄芩苦寒，内清半里之热。五是治法的问题，太阳病可汗之，阳明病可下之，唯独少阳病，半表半里，汗下不宜，只有"和"之一法，可知"和"法就是区别于太阳和阳明病的、针对半表半里枢机不利的一种治法。

总而言之，不论是仲师讲的，或者是成无己注解的，只要这个理论或者概念，能够合理地解释少阳病的理法方药以及病机特点，就应该得到承认和肯定。其实，一半表证一半里证是有的，如阳明病篇的麻黄汤证；一半表证一半半表半里证是有的，如柴胡桂枝汤证；一半半表半里证一半里证也是有的，如柴胡加芒硝汤证，唯独少阳病的大小柴胡汤证应该属于正式半表半里证。前面的关于"一证"的分析，同样说明了离开了"半表半里"和"枢机"，少阳病的很多问题都难以得到合理的解释。

二、大柴胡汤证

【原文】

太陽病，過經十餘日，反二三下之，後四五日，柴胡證仍在者，先與小柴胡。嘔不止，心下急，鬱鬱微煩者，爲未解也，與大柴胡湯，下之則愈。（103）

大柴胡湯方

柴胡半斤　黃芩三兩　芍藥三兩　半夏半升（洗）　生薑五兩（切）　枳實四枚（炙）　大棗十二枚（擘）

上七味，以水一斗二升，煮取六升，去滓，再煎，溫服一升，日三服。一方加大黃二兩。若不加，恐不爲大柴胡湯。

【释义】

本条论述少阳病重证大柴胡汤证的辨证论治。辨证的要点有两个，一个是先与小柴胡汤，一个是心下急。本条是《伤寒论》中三条论述大柴胡汤证最为正式的条文，因为其他两条是以类似证出现的（136条与大陷胸汤证类比鉴别，165条与半夏泻心汤证类比鉴别）。太阳病过经十余日，邪气肯定是会发生传变的，何况还经过了三番两次的下之，邪气早就内陷进入了少阳。原文所说的"后四五日，柴胡正仍在者"，从"仍在"的"仍"字和"呕不止"来分析，说明还没有误下之前就已出现了柴胡证。既然是柴胡证仍在，就应该用小柴胡汤。可关键在于，服了小柴胡汤以后，仍然呕不止，说明柴胡证并没有得到解决，相反出现了心下急。心下是胃脘的地方，说明邪气已经偏结于中焦半里；拘急不舒是经脉的病变，说明邪气已经进入到了血分。相对小柴胡汤证说来，显然属于少阳病的重证。这就是为什么"柴胡证仍在"，诊断已经十分明确的情况下，而用小柴胡汤没有取得疗效的根本原因。病重而药轻，所以必须改用大柴胡汤在和解少阳的基础上大力散结祛邪。

【方解】

大柴胡汤之所以叫做"大"，主要体现在祛邪的力量方面。大柴胡汤是在小柴胡汤的基础上，加上枳实和芍药组成的，枳实破气分之结，芍药通血分之结，因此大柴胡汤是柴胡剂中散结祛邪力量最大的方子。因为证候以邪实为主，所以去掉人参与甘草补益的药物。又因为呕不止，于是加大了生姜的用量。全方的功能是和解少阳，行气散结，通络止痛。

本方为一方二法，另一法是加有大黄，这样加大了清热开结、活血化瘀的力量。

【疑难解析】

下之——读书死于句下与线性思维的问题：仲师写作《伤寒论》用词很是讲究，所以品读《伤寒论》要重视每个字词的含义。这就带来了一个问题，就是很容易犯下读书死于句下的错误。尤其是在不了解仲师相对性写作特点和不善于会通全书的情况下，更是这样。本条的"下之"，实质是为了强调大柴胡汤与小柴胡汤药力大小的区别而写的，换句话说，是在大小柴胡汤相比较的基础上写的。原文仲师说得很明白，"柴胡证仍在"，这个诊断是明确的。但"先与小柴胡汤"以后仍然"呕不止"，这就充分说明了一个道理，就是病重而药轻。少阳重证当然要用重剂，柴胡汤分为"小"与"大"两个方，小方不效的话，自然当用大方攻之，这就是"下之"的含义。

所以结论是，本条所谓的"下之"，是在与小柴胡汤相对、比较的前提下而说的。我们可以找到其他的旁证，例如，真正的属于"下之"的方剂承气汤，仲师以攻下力量的大小，分为大承气汤与小承气汤。可以肯定地说，无论大承气汤，还是小承气汤，都属于"下之"的范畴。但仲师于208条却说"若腹大满不通者，可与小承气汤，微和胃气"。209条说"其后发热者，必大便复硬而少也，以小承气汤和之"。251条又说"以小承气汤，少少与，微和之，令小安"。以上这些条文主要讲大小承气汤区别应用的辨证，里面的"和"字，很显然就是相对大承气汤而言的。难道我们可以因为仲师这样讲，就把小承气汤列入"和"剂的范畴？同样的道理，我们也不能因为"下之"，而将大柴胡汤看作攻"下"剂。

仲师写作是很讲究语言环境的，所以字词的运用极其灵活。前面讲到29条的"反与桂枝欲攻其表"，也涉及这个问题了。桂枝汤是绝对不具备"攻"的能力，可是仲师为什么这样讲呢？难道我们真的可以此为依据把桂枝汤看作"攻"剂？仔细地研读29条的语言环境，就可以体会到仲师讲"攻"的真实含义。就是在表证兼里虚情况下，即使是发汗轻剂的桂枝汤也不要轻易运用。否则，一个不具备"攻"的方剂，也会发生"攻"的作用，因为施用的对象错了。可知，如果把"攻"字从实处理解的话，不但直接曲解了桂枝汤，也完全悖离了仲师的原意。

关于"下之"的品读问题，还涉及对大柴胡汤中枳实和一方二法用大黄的理解。首先应该肯定，枳实与大黄确实是承气汤的主要药物，但是却不能以此就推理凡是用枳实和大黄，就一定是泻下大便，一定是治阳明实证，这就是线性思维在作怪。其实，仲师用枳实和大黄，尤其是大黄，不只是泻下通便，例如治心下热痞的大黄黄连泻心汤和治湿热发黄的茵陈蒿汤，大黄的作用就不是泻下，而是清热解毒、消痞开结的。还有一点必须指出，仲师用大黄在药量方面有一定的规律，泻下通便，一般用四两，如承气汤类方；而发挥其他功用，一律用二两，大柴胡汤的大黄药量正是二两。何况少阳为病，胆热犯胃，邪气内结，脉络拘急，用枳实行气导滞，用大黄泻热行瘀，芍药活血通络，与少阳胆火郁结重证的病机正相适合。

或许有人会说，《金匮要略》的大柴胡汤证明明讲"当下之"，难道这还能怀疑吗？我们分析一下《金匮要略》的大柴胡汤证。原文讲"按之心下满痛者，此为实也，当下之，宜大柴胡汤"。一旦将"当下之"与方中的大黄联系起来，这个"心下满痛"的"此为实"，就肯定是"胃家实"了，大黄自然就肯定是泻下大便了。可是我们如果会通《伤寒论》的 205 条，仲师"当下之"的本意就很清楚了。205 条讲："阳明病，心下硬满者，不可攻之。"这是阳明病篇列述承气汤的禁例，仲师的意思也很明白，"心下"这个部位偏于上部，尽管属实证但却不是"胃家实"。也就是说，"不可攻之"的关键是"心下"部位，因为这个部位不适合于承气汤。相反，心下满痛却常常是胆气犯胃、气机郁滞所致，属于大柴胡汤证的病位。这就充分说明，所谓"此为实"，绝不是胃家实；所谓"当下之"，也不是下大便。可惜的是，大多数《金匮要略》的教科书，也都按照少阳兼阳明来进行注解，始终没有脱离大黄—下之—阳明的线性辨证思维，而根本原因就是读书死于句下。

关于"下之"的品读，还涉及少阳病证型的分类问题。所有的伤寒注家，大多数的教科书，都把大柴胡汤证归类于少阳兼阳明的范畴，而这样归类的主要原因就是大黄的所谓泻大便治阳明。其实不论大柴胡汤有没有大黄，都应该属于少阳病的本证。少阳病的分类有两种：一是根据脉症阳热的轻重，分为少阳中风证（264）与少阳伤寒证（265）；二是根据证候的轻重，分为小柴胡汤证与大柴胡汤证。证分轻重，方有大小，这是仲师方剂命名的规律，比如同是治疗太阳伤寒证的大小青龙汤、同是治疗结胸证的大小陷胸汤，就已经足以证明了这一点。

虽然从表面来看，是读书有了问题，是分类有了问题，但是根源在于分析思维有了问题，而带来的后果是临床要出问题。例如某患者胆囊炎发作，发烧，胁下痛，按照中医辨证，属于少阳胆热重证，应该用大柴胡汤。假设这个患者伴有大便秘结，按照传统观点，大柴胡汤中的大黄、枳实，自然可以少阳、阳明一举两得。但问题是：如果这个患者大便正常的话，试问：你用不用大黄呢？很显然，只要执凿于大黄泻大便、少阳兼阳明，就一定不会

235

用大黄的。这样一来，对于少阳重证大黄的清热解毒、活血化瘀、引热下行的种种功用就根本得不到发挥。可知，不突破大黄线性、惯性的药用思维，会直接影响临床的辨证论治和疗效。

【医案选录】

胆囊炎案

王某，男，40多岁。患胆囊炎和胆石症多年，此次因为喝酒复发，主要症状是低烧，胆区疼痛。前医用大柴胡汤，可能是因为患者的大便基本正常，就没有用大黄，结果三付药后，仅仅发烧稍有好转，胆区仍然疼痛不止。而且伴烦躁，尿赤，舌红苔黄，脉弦数。还是胆热实证，还应该用大柴胡汤，只是在前医处方的基础上，柴胡改为20g，芍药加到30g，再加大黄10g。服三剂后，大便溏薄，每天2次，但是发热与胆区疼痛基本痊愈。为了防止复发，大黄改为6g，继续服三剂。后加鸡内金等消石化石药改汤为丸，巩固疗效。

按：本案不难辨证，按照常法辨证思维就可以诊断为胆热证而用大柴胡汤。为什么服药没有得到理想的疗效呢？关键在于，我们按照传统观点把大柴胡汤证看作少阳兼阳明病了。而之所以如此看问题的关键，又在于把大柴胡汤中的大黄看作泻下通便的了。这样一来，患者一旦是大便正常，自然就不是兼阳明病，自然就不用大黄了。理论认识出了问题，直接影响到处方的用药思维，从而直接影响到了临床疗效。

三、柴胡汤禁例

与治疗太阳病的麻黄汤和桂枝汤一样，治疗少阳病的柴胡汤也有禁忌证。尽管小柴胡汤是一张药力相对平和、补泻兼施的和解方剂，但对于虚证而言，就像29条的桂枝汤一样，仍然具有"攻"的作用，因此必须设置禁忌证，体现了固护正气的治疗学思想。

【原文】

得病六七日，脉迟浮弱，恶风寒，手足温。医二三下之，不能食，而胁下满痛，面目及身黄，颈项强，小便难者，与柴胡汤，后必下重。本渴饮水而呕者，柴胡汤不中与之也，食谷者哕。(98)

【释义】

本条论述柴胡汤的禁例。得病六七日，脉浮弱，恶风寒，这是太阳表证未罢。但脉迟主阴寒为病，脉迟与手足温同时并见，往往是脾阳不足病在太阴的表现。278条讲"伤寒脉浮而缓，手足自温者，是为系在太阴"，也是这个意思。综合起来看，患者属于脾阳素虚，复感外邪。治疗的话，应当温中解表，桂枝汤就可以了。在这种情况下，即使兼有腹满，也是"脏寒生满病"，只能用温法而不能用下法。假如误认为腹满属于阳明实证而"二三下之"，必然导致脾阳更虚，一系列的变证会随之而来。例如脾的运化功能失职，就不能食，或者是进食则哕。再严重的话，甚至连水也不能消化，出现饮水则呕的现象，或者是水饮内停，而小便不利和口渴。如果是邪陷气滞，还会出现胁下满痛。甚至是寒湿郁滞，导致面目及身黄。脾虚不能散精的话，于是筋脉失养，而颈项强。

以上的这些变证，呕、胁下满痛、不能食，与柴胡证很是相似。渴、小便难，又类似柴胡证的或然症。这就容易导致临床的误诊和柴胡汤的误治，因此必须分析鉴别。比方说呕吐，呕吐虽然是柴胡证的主症（喜呕），但是柴胡汤的呕吐是胆气犯胃，与饮水没有什么关系。这与本证饮水就呕，不饮就不呕，是有明显区别的。仅就这一点就足以说明是脾不健运，水饮内停，而排除了少阳病。所以仲师在原文中强调说"本渴饮水而呕者，柴胡汤不中与之也"。何况渴、哕、小便难、颈项强、身黄等症，也都反映了太阴寒湿的病机特点。假如辨证错误，认为是柴胡证而治以小柴胡汤的话，尽管柴胡汤中有人参、大枣等健脾扶正药，但是柴胡、黄芩的寒凉，在脾阳本虚的情况下，会造成中焦更加虚寒，必然导致大便溏而重坠不爽的状况，也就是原文所说的"后必下重"。

237

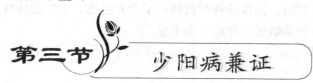

第三节　少阳病兼证

少阳位于半表半里，也就是说外连于表，内连于里，再加上主枢机，影响气机的升降出入，内外通达，因此少阳病变涉及的范围比较广泛，以至于出现不少的兼证，例如外兼太阳，内兼阳明等。

一、柴胡桂枝汤证

【原文】

傷寒六七日，發熱，微惡寒，支節煩疼，微嘔，心下支結，外證未去者，柴胡桂枝湯主之。（146）

柴胡桂枝湯方

桂枝一兩半（去皮）　黃芩一兩半　人參一兩半　甘草一兩（炙）　半夏二合半（洗）　芍藥一兩半　大棗六枚（擘）　生薑一兩半（切）　柴胡四兩

上九味，以水七升，煮取三升，去滓，溫服一升。本云人參湯，作如桂枝法，加半夏、柴胡、黄芩，復如柴胡法。今用人參作半劑。

【释义】

本条论述少阳兼太阳的证治。这当然是从少阳病的角度说的，实际上是太阳表证未罢，邪气进入少阳，形成了太阳少阳并病的情况。六七日是过了一经，正属于邪气发生传变的时刻，"发热，微恶寒，支节烦疼"，说明了太阳表邪还在；"微呕，心下支结"，又证明了邪气已进入少阳。显然是太阳少阳并病，所以治用柴胡桂枝汤太少两解。

品读本条应该重视两个叠用的"微"字，因为它直接证实了柴胡桂枝汤的用量问题。"微"，提示了证候是轻浅的。恶寒而"微"的话，说明太阳表邪已经衰退而证候轻浅；呕吐而"微"的话，说明邪气只是初入少阳而证候轻浅。病轻则治亦轻，就像麻桂各半汤的小发汗法一样，柴胡桂枝汤中小柴胡汤与桂枝汤各用了原剂量的一半，可以说是太少双解的轻剂。

会通 96 条小柴胡汤方后注中有"若不渴，外有微热，去人参加桂枝"，说明了少阳病兼太阳可以根据兼夹两方证候的轻重，有两种处理方法，一是像 96 条那样，以少阳为主，兼治太阳；一是像本条这样，没有偏重，合方治疗，充分体现了仲师"随证治之"的活法精神。

【方解】

本方取小柴胡汤、桂枝汤各剂量的一半合方组成。半量的桂枝汤，解除太阳表邪；半量的柴胡汤，和解半表半里。

【医案选录】

发热案

刘某，女，10 岁。家境富裕，平时贪吃，膏粱厚味，体形肥胖。经常感冒发烧，甚至一月达 2 到 3 次。每次感冒发烧都必须到省级医院注射进口抗生素才能退烧。这一次感冒发烧断断续续一个多月，所有的抗生素都不管用。又住院半个月经各种检查治疗也没有任何效验，最后医生怀疑是白血病，建议送北京诊治。家长大为恐惧，一边准备进京，一边请求中医诊治。刻诊：患儿发烧（37.8℃），时高时低，缠缠绵绵，稍微有一点怕冷，咽痛，咽核红肿达三度，舌质红赤苔薄黄，脉细，阵阵微汗出。诊为少阳病，本来应该用小柴胡汤，因为有恶寒和自汗的现象，考虑兼有营卫不和的因素，所以处以柴胡桂枝汤：柴胡 24g，黄芩 9g，桂枝 6g，炒白芍 9g，党参 12g，生姜 3 片，大枣 3 枚，青蒿 30g，炒牛子 9g，白薇 9g，生甘草 6。服三剂，每天服一剂半，两天服完。服药第二天退烧，其他的症状也减轻了，家长大喜，决定暂时不进京，继续中药治疗。原方继服三剂，体温一直正常，咽痛、汗出等症状也消失了。原方减量，再服三剂巩固疗效防止复发。并嘱咐家长务必对患儿清淡饮食，活动减肥，增强体质。

按：患儿感冒发烧，按照六经辨证本来应该属于太阳病。本案之所以诊为少阳病柴胡证，是因为患儿的发烧已经不是普通的感冒发烧了，具有断断续续，时高时低，缠缠绵绵，久治不愈的特点，虽然不属于典型的往来寒热，也反映了正邪反复交争于少阳枢机，互有进退，不休不止的意味，这正是小柴胡汤的适应证。

另外，本患儿由于长期的膏粱厚味，还具有营血分素有伏热的因素，也就是体质因素。这就是为什么经常感冒而且久治不愈的原因，也是为什么方中配伍青蒿、白薇的原因。这两位药气味轻清，不但善于清解营分的伏热，同时并不妨碍柴胡、桂枝的解表。

二、柴胡加芒硝汤证

【原文】

伤寒十三日不解，胸胁满而呕，日晡所发潮热，已而微利。此本柴胡证，下之以不得利，今反利者，知医以丸药下之，此非其治也。潮热者，实也。先宜服小柴胡汤以解外，后以柴胡加芒硝汤主之。（104）

柴胡加芒硝汤方

柴胡二两十六铢　黄芩一两　人参一两　甘草一两（炙）　生姜一两（切）　半夏二十铢（本云五枚洗）　大枣四枚（擘）　芒硝二两

上八味，以水四升，煮取二升，去滓，内芒硝，更煮微沸，分温再服。不解，更作。

【释义】

本条论述少阳病兼阳明的证治。伤寒十三日是已过了两经，病变正处于传变的时机。如果在胸胁满而呕少阳为病的基础上，出现了日晡所发潮热，这显然是热邪进入了阳明，属于少阳兼阳明证。唯一的例外是，潮热的时候应当伴有大便硬，而本条却说"已而微利"。对于这种反常的情况，仲师自己作了解释，这就是"医以丸药下之，非其治也"。原来汉代的有些医生喜欢用巴豆类的热性泻下药物制成的丸剂泻下退热，但是这种"丸药"用了以后尽管大便溏泄，而没有退热的功能。不但如此，还常常因为泻下导致表热内陷而形成坏病。

少阳兼阳明的治法与少阳兼太阳不一样，阳明病属于里实证，按照仲师的治疗原则，表兼里实的，应该分两步治，这就是先治表后治里，所以本条强调先用小柴胡汤以解其外，再用柴胡加芒硝汤，少阳阳明并治。只是已经先用小柴胡汤解除了大部分少阳的邪气，再用柴胡加芒硝汤的时候，小柴胡汤仅用了三分之一的药量。

【方解】

本方是小柴胡汤原剂量的三分之一，再加芒硝组成的。小剂量的小柴胡汤和解少阳，同时还可以防止少阳的邪气继续内陷。加芒硝清泄阳明的里热。

三、柴胡桂枝干姜汤证

【原文】

傷寒五六日，已發汗而復下之，胸脅滿微結，小便不利，渴而不嘔，但頭汗出，往來寒熱，心煩者，此爲未解也，柴胡桂枝乾薑湯主之。（147）

柴胡桂枝乾姜湯方

柴胡半斤　桂枝三兩（去皮）　乾薑二兩　栝樓根四兩　黃芩三兩　牡蠣二兩（熬）　甘草二兩（炙）

上七味，以水一斗二升，煮取六升，去滓，再煎取三升，溫服一升，日三服。初服微煩，復服，汗出便愈。

【释义】

本条论述少阳病兼痰饮的证治。渴与小便不利，是辨证的眼目。伤寒五六日已过了一经，而且又是在用了汗法下法以后，证候肯定是发生了变化。胸胁满微结，往来寒热，心烦，这说明外邪已经进入少阳，是小柴胡汤证。问题是，少阳病一般口不渴，小便也基本正常，但现在伴随着柴胡证，出现了渴与小便不利，说明了少阳三焦水液的气化代谢也出了问题，有兼痰饮内结的情况。尤其是"但头汗出"一症，凡是但头汗出，一般是阳气郁结，阳气不能外达而只能上蒸于清阳之府。什么因素最容易导致阳气郁结？答案就是水湿痰饮邪气，因为这类的邪气具有重浊黏腻容易阻遏阳气的特性。由此可以继续推理，本条不仅仅是兼夹痰饮，而且是痰饮内结。所以用柴胡桂枝干姜汤在和解少阳的基础上，祛痰散结。

【方解】

本方也可以看作小柴胡汤的加减方，只不过是加减的程度有些过大。小柴胡汤去半夏、人参、大枣、生姜四味药，加桂枝、栝楼根、牡蛎、干姜四味药。这样一来，方中的柴胡、黄芩，仍然和解少阳，枢转气机；栝楼根、牡蛎，化痰软坚；桂枝、干姜，温化痰饮。因为证候中不呕吐，所以去半夏与生姜；因为痰饮内结，所以去人参与大枣的壅补。

本方的方后注讲了一句有意思的话："初服微烦，复服汗出便愈。"这句话进一步证明了痰饮内结的病机。在痰结阳郁的情况下，初服柴胡桂枝干姜汤的时候，在桂枝干姜温性药的鼓动下，再加上正邪相争，会见到微烦的。而复服的时候，随着气机的调畅，不但少阳的邪气得到解除，由于痰饮化开了，口渴与小便不利会消除；阳气也通达了，不只是但头汗出，而且会周身汗出而愈的。小柴胡汤不是发汗的方剂，在特殊情况下服了小柴胡汤会产生"汗出便愈"的现象，很值得我们思考。

四、柴胡加龙骨牡蛎汤证

【原文】

伤寒八九日，下之，胸满烦惊，小便不利，谵语，一身尽重，不可转侧者，柴胡加龍骨牡蠣湯主之。（107）

柴胡加龍骨牡蠣湯方

柴胡四兩　龍骨　黄芩　生薑（切）　鉛丹　人参　桂枝（去皮）　茯苓各一兩半　半夏二合半（洗）　大黄二兩　牡蠣一兩半（熬）　大棗六枚（擘）

上十二味，以水八升，煮取四升，內大黄，切如棋子，更煮一兩沸，去滓。溫服一升。本云：柴胡湯，今加龍骨等。

【释义】

本条论述少阳胆火内郁扰乱肝魂的证治。伤寒八九日，邪气已经进入了少阳，应该宣透和解少阳胆热，医生反而误用攻下的治法，导致无形的风火不能外出，内陷郁滞并且扰及了肝魂，于是出现惊惕不安而谵语的情况。胸中烦满，是胆火循经扰及胸膈。小便不利，是少阳三焦不利。邪气郁滞少阳经络，加上水气侵渍肌肉，会出现一身尽重不可转侧的现象。

【方解】

本方是小柴胡汤去甘草，加龙骨、牡蛎、铅丹、大黄、茯苓、桂枝组成。以小柴胡汤和解少阳，加龙骨、牡蛎、铅丹镇惊安魂，加桂枝温阳化水气，加茯苓利小便而宁神，加大黄引热下行。全方具有和少阳、利三焦、镇肝魂之功，是后世治疗肝魂迷乱导致的情志病变的首选方。

【疑难解析】

谵语——线性思维与发散思维的问题：几乎所有的伤寒注家，包括教科书，解释《伤寒论》的谵语，千篇一律地责之为心，也就是说，是心神迷乱导致的谵语，这就是线性分析思维在作怪。而且这种注解，与《内经》五脏主五志的理论是背道而驰的。谵语，只是一个临床症状，导致这种症状的因素，或者说病机病位不可能只有心神。《伤寒论》中的谵语，起码有三种与心神没有关系。除了太阳病篇的热入血室证外，还有108条的"伤寒，腹满谵语，寸口脉浮而紧，此肝乘脾也，名曰纵，刺期门"。本条的谵语病机，仲师自己已经讲得十分明确——"此肝乘脾也"，也就是说，是肝魂迷乱引起的谵语，否则也不会有"刺期门"的治法，与热入血室证要刺期门的治疗一样。

最后一种与心无关的谵语就是本条，柴胡证是少阳病，少阳胆腑与肝脏互为表里，脏腑相连经络互通，其阳气的出入也是息息相关的。当误用攻下，导致胆火内陷的时候，肯定会扰及肝魂，肝魂一旦失主，就必然乱而谵语的。人的语言与肝脏相关，在《内经》里早有论述，《灵枢·九针论》就讲过"肝主语"。

我之所以主张要把《伤寒论》关于谵语的认识发散一下，就是发现了对于谵语的注解有问题了。问题不但牵扯到分析思维的局限性，更为严重的是直接影响到了临床的辨证论治。因为心病谵语与肝病谵语，从发病原因、临床表现，到治法方药，有着很大的区别。肝病谵语的病因，尽管原文讲的是误下，现代临床常见的是情志刺激；临床表现除了语言混乱，多是烦躁、多疑、焦虑的癫证郁证状态；关键的是治法必须疏肝解郁，方药必须是柴胡剂，所以柴胡加龙骨牡蛎汤可以看作治疗肝魂病变的代表方。

【医案选录】

1. 惊厥案　王某某，男，49岁。1981年2月10日就诊。五年以前连丧一儿一女，遂懊恼为病，神志恍惚，喜怒无常，后来经过治疗病情减轻，只是平日性情异常地焦躁。近来其侄女从外地探家，因为相貌颇似其亡女，触动了心思，旧病复发，彻夜不寐，闻其侄女的声音则惊惕，甚至猝然昏迷，瞬时即醒，每日发作达数次之多，吓得其侄女匆匆返回。自觉两足灼热难忍，必放入凉水中才觉得舒服。舌边红赤，苔黄腻，中有裂纹，六脉弦大有力。脉症合参，属于肝胆痰热惊厥。回忆起徐灵胎曾经讲过柴胡加龙骨牡蛎汤"能治肝胆之惊痰"。于是加减处方：柴胡12g，黄芩9g，法半夏6g，茯苓 9g，大黄 9g，生龙骨 30g，生牡蛎 30g，生姜 6g，远志 9g，石菖蒲 9g，朱砂 0.5g（冲）。三剂后，头目稍清，睡眠好转，烦惊大减，昏厥仅仅发作一次。续服 15 剂，诸症若失，随访三年，一切正常。

2. 脏躁案　王某某，女，38 岁。1986 年 7 月 14 日初诊。悲泣不止，不能自主两个多月。患者在镇办工厂与厂长的家属吵架，没有占到上风，自觉憋气，回家后每每思之，就暗暗哭泣，逐渐神思恍惚，郁郁不乐，悲伤落泪，不能自主。后来病情发展到了每天都要去其公公的坟上哭泣一场，就像上下班一样准时，家人劝说无效，就像鬼神所驱使的那样。先到医院诊治，后又请神烧香，没有任何的效验。邀请我诊治，见舌质黯红，苔薄黄，脉弦细。此属情志刺激，肝郁不舒，神魂不宁的妇人脏躁证。治以柴胡加龙骨牡蛎汤合甘麦大枣汤：柴胡 12g，黄芩 12g，生龙骨 30g，生牡蛎 30g，大枣20 枚，郁金 12g，半夏 9g，小麦 30g，炙甘草 10g。服药 6 剂，悲泣基本上能够控制，心情也有好转，夜寐不安多梦。上方加合欢花 30g，夜交藤 30g，朱砂 2g（分冲）。继服 6 剂。三诊，诸症消失，倦怠乏力。仍然按照上方加减，又服了 12 剂，完全治愈。追访两年，换了工作，正常上班，病情没有复发。

3. 视惑案　盛某某，男，72 岁。1988 年 2 月 25 日初诊。两眼见鬼见妖，满口胡言乱语达月余。患者辛劳了一生，虽然年逾古稀，从未因病而耽误过干活，被儿女强行逼迫休息，心情不舒。日前独自一人去菜园挖菜，劳作的间隙蹲下抽烟，大约十多分钟后竟然两腿僵硬跌倒在地站不起来，后来被人发现背回家中。自思年迈已经成为废人，于是终日郁郁寡欢，逐渐悲悲切切，以致发展到两眼视物不清，而且是视一为二。急急去县医院诊察，诊为眼底动脉硬化，但是服药无效。逐渐两眼看什么都是成片成群的，而且都在不停地转动，或者是盘中走猪，或者是墙上跑羊。到了晚间就见鬼见妖，言之凿凿，家人无不毛骨森然，全都惊恐而躲避之。到了白日又自思已经见鬼了，必然离死不远，更加心情颓丧，哭泣不止，病情日日加重。其子与余是同窗，急急邀余往诊。刻诊：舌边尖红赤，苔黄，六脉弦劲。此为情志不遂，郁而伤肝，肝失疏泄，肝魂不宁，属于肝病谵语证。同时也属于《内经》说的"视惑证"。治以柴胡加龙骨牡蛎汤加减：柴胡 12g，黄芩 9g，大黄 6g，生龙骨 30g，生牡蛎 30g，茯苓 12g，天竺黄 9g，郁金 9g，半夏 9g，醋香附 9g，炒山栀 6g，炙甘草 3g。服药 12 剂，病情缓解。余返回济南一月以后接到同学的信函，说又服药 15 剂，患者的心情明显地好转，两眼视

243

物恢复了正常，也不胡说八道了。效不更方，原方稍作加减，回函嘱咐再继续服 6 至 12 剂巩固疗效。随访一年，没有复发。

按：上述的惊厥、脏躁、谵语视惑三案，都属于怪病奇证，尽管临床表现有区别，但是病因都是精神刺激，导致情志不遂，抑郁为病。病机都是肝气郁滞，肝魂不宁。《内经》讲"肝藏血，血舍魂，虚则恐，实则怒"。所以发病或者惊恐，或者昏厥，或者悲泣。《内经》讲"肝主语"，所以魂乱无主，就语言失控。《内经》还讲"肝在窍为目"，肝魂迷乱，两目视惑。凡此种种，虽然临床表现不一，但是病因病机却是基本相同的，所以可以异病而同治。

柴胡加龙骨牡蛎汤，为伤寒误下，热邪郁滞少阳，肝胆失于疏泄，出现烦惊谵语而设的。该方的临床运用，常常去掉铅丹，因为有毒后世很少应用。去掉桂枝，因为其有辛温助火的弊病。然后根据具体的病情，或者加祛痰宁心的药物，如远志、菖蒲、天竺黄、胆南星等。或者加疏达肝郁的药物，如郁金、香附、枳实、白芍等。或者加安神催眠的药物，如酸枣仁、合欢花、夜交藤、朱砂等。或者和甘麦大枣汤。总而言之，应该加减变通，务必使得方机相合。本方疏（肝）、镇（魂）、清（热）、养（心）四种功能具备，是治疗肝胆失疏，情志不遂所导致的各种怪病的良方。

附：备考原文

若已吐下，發汗，溫針，讝語，柴胡證罷，此爲壞病。知犯何逆，以法治之。（267）

三陽合病，脈浮大，上關上，但欲眠睡，目合則汗。（268）

小　结

少阳为少火，少火主升发之气，性喜条达而恶抑郁。口苦、咽干、目眩三个症状，就是少火被郁的典型表现，尤其是目眩，最能反映风木为病、风火上煽的少阳病本质，所以列为少阳病的提纲证。

少阳病分为少阳中风证和少阳伤寒证两个类型。目赤、耳聋、胸中满而烦火性明显的，叫做少阳中风。脉弦细，头痛发热风火不太显著的，叫做少阳伤寒。少阳病的病位在半表半里，和解是其基本治法，汗、吐、下三法是治疗少阳病的三禁。

少阳病有本经自发和从他经转属两种情况，本经自发的少阳病，病机以少火内郁为重点，少阳病提纲证包括少阳中风、少阳伤寒都属于此类。他经转属的少阳病，是邪气进入半表半里结于胁下，以往来寒热，胸胁苦满，默默心烦，不欲饮食，喜呕等为脉症特征。无论是自发的还是转属的少阳病，都可以治用小柴胡汤。柴胡证又分为大与小，邪结较轻偏于半表的，是小柴胡汤证；邪结较重偏于半里的，是大柴胡汤证。另外，在柴胡汤的运用中，还有"但见一证便是，不必悉具"的原则。

少阳病除了本证外，还有兼证。少阳兼表证的，用柴胡桂枝汤；少阳兼阳明的，用柴胡加芒硝汤；少阳兼痰饮的，用柴胡桂枝干姜汤；少阳兼谵语的，用柴胡加龙骨牡蛎汤。

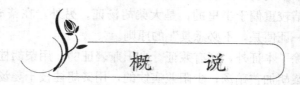

第四章
辨太阴病脉证并治

概　说

1. 太阴

（1）太阴的涵义：太阴，是阴气最多的意思。太阴主津液，津液是人体水液中最多的部分，所以太阴叫做阴中之"至阴"，又有"盛阴"、"三阴"的称呼。

（2）太阴的功能：太阴落实在脏腑经络的话，包括手太阴肺与足太阴脾，《伤寒论》的太阴病，主要论述的是足太阴脾的病变。足太阴脾，位于中焦，属土主湿，其经脉分布于大腹。脾的主要功能是主运化，就是把水谷中的精微物质吸收、化生，变为人体所必需的气血津液，然后通过经络把所化生的气血津液输布、宣散到全身的五脏六腑。所以太阴脾脏又叫做"后天之本"。

太阴与阳明互为表里，太阴脾与阳明胃以膜相联。脾主升，司运主湿；胃主降，司纳主燥。脾与胃升降协调，燥湿相济，相辅相成，相互制约，共同完成对水谷的受纳、腐熟、运化、吸收及输布。以上的脏腑特性决定了脾胃的发病规律，脾病多是虚寒湿，胃病多是热燥实，所以又有"实则阳明，虚则太阴"的说法。

2. 太阴病

（1）定义：太阴病是以脾阳虚衰，运化失职，寒湿内盛为主要病机、以下利为主要脉症的疾病。

（2）病因病机：太阴病的成因有两种：一是平素脾阳不足，或者是内有寒湿，复感外邪后，导致脾虚不运，寒湿内停；二是三阳病误治，伤了脾阳，导致脾虚不运，寒湿内停或者脾络不通。所以太阴病的性质以脾脏的虚、寒、湿为特点。综合起来说，是以脾阳虚衰、寒湿内盛、运化失职、升降失常为基本病机，以下利、腹满而吐、食不下、腹痛为主要证候。

（3）证候分类：太阴病分有表证与里证，太阴病表证，是素体具有太阴虚寒的体质，又复感外邪而发病，以脉浮、发热恶风、肢体痛楚为主要证候特点。太阴病里证，因为体质因素和感邪程度的区别，又分为里虚证与里实证：里虚证，以自利不渴为证候特点；里实证，以腹满时痛或者大实痛为证候特点。

（4）治法方药：太阴病的治法，仲师明确指出"当温之"。因太阴病以里虚寒为基本病证特点，所以其治疗方法以温阳祛寒、健脾化湿为重点。方药是四逆汤一类的温阳散寒方剂。具体说来，又根据病型的不同，太阴表证可以用汗法，方药是桂枝汤。太阴里实证当温通脾络，方药是桂枝加芍药汤与桂枝加大黄汤。

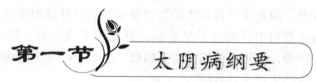

第一节　太阴病纲要

太阴病篇的内容尽管很少，仅仅才 10 段条文，但是也有提纲、传变、愈期等。特别是提纲证，对比三阳病的提纲证更为具体全面。

一、太阴病提纲

【原文】

太陰之爲病，腹滿而吐，食不下，自利益甚，時腹自痛。若下之，必胸下結鞕。（273）

【释义】

本条论述太阴病的提纲证。太阴病的病机是脾阳虚衰，运化失职，寒湿内停，升降失常，所有的主要脉症都反映了这个病机。脾湿内阻，气机郁滞，则腹满。脾阳虚衰，运化失职，则食不下。食不下，就是我们常说的食欲不振。升降失常，浊阴不降，就呕吐；清气不升，就下利。而且越是下利脾就越虚，脾越虚下利就越加地严重，这种情况叫做"自利益甚"。寒凝脾络，脾络不通，就时腹自痛。

需要指出的是，本证的腹满，不同于阳明病胃家实的腹满。胃家实的腹满，是大便燥热内结而腑气不通，属于实热证，所以用攻下法。本证的腹满，是《内经》所说的"脏寒生满病"，属于虚寒证，所以用温补法。假如把本证的腹满辨证为实性腹满的话，治疗必然要用攻下剂，结果就是中阳更伤，阴寒结聚，很容易导致胸下结硬的坏病。这就是仲师为什么在提纲证中会直接论述禁忌的原因，因为这种论述的体例很是少见。

二、太阴病传变

【原文】

伤寒脉浮而缓，手足自温者，系在太阴。太阴当发身黄，若小便自利者，不能发黄。至七八日，虽暴烦下利，日十余行，必自止，以脾家实，腐秽当去故也。（278）

【释义】

本条论述太阴病的传变及转归。脉浮而缓，浮脉主表，缓脉主湿，湿邪又是太阴病的特点，因此说"系在太阴"，"系在"意思就是疾病正由太阳病向太阴病转变的过程当中。结合手足自温，更证明了这一点。因为脾主四肢，脾阳虚比较轻浅，脾阳还可以宣达到四肢，手足不会像少阴病和厥阴病那样冰冷厥逆，所以叫做手足自温。

"系在太阴"在邪气的动态传变过程中可能有三种转归：一是容易发黄。这与太阴主湿，湿邪郁滞有关；二是不能发黄。关键在于小便要自利，这样使脾湿外有出路；三是腐秽当去。腐秽，指的是肠中寒湿积滞、腐败秽浊的东西。这是一种特殊的临床表现，是说经过七八天以后，病人突然有烦热的感觉，随之就是频繁地下利，每天达到十多次，当肠中的腐秽积滞泄出以后，下利会自然停止的，这是脾阳得到了恢复，运化得到了促进，因此可以自行驱除肠中的湿浊，仲师把这种情况叫做"脾家实"，其实就是脾阳恢复的意思，当然是疾病向愈的征兆。

本条应与阳明病篇187条前后会通，182条是从阳明病的角度，论述"系在太阴"的情况下，假设脾阳恢复得太过，不只是"暴烦下利"的问题，而且会由寒化热，由湿化燥，而转为阳明病的。

【疑难解析】

（1）脾家实——逆向辨证思维的问题：仲师很少亲自讲道理，398段条文仲师自己讲道理的条文仅仅才40多条。我们发现凡是仲师自己亲自讲道理的，都是些违反常规的、令人费解的条文脉症，本条的"脾家实"就是这样的。按照发病的规律，下利总是应该属于病证的范畴。不管是三阳病的热性下利，还是三阴病的寒性下利，都是这样的。唯独本条的暴烦下利是好事而不是坏事，也就是说，属于正复邪祛的佳兆，这就让人百思不得其解了。正是因为如此，所以仲师就自己解释其道理。"系在太阴"的情况下，脾阳不足，湿浊内生，郁滞在肠道，随着脾阳的振奋，化湿的力量逐渐得到增强，气机的运动也日趋亢进，于是就以"下利"的形式排出体外。像这种驱邪外出的下利，虽然下利"日十余行"，鉴别点在于患者多数随着湿浊的排出而感到轻松气爽，与太阴病脾虚寒湿"自利益甚"的神疲乏力有明显的区别。

本条的"暴烦下利"，不但证明了人体本身就具备"阴阳自和"的能力，而且也提示了有关下利的逆向辨证思维，值得我们重视。

（2）手足温——相对辨证思维的问题：前面讨论少阳病的手足自温时，已经证明了手足温的"温"字，是一个具有相对性的表示阳气多少"量"的一个概念。同时作为一个辨证的指标，用来阐明六经病阳气的动态进退。在这里把六经病篇的手足温作一个综合性地归纳论述，大致有四种情况。

一是少阳病手足温。三阳病阳气盛当手足热，但是三阳病之间相比较，少阳的阳气最少，手足的热度最轻，所以99条以"手足温"来确定病发少阳。

二是太阴病手足温。三阴病阳气虚当手足厥，但是三阴病之间相比较，太阴的阳虚最轻，手足的温度高些，所以187、278条以"手足自温"来确定是为系在太阴。

三是阴病阳复手足温。手足厥冷又叫做"四逆"，是三阴病亡阳证的主要特征，所以仲师常把手足厥与手足温作为阳气衰亡与回复的标志。如368条"下利后脉绝，手足厥冷，晬时脉还，手足温者生，脉不还者死"就是证明。其他的29、30、153、287、288等条文都讲到了这个问题。

四是阳病热退手足温。手足热是三阳病的特征，尤其是阳明病热邪亢盛，手足肯定是热的，假如阳明病的手足热变为"手足温"，说明了阳明病的燥热已经衰退，221条就讲到了这个问题。

【原文】

太陰中風，四肢煩疼，陽微陰濇而長者，爲欲愈。（274）

【释义】

本条论述太阴中风欲愈的脉症特点。按照李克绍先生的观点，凡是讲中风，除了太阳中风证外，都是与伤寒（或者中寒）相对而言的。阴病本来是虚寒的，太阴病讲中风，意思是太阴病中相对说来寒象并不大、也就是脾阳虚得并不重的一种情况。仅仅有脾湿与风邪相搏于四肢的四肢烦疼而已。脉象也是由寸部的脉浮而渐渐变小（微），说明了风邪已经解除；尺部的脉涩，是由脾湿郁滞脉行不畅所导致，现在脉象由涩转长，表示脾阳逐渐兴旺，里湿逐渐消除，经脉也逐渐通利，所以仲师说"为欲愈"。

三、太阴病愈期

【原文】

太陰病，欲解時，從亥至丑上。（275）

【释义】

本条阐述太阴病欲解的时间。按阴阳消长的规律，阴尽则阳生，阴极于亥，阳生于子，至丑时阳气渐增。足太阴脾的气旺于亥至丑时，在这个时辰脾气来复，脾阳内生，有利于驱除中焦的寒邪，所以推测太阴病当在本经气旺的时候而痊愈。

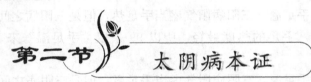

第二节 太阴病本证

太阴病的本证包括太阴表证和太阴里证，当然重点还是太阴病里证。唯一例外的是，太阴病里证中有里实证，甚至用到了大黄这样的苦泄药。

一、太阴病表证

【原文】

太陰病，脈浮者，可發汗，宜桂枝湯。（276）

【释义】

本条论述的是太阴表证的证治。仲师用的是详脉略症、以脉代证的写作方式，所以原文只写了一个"脉浮者"。根据用桂枝汤可以推知当伴有轻微发热、微恶风寒、头目不爽、身体困重等表症。之所以叫做太阴病，其实是指患者平素具有脾阳不足的体质，又复感了风寒邪气而发病，所以应该属于太阴表证。

太阴表证为什么要用治疗太阳病的桂枝汤呢？道理是这样的，有表证就应当发汗，但是太阴表证，脾阳不足，又不可以峻汗，因此只适宜桂枝汤。

关键的是，桂枝汤不但发汗解表，方中的桂枝、生姜又具有温脾阳的作用，大枣、甘草又具有补脾气的作用，也就是说，桂枝汤在这里，既能外和营卫，又能内调太阴，正好适合太阴病表证的治疗。

【疑难解析】

太阴病——读书死于句下的问题：大多数教科书都把本条归类于太阴病兼表证的范畴，太阴病表证是一个病的概念，而太阴病兼表证就是两个病的概念，这是截然不同的两种认识。问题在于，如果是太阴病兼表证的话，按照仲师的治疗原则，应该先温里后解表，也就是说应该分两步治疗。或者是以温里为重点兼以解表，桂枝人参汤就是例子。但现在是直接用桂枝汤，显然不符合仲师的本意。为什么传统观点会囿于太阴病兼表证呢？关键是读书死于"太阴病"三个字上。原文的前面是太阴病，后面是桂枝汤，这两个东西按照传统观点看完全是不搭的，也就是说，桂枝汤是不能治疗太阴病的，因此太阴病是太阴病，桂枝汤证是桂枝汤证，这两种东西尽管放在一段条文里论述，也必须要界限划得很清。可是即使是讲成太阴病兼表证也不通啊！所谓的太阴病，应该是"腹满而吐，食不下，自利益甚，时腹自痛"的脾阳虚证，治疗必须是四逆辈，绝不是桂枝汤的"可发汗"所能解决的。

可见，关键是对于"太阴病"三个字如何理解，如果把太阴病认定为太阴提纲证，怎样讲也是讲不通的。本条虽然叫做"太阴病"，实际上应当理解为太阴病体质。就是素体脾阳不足，比如食欲欠佳，消化不良，不敢纳凉饮冷，大便不成形等等，这样的人感受风寒外邪后，很容易形成太阴病表证，正好是桂枝汤的适应证。

讲成太阴病表证，还可以突破桂枝汤专门治疗太阳病的框框，使我们对于桂枝汤的功用和适用范围有了新的认识。而且又一次证明了善于读书是多么地重要。

二、太阴病里证

（一）太阴里寒证

【原文】

自利不渴者，屬太陰，以其藏有寒故也，當溫之，宜服四逆輩。(277)

【释义】

本条论述太阴病虚寒证的证治。本条一共五句话，干净利索地依次讲了

251

五个内容：这就是主症、诊断、病机、治法、方药。"自利"，是脾阳虚弱，清气不升，为太阴病的主症，所以仲师讲"属太阴"。"不渴"，是太阴病辨证的要点，反映了太阴阴气最多主湿的特征。"脏有寒"，就是对太阴虚寒湿病机的总概括。"当温之"，是太阴病的总治则，具体说来是温阳散寒、健脾燥湿的意思。"宜服四逆辈"，是治疗太阴病的大体方药，所谓"辈"，就是一类的意思，如四逆汤、理中汤、桂枝人参汤一类的方剂。

本条可以看作提纲证的浓缩版，是仲师作为太阴病的代表性证型的辨证论治而进行进一步阐述的。

（二）太阴里实证

【原文】

本太陽病，醫反下之，因爾腹滿時痛者，屬太陰也，桂枝加芍藥湯主之；大實痛者，桂枝加大黃湯主之。（279）

桂枝加芍藥湯方

桂枝三兩（去皮） 芍藥六兩 甘草二兩（炙） 大棗十二枚（擘） 生薑三兩（切）

上五味，以水七升，煮取三升，去滓，溫分三服。本云桂枝湯，今加芍藥。

桂枝加大黃湯方

桂枝三兩（去皮） 大黃二兩 芍藥六兩 生薑三兩（切） 甘草二兩（炙） 大棗十二枚（擘）

上六味，以水七升，煮取三升，去滓，溫服一升，日三服。

【释义】

本条论述太阴病里实证腹痛的辨证论治。医反下之的"反"字，就说明了医生反常地误治了。误治就容易产生坏病，本条就是运用承气汤一类的方剂误下导致表邪内陷于太阴，寒邪凝滞于脾络，脾络不通，因而腹满疼痛的。本条把腹痛分为轻证和重证两种：轻证是脾络瘀滞得不太严重，有的时候通畅，有的时候闭阻，所以临床表现的是腹满时痛。重证是脾络瘀滞比较严重，完全闭阻不通，因此是痛而拒按，仲师叫做"大实痛"。不管是轻证还是重证，都是病在脾络，所以明确讲"属太阴也"。虽然是都属于太阴，轻证重证的治疗还是要有区别的，轻证用桂枝加芍药汤，重证用桂枝加大黄汤。

本证虽然讲"属太阴",但是不能与太阴病提纲证相提并论,最大的区别在于脏病与络病。提纲证的重点是病在脾脏,除了腹满时痛外,主要是下利、食不下、呕吐等,当用四逆汤、理中汤一类温脏的方剂治疗;而本证的重点是病在脾络,不会有典型或者是严重的脏病脉症,仅仅见到腹满时痛或者是大实痛,因此不用附子、干姜,而是用桂枝汤加芍药或者加大黄通络活血止痛。

【方解】

桂枝加芍药汤是桂枝汤倍用芍药组成,虽然仅仅芍药一味药的量有变化,但方义和主治功用却完全不同。本方是以芍药为主药,《本草经》讲过"芍药主邪气腹痛,除血痹",之所以倍用芍药就是除血痹,通脾络,止腹痛。桂枝、生姜温阳散寒,大枣、甘草补脾和中,缓急止痛。桂枝加芍药汤基础上再加大黄,就是桂枝加大黄汤,《本草经》指出"大黄下瘀血……破癥瘕积聚",加大黄在这里显然是活血破瘀,通络止痛。

桂枝加芍药汤和桂枝加大黄汤虽然从表面看是桂枝汤的加减方,其实桂枝汤的方义和功用完全不同于治疗太阳病的桂枝汤了。所以不可以先入为主地把桂枝汤看作发汗的方剂,应该从更为广泛的视野分析看待这张经方,从而对桂枝汤有一个全新地认识,更有利于开拓桂枝汤的临床应用。

253

【疑难解析】

大实痛——线性思维的问题:关于大实痛历代医家有异议,从表面看是大实痛的"实"与大黄之间的关系,是实在阳明还是实在太阴的问题,实质上反映了分析思维方面的差异。持实在阳明的观点占多数,包括教科书都是这样的。例如方有执讲:"本来实者,旧有宿食也。"柯韵伯讲:"大实痛是太阳转属阳明而胃实。"持实在太阴观点者,如程郊倩讲:"阴实而非阳实。"许宏更是直接阐明:"乃脾实也。"李克绍先生也指出:胃家实是胃肠中有粪便滞留,脾家实是胃肠之膜的络脉气血壅滞,二者显然有别。所以,本条的腹满腹痛,病灶在肠胃之外,不在肠胃之内,应该是脾实而不是胃实。

其实,"大实痛"假如不与治方中的"大黄"联系起来,也不会得出实在阳明的结论。可见,问题的焦点在于大黄药用功效的全面认识上。众所周知,大黄是泻下通便的要药,如承气汤类方中大黄是主药。所以,有的医家只要见到大黄,马上想到是泻下通便。其实,大黄既走肠胃,又入血分,也是活血逐瘀的重要药物。《本草经》记载大黄功用,首是"下瘀血",然后才是"荡涤胃肠"。说明古代对大黄的功效已经有了全面认识。仲师用大黄除承气汤类方泻下通便以外，还有专治蓄血证的桃核承气汤、抵当汤、抵当丸等方，还有《金匮要略》的下瘀血汤、大黄牡丹皮汤、大黄甘遂汤等，这些方剂大黄的功用就是祛瘀滞，通血络。

　　总而言之，本条的病变部位在脾络，大实痛也是如此，所以原文明确指出"属太阴也"。本证的腹痛当与胃家实相鉴别，胃家实病在大肠，是燥屎内结、腑气闭塞肠道的攻冲作痛，一般为绕脐痛，而且伴有潮热、谵语、苔黄燥、脉沉实有力等脉症。而本证腹痛，一方面属于下后形成，绝不是燥屎；另一方面由于病位在脾络，其疼痛不会局限在肚脐周围，往往表现出弥漫性腹痛；三者可以兼见便溏、纳呆、苔白、脉弱等太阴阳虚的脉症。

【原文】

　　太陰爲病，脈弱，其人續自便利，設當行大黃芍藥者，宜減之，以其人胃氣弱，易動故也。（280）

【释义】

　　本条紧承上一条讨论用芍药大黄通泻络实的时候应该兼顾到脏虚的问题，所以正确的读法是 279 条必须与本条联系起来一起读。本条首先提到"太阴为病"，后面接着谈芍药大黄，这就充分肯定了 279 条的芍药与大黄所治疗的绝不是什么阳明胃家实。太阴病腹痛虽然是实在脾络，但终究具有太阴脾虚的因素存在，原文讲的"脉弱，其人续自便利"就说明了这个问题。这种情况就提示了络实而脏虚。既然是脏虚，尽管病机的主要方面是络实，但是在治疗的时候就必须要兼顾到脏虚，否则络实的问题解决了，而脏虚的问题就会凸显出来，甚至出现"自利益甚"的情况。这就是为什么用大黄、芍药苦泄之品，仲师专门嘱咐需要斟酌减少用量的根本原因。这也是仲师为什么在写了 279 条以后，又特意写了本条的根本原因。

　　本来仲师写到"宜减之"就可以结束了，因为意思已经很明确了。可能就怕 279 条"大实痛"用大黄的问题容易引起误解，所以仲师最后又重新强调用芍药大黄"宜减之"的道理，这就是"以其人胃气弱，易动故也"。"胃气弱"本身就直接否定了"大实痛"是胃家实。"易动"，指的是什么易动呢？当然是大便。意思是太阴体质，脾家本虚，大便本来就溏薄，一旦过用大黄、芍药苦泄通脾络的话，就容易进一步损伤脾阳造成严重的后果。

　　仲师很少亲自讲道理，像本条这样不厌其烦地重复讲道理的情况就更少见了。为什么要这样？就是因为络实脏虚的情况临床比较少见，医者的辨证论治容易犯顾此失彼的错误。可惜后世医家在线性思维和惯性思维局限下，照常体会不到仲师如此的良苦用心。

小　结

太阴病的基本病机是脾阳虚衰，寒湿内盛。病因是素体脾阳不足，又复感外邪；或者是失治误治，伤及脾阳，邪气内陷，转属太阴。

太阴病的本证分太阴表证和太阴里证两个类型。太阴表证，以脉浮弱，发热恶风寒为特点，治疗用桂枝汤温中解表。太阴里证又分为里虚证和里实证两种。里虚证，以自利不渴为特征，治疗用四逆一类的方剂。里实证，以腹痛为特点，轻则腹满时痛，用桂枝加芍药汤；重则大实痛，用桂枝加大黄汤。

太阴病的转归大致有三种：一是脾阳恢复，驱湿有权，暴烦下利，腐秽当去，其病自愈；二是寒湿阻滞，形成发黄；三是阳复太过，邪从燥化，可转属阳明。

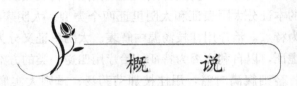

第五章
辨少阴病脉证并治

概 说

1. 少阴

(1) 少阴的涵义：少阴，就是阴气较少的意思。所以少阴又叫做二阴、小阴。人体的精气来源于津液而又少于津液，津液由太阴所主，而精气则由少阴所主，这就是三阴与二阴的区别。

(2) 少阴的功能：少阴包括手少阴心和足少阴肾，手少阴心属于火，主藏神，主血脉，为一身之主；足少阴肾属于水，主藏精，主水液，为先天之本。从一身之主与先天之本的角度讲，少阴心肾对人体的生命起着至关重要的作用。

从阴阳来讲，少阴的肾阴肾阳又叫做真阴真阳，是五脏六腑阴阳的根本所在，源泉所在，所以肾有"命门"的称呼。从脏腑关系来讲，心在上属火，肾在下属水，虽然有上与下、水与火的对立，但是因为同属于少阴，关系反而十分密切。心火下蛰于肾，以暖肾水，使水不寒；肾水上济于心，以制心火，使火不亢。这样一来，心肾交通，水火既济，相辅相成，共同来维持人体的阴阳平衡。反过来，或者是心火独亢于上，或者是肾水泛滥于下，或者是水火两虚，都会导致少阴病。

2. 少阴病

(1) 定义：少阴病是以心肾虚衰、水火不交为主要病机的疾病。其中又以阳虚化寒的虚寒证为重点。

(2) 病因病机：少阴病的发生有两种情况：一是素体少阴阳虚或阴虚，复感外邪，邪气直犯少阴，内外合邪而发病；二是病在他经失治误治，损伤心肾阴阳从而转属少阴。因为太阳与少阴具有互为表里的关系，所以太阳病转入少阴的情况最为常见。又因太阴为三阴的屏障，所以太阴虚寒也容易传入少阴，成为脾肾阳虚证。少阴病以心肾虚衰，水火不交为主要病机。

（3）证候分类：少阴病以脉微细、但欲寐为主要脉症特点。但是由于致病因素、感邪轻重及体质的不同，少阴的发病有阳虚化寒与阴虚化热的不同，分为寒化证与热化证两大类。寒化证，以手足厥冷、下利清谷、恶寒踡卧、小便清长、脉沉微等一派虚寒的脉症为其特点；热化证，以心烦不寐、舌红少苔、脉象细数等一派阴虚火旺的脉症为其特点。另外，还有少阴表证，以脉沉发热为主症；少阴咽痛证，以咽喉肿痛为主症；少阴急下证，以土燥水竭为主要特征。

（4）治法方药：少阴寒化证的治法是温经回阳，以四逆汤类方为代表方；少阴热化证的治法是育阴清热，以黄连阿胶汤为代表方；少阴表证的治法是温经解表，以麻黄细辛附子汤为代表方；少阴咽痛证又根据虚实寒热的不同，分别治以猪肤汤、甘草汤、桔梗汤、苦酒汤、半夏散及汤等方；少阴急下证则用大承气汤急下以存阴。

（5）兼变类证：由于少阴发病涉及人体的根本，病变错综复杂，除了少阴病本证以外，又有变证和类似证。其中变证有移热膀胱证、伤津动血证等；类似证有吴茱萸汤证、四逆散证。

第一节　少阴病纲要

与其他经病一样，在少阴病篇的前面，仲师首先写了提纲、愈期、治禁等内容。

一、少阴病提纲

【原文】

少阴之为病，脉微细，但欲寐也。（281）

【释义】

本条用一脉一症论述了少阴病的提纲证。先讲脉微细，脉微，是阳气虚衰，鼓动无力；脉细，是阴血亏虚，无以充盈，所以脉微细提示的是阴阳两虚。再讲但欲寐，心虚而神不充就精神萎靡，肾虚而精不足就体力疲惫，所以但欲寐反映的是心肾俱虚。把脉与症合起来，说明了少阴病是一种心肾阴阳整体性地虚衰，这与太阴病单纯的中焦脾阳虚衰的局部病变有着本质的不同。局部虚衰，很少有死证。而整体性虚衰，因为涉及了人体的根本，肯定是死证比较多的。这就是心为一身之主、肾为先天之本的发病特点，也是仲师把这一脉一症作为少阴病提纲证的原因所在。

二、少阴病愈期

【原文】

少阴病,欲解时,从子至寅上。(291)

【释义】

子至寅系丑前丑后。阳生于子至丑而渐伸,至寅而渐盛。少阴病多属阳气虚衰,随丑时阳气的生发、伸展和旺盛,人身的阳气也与天阳相为呼应而随之振奋,所以可以推测少阴病如果要好转的话就会在于子到寅时。

三、少阴病治禁

【原文】

少阴病,脉细沉数,病为在里,不可发汗。(285)

【释义】

本条以脉代证提示少阴病里证应该禁止发汗,少阴为病,属里属虚。病在里,脉应该是沉的;病属虚,脉应该是细的。所以仲师说"脉细沉数,病为在里"。既然是病为在里,自然就可以断定不可发汗。反过来讲,如果是病为在表,即使是少阴病也可发汗,如后面的麻黄细辛附子汤温经解表就是。

【疑难解析】

数——逆向辨证思维的问题:少阴病的脉象,讲沉讲细讲微是正常的,讲数就要考虑其中包含的逆向辨证思维的问题。大家都知道,数脉按照常法是主热的,少阴的热化证,因为阴虚火旺,脉象可以见数的。关键是少阴寒化证,尤其是阴盛格阳的时候,也会因为虚阳浮躁而出现脉数。薛慎庵就讲过:"人知数为热,不知沉细中见数,为寒甚,真阴寒证脉常一息七八至者,尽概此一数字中,但按之无力而散耳,宜深察也。"薛氏的说法就提示了数脉的逆向辨证思维问题,值得我们深思。其实,不只是阴盛亡阳,少阴表证寒邪郁闭卫阳,出现"反发热"的时候,脉象也应该是数的。大家想一想,岂有发起热来了,脉搏反而不数的道理?所以少阴病的脉象,不能只是局限于提纲证所说的"脉微细",那只是针对心肾阴阳俱虚的一般情况讲的,当阴虚或者阳虚到了极点,就会在"微细"的前提下出现数脉的。

【原文】

少阴病,脉微,不可发汗,亡阳故也。阳已虚,尺脉弱涩者,复不可下之。(286)

【释义】

本条的意思与上条类同，都是以脉象为例子，提示少阴病不可用汗下治法。脉微，是少阴阳虚寒化证的主脉，自然是不可发汗，发汗就会导致阳气外脱，所以仲师说"亡阳故也"。

如果在脉微的基础上，再加上"尺脉弱涩者"，这是脉象与脉部结合的辨证方法。尺部脉主阴血，弱涩又为不足的脉象，显然这是阳虚兼以阴血不足。发汗容易伤阳气，攻下容易伤阴血，所以在脉微阳虚再兼以阴血不足的情况下，不但不能发汗，也不可下之。

第二节 少阴病本证

少阴病本证包括少阴表证和少阴里证，但是少阴病终究是属于里病的，所以少阴病仍然以里证作为重点。可是关于少阴表证的论述，在辨证思维方面的意义更大些。

一、少阴病表证

（一）麻黄细辛附子汤证

【原文】

少陰病，始得之，反發熱，脈沉者，麻黃細辛附子湯主之。(301)

麻黃細辛附子湯。

麻黃二兩（去節）　細辛二兩　附子一枚（炮，去皮，破八片）

上三味，以水一鬥，先煮麻黃減二升，去上沫，內諸藥，煮取三升，去滓，溫服一升，日三服。

【释义】

本条论述少阴表证的辨证论治。"始得之"三个字很重要，说明外邪刚刚侵袭到少阴。"反发热"，是从反常的变法角度，提示了少阴表证的主症。"反"字是针对前面第7条的"无热恶寒者，发于阴也"的常规发病观而说的。因为按照常规说来，阴病是不应该发热的，现在发起热来了，所以叫做"反"。阴病始得之的发热，是外邪侵袭少阴肌表，郁闭卫阳而引发的。"脉沉者"，则又是从正规的常法角度，提示了少阴表证的主脉。脉沉表示阳虚在里，病在少阴。另一方面，仅仅是脉沉，还没有到脉微的地步，也没有见到诸如厥利等症，说明了虽然是病在少阴，但是阳虚寒化的程度并不是太重。这样把症状和脉象结合起来，就知道本证属于素体少阴里虚，复被风寒外袭，而导致的少阴表证。

品读本条还应该与前面92条的"病发热头痛，脉反沉，若不差，身体疼痛者，当救其里，宜四逆汤"前后会通，值得注意的是，两条都用了"反"字。92条是太阳病本来应该脉浮，但是因为里虚，脉象不浮而沉，所以称为"反"。所不同的是，92条的脉"反"，是针对阳病讲的；本条的症"反"，又是针对阴病讲的。虽然两条症状十分相似，但是一个属于太阳病兼里虚，因为是两个病证，治疗应该分两步走，就是先温后汗；一个属于少阴病表证，本来就是一个病，所以治疗不必分先后，直接用麻黄细辛附子汤温阳解表。

【方解】

如何品读本方的配伍，方名三味药的排列顺序就已经喻示了这个问题。前面的麻黄发汗以解表邪，后面的附子温经兼顾里虚，中间的细辛气味雄烈善于通达内外，外可以助麻黄以解表邪，内可以合附子以温里阳，三味药合用，起到了温经解表的功效。

【疑难解析】

少阴病——读书死于句下与整体性思维的问题：因为本条开始有"少阴病"三个字，而后面的症状是表证，治法又是麻黄解表，于是伤寒注家们就把本证叫做"太少两感"。所谓的"两感"，意思就是少阴病兼太阳病，现代的教科书叫做"少阴病兼表证"。这里面有两个思维误区：一个是读书死于句下的问题。一说到"少阴病"，在很多人的概念里就应该是"脉微细，但欲寐"，甚至是厥利并见这种典型的少阴虚寒证，两感当中的感于少阴就是如此。可是两感，是两个病的概念，按照仲师的治疗原则，表兼里虚的，一定是先温里后解表，也就是"急当救里，宜四逆汤"，是绝对不会直接用麻黄细辛附子汤解表的。

第二个思维误区就是整体观思维的问题。我们常讲整体观念是中医学的特色，可是一读起《伤寒论》就忘了六经辨证的整体观，常常把六经病篇割裂开来。比如太阳病就是太阳病，少阴病就是少阴病，也就是说，表证就是表证，里证就是里证。一旦临床既见到太阳表证，又见少阴里证，那一定是太阳病兼少阴病。可是按照中医学的整体观念，在里的任何脏腑都会通过经络与肌表相连，其气机同样与肌表息息相关。所以从这个意义上讲，六经病都可以有表证，少阴当然也不例外。本证之所以叫做少阴表证，实际就是在用整体观思维考虑问题的。"少阴病"意思是具备少阴体质的人，也就是素体心肾阴阳气不足者，如平时精力不足，腰膝酸软，畏寒怕冷，性欲减退，头晕发脱，心悸气短等，这种人一旦感受寒邪，既反映了寒闭肌表卫阳郁遏的"反发热",又表现了少阴阴阳虚衰的"脉沉者"。叫做少阴表证，就是阐明邪气郁在肌表也罢，阴阳虚在心肾也罢，反正都是病在少阴，与太阳没有什么关系。当然，就是因为少阴表证是一种病证，所以不必先温里后解表那样分两步进行治疗。

如果讲成"两感"，不但有悖于仲师的治疗原则，有悖于中医的整体观念，还有一点就是抹杀了体质学说在发病学、辨证学及治疗学上的重要意义。可见，对于"少阴病"三个字怎么读，决定了对于本条本证的理解。

（二）麻黄附子甘草汤证

【原文】

少陰病、得之二三日，麻黃附子甘草湯微發汗。以二三日無證，故微發汗也。（302）

麻黃附子甘草湯

麻黃二兩（去皮）　甘草二兩（炙）　附子一枚（炮，去皮，破八片）

上三味，以水七升，先煮麻黃一兩沸，去上沫，內諸藥，煮取三升，去滓。溫服一升，日三服。

【释义】

本条论述少阴表证轻证的治疗。本条当与上条合参，"二三日无证"，应当理解为"无里证"，这句话对于上条也是适合的。只有在无厥冷下利等少阴里虚寒证的前提下，"反发热"才可以诊断为少阴表证。得之二三日，说明外邪初袭肌表，脉症更为轻浅，因此微微发汗就可以了。

【方解】

本方就是麻黄细辛附子汤，减去细辛，加上甘草。因为表邪轻浅，不需要细辛外通内助，只用炙甘草甘缓调和微微作汗。

二、少阴病里证

少阴病里证是少阴病的重点，里证又根据阳虚和阴虚，分为阳虚寒化证和阴虚热化证。其中，又以阳虚寒化证为重点。而寒化证又可以根据阳虚的程度不同，分为亡阳证和阳虚证，亡阳证就是著名的四逆汤类方证。

（一）少阴寒化证

1. 四逆汤证

【原文】

少陰病，欲吐不吐，心煩，但欲寐，五六日自利而渴者，屬少陰也，虛

故引水自救。小便色白者，少阴病形悉具。小便白者，以下焦虚有寒，不能制水，故令色白也。（282）

【释义】

本条论述少阴寒化四逆汤证的辨证。"但欲寐"毫无疑问是少阴为病的特征，在这种情况下伴随出现的欲吐不吐和心烦，应该是阴寒之气扰于胸中所导致的。其实除了但欲寐，本条的辨证要点有两个：一个是"自利而渴"。少阴病五六日出现了此症，说明阳虚寒化愈加严重了。中医认为肾主二便，命门火衰，失于固摄会自利的；釜底无火，脾肾阳虚，失于运化，也会导致自利的。只是少阴阴气本来就少，下利又进一步耗损津液，所以会口渴的。第二个辨证要点是"小便色白"，《内经》讲："诸病水液，澄沏清冷皆属于寒。"小便色白就是小便清长的意思，而小便清长又是少阴"皆属于寒"的重要依据。正像仲师自己讲的那样——"小便色白者，以下焦虚有寒，不能制水，故令色白也"。小便色白是在但欲寐与自利而渴的基础上而进一步阐述的，为此仲师特意强调"少阴病形悉具"。

原文虽然没有出方药，但是根据但欲寐、自利而渴和小便色白三个症状，可以判断这是典型的少阴寒化证，治疗应当回阳救逆，是四逆汤的适应证。

262

【疑难解析】

自利而渴——会通全书读伤寒的问题：相对性是仲师的写作特点，对于少阴病与太阴病下利证的论述就是如此。对于"自利而渴者属少阴"，就不能孤立地看待。一旦针对此条就事论事的话，往往认识上就会出问题。例如舒驰远注解本句说："若寒邪侵致少阴，则真阳受困，津液不得上潮，故口渴。"这种解释得到了大家的认同，具有代表性，连各版教科书也都是这样说的。假如我们把"自利而渴者属少阴"一句，与前面太阴病的"自利不渴者属太阴"，以及后面厥阴病的"厥阴之为病消渴"，前后联系起来分析理解，就会发现上述的注解不符合仲师的本意。首先，从写作的语言形式上，"自利而渴者属少阴"与"自利不渴者属太阴"是一致的，前后相对互应的意思是显而易见的，这是毋庸置疑的。既然是这样，我们就必须研究研究"而渴"与"不渴"的原因所在。按道理说，下利是津液外泄，是要伤阴的，所以"渴"应该是正常的，何况少阴本来阴气就少，更容易伤阴。这样一来，我们再看太阴病的"自利不渴"，之所以不渴。显然是太阴阴气最多的缘故。回过头来，再会通一下厥阴病的"消渴"，厥阴是"两阴交尽"，阴气最少，所以对于厥阴病，仲师不但不说"自利"，直接讲"渴"，而且还是"消渴"。这就足以证明，三阴病以口渴与否的类比鉴别辨证方法，仲师是以

《内经》"阴阳之气各有多少"为基本依据的。这又一次证明了《伤寒论》与《内经》有着千丝万缕的联系，同时也证明了善于读《伤寒》者，不但要会通《伤寒论》全书，还要会通《内经》。

其实，仲师的本意在本条中，自己已经作了明确的注解，这就是"虚故引水自救"。"虚"，指的是什么虚呢？只能是少阴阴气虚少。也就是口渴引水，自救肾燥。可惜仲师这么明确的注解，大家都视而不见。

【原文】

少阴病，脉沉者，急温之，宜四逆汤。（323）

四逆汤

甘草二两（炙）　　乾薑一两半　附子一枚（生用，去皮，破八片）

上三味，以水三升，煮取一升二合，去滓。分温再服。強人可大附子一枚，乾薑三两。

【释义】

本条论述少阴病急温之的道理。仲师用以脉代证的写法，而且采取了脉象与治法悖论的形式。只提"脉沉"，脉沉在这里说明了两个问题：一是里阳虚衰。沉属于阴脉，也就是少阴寒化证的主脉；二是阳虚较轻。仅仅是脉沉，还没有发展到提纲证"脉微细"的地步，更不用说脉微欲绝。一句话，根据脉沉，说明了是病情很轻的少阴病，可问题是为什么要"急温之"呢？这个"急"字究竟落实在哪里呢？这就是本条"急"字后面需要我们考虑的问题，也是本条仲师要阐明的道理所在。病邪进入了少阴，涉及了根本，而且亡阳往往非常地迅速，死证也很多，以此提示我们少阴病贵在早治。也就是说，在脉沉刚刚显示出心肾阳虚寒化的征兆时，就应当急急温之，以防止亡阳的后果。等到脉微欲绝和吐利厥逆等脉症接连出现的时候，治疗也来不及了。可见，本条的中心思想，是揭示了中医"治未病"的预防治疗学思想。

【方解】

本方之所以叫做四逆汤，是以少阴病寒化证的主症四肢厥逆而命名的。方中附子温肾回阳，干姜温中散寒。附子与干姜合起来用，附子是走而不守，干姜是守而不走，两味药配合，不但回阳的力量大而且药力也持久，是回阳救逆最好的药对子。再加上炙甘草补中缓急，成为治疗少阴病亡阳证的基础方和代表方。

【原文】

少阴病，飲食入口則吐，心中溫溫欲吐，複不能吐，始得之，手足寒，脈弦遲者，此胸中實，不可下也，當吐之。若膈上有寒飲，乾嘔者，不可吐

263

也，当温之，宜四逆汤。（324）

【释义】

本条论述少阴寒化证与痰食阻滞胸膈的辨证。从少阴发病的角度讲，饮食入口则吐，心中温温欲吐复不能吐及脉弦，一般不属于少阴病的脉症，痰食阻滞胸膈却常常见到；而手足寒与脉迟，又是少阴寒化证的常见脉症，这就有了辨证鉴别的必要。两个证的辨证要点在于：若是脾肾阳虚的少阴病，除了正气虚衰外，一般病程比较长，寒饮郁于胃脘，冲逆膈上，这种情况肯定是不能用吐法的，只有用四逆汤，温补脾肾的阳气，才能化去寒饮。

痰食实邪阻滞胸膈，没有正气虚衰的表现，病程也比较短，手足寒是因为痰食阻遏，胸阳不布；脉弦迟也肯定是有力的。邪结在上，治疗应该因势利导，遵照《内经》"其高者，因而越之"的原则，涌吐痰食实邪。一旦痰食吐出来，胸阳就必然宣通了，手足也会随之温暖。

2. 通脉四逆汤证

【原文】

少阴病，下利清谷，里寒外热，手足厥逆，脉微欲绝，身反不恶寒，其人面色赤，或腹痛，或干呕，或咽痛，或利止脉不出者，通脉四逆汤主之。（317）

通脉四逆汤方

甘草二两（炙）　附子大者一枚（生用，去皮，破八片）　乾薑三两（强人可四两）

上三味，以水三升，煮取一升二合，去滓。分温再服，其脉即出者愈。面色赤者，加葱九茎；腹中痛者，去葱，加芍药二两；呕者，加生薑二两；咽痛者，去芍药，加桔梗一两；利止脉不出者，去桔梗，加人参二两，病皆与方相应者，乃服之。

【释义】

本条论述少阴阳衰阴盛重证的辨证论治。脉微欲绝是辨证的重点。下利清谷与手足厥逆是少阴寒化证的典型症状，与之相应的应该是脉沉或者脉微细，现在是脉微欲绝，问题严重了。脉微本来就提示阳气虚衰，在脉微的基础上再加上"欲绝"两个字，是真阳衰竭，脉气不继的危象，说明了阳虚阴盛已经到了极其危重的地步。这种时候，四逆汤就显得病重而药轻了，要用通脉四逆汤大力回阳。"通脉"这两个字，就是针对"脉微欲绝"而说的，而且与方后注的"其脉即出者愈"前后呼应。

在出现脉微欲绝这种阳气极虚，阴寒极盛的时候，还会发生阴阳格拒的变化，我们叫做阴盛格阳。阴盛格阳的结果是虚阳外浮，虚阳外浮就会出现身反不寒而躁热，或者是颜面呈现嫩红热色，这就是我们常说的真寒假热证。阴盛格阳再进一步深化，阴阳就会由格拒而发展为离决。所以一旦临床出现真寒假热证，不但要求辨证准确无误，治疗也必须用通脉四逆汤大力回阳。

或然证中，腹中痛是阴寒凝结，脾络不通；干呕是阴寒犯胃，寒气上逆；咽痛是虚热上炎，闭阻咽部；利止脉不出是阴液枯竭，无物可下。

【方解】

通脉四逆汤是四逆汤类方中回阳力量最大的方剂，药物与四逆汤相同，区别在于药量上。重用附子，取大者一枚；倍用干姜，三两甚至四两。这样大辛大热大量，目的在于破阴回阳，通达气血。

面赤，加葱宣通上下阳气；腹痛，加芍药通达脾络；干呕，加生姜温胃降逆；咽痛，加桔梗利咽止疼；利止脉不出，加人参补气阴，以救阴竭。

3. 白通汤证

【原文】

少陰病，下利，白通湯主之。（314）

白通湯方

葱白四莖　乾薑一兩　附子一枚（生，去皮，破八片）

上三味，以水三升，去滓。分溫再服。

【释义】

本条论述少阴病虚阳下陷下利的治疗。少阴病寒化证的下利除了常见的脾肾阳虚下利清谷的情况，因为肾有主二便、主闭藏的功能，当少阴阳虚下陷，失于固摄，还会出现一种特殊地下利，这种下利以重坠不爽为特点。治疗的时候，不但要"温"，关键是要"通"，要"举"，也就是通阳举陷，于是仲师重用葱白，组成了白通汤。

因为本条的重心是讲下利，所以其他的虚寒脉症就省略了，如厥逆、脉微、倦卧、恶寒等等。

【方解】

本方实际上仍然是四逆汤的加减方，在附子与干姜回阳救逆的基础上，重用葱白，方名之所以叫做"白通"，显然指的是葱白，也就是葱白宣通阳气、举陷止利的功能。

【疑难解析】

白通——会通全书的误区：会通全书读伤寒是非常重要的，但是如果会通到不分青红皂白就有问题了，对白通汤方证的理解和注释就是这样。伤寒注家们以及各类教科书，由于会通了通脉四逆汤证"面色赤者加葱九茎"这句话，于是就认为本证既然也用葱白，肯定也是阴盛格阳虚阳上浮，肯定也会有"面色赤"这样的症状。可问题来了，既然如此，那么仲师又何必单独列出白通汤呢？而且原文还是先讲的"白通"，后讲的"通脉"。

　　本条只提出"下利"一症，像这种独特的写作体例，仲师肯定是别有深意的。因此本方的用葱白，与通脉四逆汤的"加葱九茎"，不应该简单地会通一下，然后等同地看待。葱白温阳的力量并不大，最善于的是通阳，尤其是善于宣通上下的阳气。当虚阳被格而上浮的时候，用葱白的宣通使上格的阳气得以回复，面赤就消失了。同样的道理，假如虚阳下陷的时候，仍然用葱白的宣通，使下陷的阳气得以升提，这样下利就停止了。有一点我们必须明确，面赤与下利，尽管是虚阳的分弛上下，尽管都可以用葱白治疗，但是，病机和病情是有所差异的。面赤加葱，病机的重点是阴盛格阳，而格阳是危重证，离死亡只有一步之遥。所以，葱白不是重点，通脉才是重点。而本条病机不是格阳，是虚阳的下陷，于是葱白就成了重点，以至于连方名都叫做"白通"。总而言之，会通全书读伤寒是对的，但是不能具体情况具体对待又是错的。

4. 白通加猪胆汁汤证

【原文】

　　少陰病，下利脈微者，與白通湯。厥逆無脈，幹嘔，煩者，白通加豬膽汁湯主之。服湯，脈暴出者死，微續者生。（315）

　　白通加豬膽汁湯方

　　蔥白四莖　乾薑一兩　附子一枚（生，去皮，破八片）　人尿五合，豬膽汁一合

　　上五味，以水三升，煮取一升，去滓，內膽汁、人尿，和令相得，分溫再服。若無膽亦可用。

【释义】

　　本条紧承前条论述服用白通汤后出现特殊情况的处理。全条分了三个层次：从条首到与白通汤是第一个层次，主要是后面内容的铺垫。对比前条在下利的基础上，补充了一个脉微，还是白通汤证。关键是从厥逆无脉到白通加猪胆汁汤主之的第二个层次，主要阐述服白通汤后的反常现象。这就是脉微发展到了无脉，下利又兼见了厥逆，说明事与愿违，病情不但没有减轻，反而进一步地加重。随之而来的就提出了一个不得不思考的问题，就是服了白通汤为什么没有任何效用？通过"干呕烦者"，我们可以推测，白通汤服下后根本没有在胃脘站住脚，附子干姜阳性药被体内的阴寒格拒，冲逆于上而吐出体外。这不是药不对证，而是寒病格拒热药。也就是说，当务之急必

须解决病与药相格的问题。于是仲师遵照《内经》"甚者从之"的治疗原则，于白通汤中反佐上寒性药，这样从阴引阳，来消除格拒，在白通汤的基础上加猪胆汁与人尿就是这个目的。

第三个层次，是最后两句话，仲师在提示我们，当疾病发展到了阴寒格拒热药的时候，尤其是在厥逆无脉的情况下，阳脱阴竭的危候已经出现，此时即使服下白通加猪胆汁汤，也会有生与死两种不同的转归：假若服药以后脉象突然地浮而散大，是阴液已经枯竭，孤阳外脱，这就是"脉暴出者死"。假设服药以后脉象由小而逐渐变大，由微而逐渐增强，是阴液没有枯竭，虚阳逐渐回复，这就是"微续者生"。

【方解】

猪胆汁和人尿性寒善降，与阴邪同气相求，所以能引阳药直入阴中，以破解阴阳格拒的态势，使白通汤能够充分发挥破阴回阳的功效。同时猪胆汁与人尿，又属于血肉有情之品，有直接滋阴养液的作用，在下利到了无物可下，阴液枯竭，阳无所依，孤阳外脱的情况下尤其重要。

5. 真武汤证

【原文】

少阴病，二三日不已，至四五日，腹痛，小便不利，四肢沉重疼痛，自下利者，此为有水气。其人或咳，或小便利，或下利，或呕者，真武汤主之。(316)

真武汤方

茯苓　芍药　生薑（切）各三兩　白术二兩　附子一枚（炮，去皮，破八片）

上五味，以水八升，煮取三升，去滓。温服七合，日三服。若咳者，加五味子半升，细辛、乾薑各一兩；若小便利者，去茯苓；若不利者，去芍药，加于薑二兩；若呕者，去附子，加生薑，足前成半斤。

【释义】

本条论述少阴寒化阳虚水泛证的辨证论治。肾主水液，为水之下源，肾阳虚衰不能温化水气，致使水饮到处泛滥。小便不利和四肢沉重疼痛是本证水饮为病辨证的重点，小便不利，是阳虚失于气化；水饮不能外出，浸渍肌肉就会四肢水肿，甚至沉重疼痛。至于下利，是水气下注大肠；腹痛，是阴寒凝阻脾络。

水饮为病具有流动不居的特点，所以除了上述的主症以外，还会有一些或然症：比如，水气射肺，肺气不利会咳嗽的；水气犯胃，胃气上逆会呕吐的；肾阳大虚，失于固摄，会小便失禁，下利也会加重。

267

本条的"二三日不已至四五日"具有辨证意义,《伤寒论》有两条真武汤证,前条位于太阳病篇。导致水气为病的原因是"太阳病发汗,汗出不解"(82),也就是说,是从太阳病大汗伤阳误治坏病的角度讲的,因此不会有因循渐进的发病态势。而本条不是这样,往往具有体质性的因素,就是素体肾阳不足,逐渐地影响到水液的气化,所以发病具有一个相对漫长的过程,这就是"二三日不已至四五日"所包含的意思。说明真武汤证,既可以有像误治坏病那样的急性发病状态,也可以有像本条描述的这样的慢性发病状态。

【方解】

本方像治疗三焦蓄水证的五苓散一样,也是由五味药组成的,只是温阳化气的药物不是桂枝而是附子,原因是本证属于肾阳虚水泛证,温肾阳必须用附子。另外四味药都与水饮有关,茯苓淡渗利水,生姜温阳散水,芍药通泄小便,白术健脾散水。全方温阳镇水,是治疗肾阳虚水泛证的著名方剂。

或然症的加减:咳嗽的,是水寒射肺,加干姜、细辛温散水寒,五味子敛肺止咳;小便利的,是肾虚失于固摄,不适宜茯苓的渗利,所以去之;下利严重的,是脾肾两虚,去芍药的苦泄,加干姜温里;呕吐的,是水寒犯胃,加重生姜温胃降逆。原文仲师讲去附子,但是附子属于温肾阳化水气的主药,按道理不应该去之。

6. 附子汤证

【原文】

少陰病,身體痛,手足寒,骨節痛,脈沉者,附子湯主之。(305)

附子湯方

附子二枚(炮,去皮,破八片) 茯苓三兩 人參三兩 白術四兩 芍藥三兩

上五味,以水八升,煮取三升,去滓。溫服一升,日三服。

【释义】

本条论述少阴病身痛证的辨证论治。身体痛、骨节痛是主症,机理是阳虚寒湿不化,留着于筋脉骨节肌肉。手足寒与脉沉,表明是病在少阴,机理是阳虚失温。

临床应当辨别两种身体痛、骨节痛,太阳伤寒证的身体痛、骨节痛是病在表,机理是寒邪束表,荣卫滞涩,兼见发热恶寒,脉浮;少阴病的身体痛、骨节痛是病在里,机理是肾阳虚衰,寒湿内盛,兼见手足寒凉,脉沉。

【方解】

本方重用炮附子(二枚)和白术(四两)是其特点,附子温经扶阳,去

湿止痛；白术善走皮内，去湿止痛。人参，扶正祛邪；茯苓健脾利湿；芍药通络止痛。全方体现温阳化湿止痛的功能。

【原文】

少阴病，得之一二日，口中和，其背恶寒者，当灸之，附子汤主之。（304）

【释义】

本条论述附子汤证的辨证，口中和是审证的要点。口中和，就是口中不燥、不苦、不渴，它不是一个病症，我们平时就是口中和的。但本条仲师的意思显然是把口中和作为了寒热辨证的一个指标。口中和排除了火热邪气消灼津液的病机，与背恶寒联系起来看，说明了肾阳虚衰，寒湿阻遏，阳气不达于背。在治法上灸法与汤药并进，以增强祛寒通阳的力量。一般认为，应该灸大椎、关元、气海等穴位。

【疑难解析】

口中和——相对性辨证思维的问题：为了阐述清楚辨证的方法和思路，仲师相对性描述的运用，连"口中和"这样平人正常的现象也作为辨证的一个指标。口中和是相对口燥渴而说的，口燥渴的背后又隐示着白虎加人参汤证，而白虎加人参汤证正好也有一个"背微恶寒"（169），这样一来，我们就明白了，原来口中和是针对背恶寒而写的。仲师前后互应、相对而论的意思很清楚了。

背恶寒从表面看属于寒证，但真实的病机是寒证热证都可以出现。而辨证的要点就是仲师提示给我们的口中和与口燥渴。白虎加人参汤证的背恶寒，必伴有口燥渴，机理是热邪内结、阳不外达所导致。附子汤证的背恶寒，必然口不渴，机理是阳虚失温、寒湿阻滞所导致。

口中和提示我们，临床诊治疾病的过程中，在相对性辨证思维的前提下，有的时候可以把正常的生理情况纳入辨证指征当中。这就超越了我们所说的辨"证"论治，或者辨"病"论治的范围。因为口中和，既不是"证"，也不是"病"。

7. 桃花汤证

【原文】

少陰病，下利，便膿血者，桃花湯主之。（306）

桃花湯方

赤石脂一斤，一半全用，一半篩末，乾薑一兩　粳米一升

上三味，以水七升，煮令米熟，去滓。溫服七合，內赤石脂末方寸匕，日三服，若一服愈，餘勿服。

【释义】

本条论述少阴虚寒脓血利的辨证论治。便脓血是本证的重点。少阴寒化证是要下利的，一般情况是下利清谷，这是四逆汤的适应证。但是本条论述的下利却不一样，主要是下利便脓血，便脓血说明病变涉及了血分，少阴的经脉络小肠，寒湿郁滞使小肠的脉络受到了损伤，于是就出现了脓血利。阳虚寒湿脓血利的特点是：腥而不臭，白的多红的少，甚至是纯下白冻。或者因为脾肾阳衰，失于固摄，可以见到大肠滑脱。当然还会伴有腹痛绵绵、喜暖喜按、舌淡苔白，脉象沉弱等脉症。

【方解】

方名叫做桃花汤，是因为赤石脂是红色的缘故。本方从方名到方剂的实质内容都凸显了赤石脂的作用，因此赤石脂是本方的重点药物。赤石脂温阳涩肠，固脱止利；干姜温中散寒；粳米补益脾胃，三味药起到温阳涩肠固脱的疗效。

本方用药的巧妙之处在于赤石脂的用法，仲师在赤石脂后面特意注明"一半全用，一半筛末"，意思是一斤赤石脂，拿出半斤与干姜、粳米煎煮。另外半斤研成细末，每次用"方寸匕"，药液冲服。赤石脂入煎剂是常规用法，很好理解，为什么同时冲服药末呢？显然是针对便脓血，只要是便脓血就说明了肠道的黏膜糜烂溃疡出血，赤石脂末服下后直接黏附在肠道表面溃烂的地方，起到收敛溃疡止血涩肠的作用。这样一来，所谓的"全用"，体现了从整体求治的思路；所谓的"筛末"，又体现了从局部求治的思路，整体治疗与局部治疗并举，提示了体内脏器黏膜溃烂出血一类疾病的特殊治疗方法。

【原文】

少阴病二三日至四五日，腹痛，小便不利，下利不止，便脓血者，桃花汤主之。（307）

【释义】

本条是对上条桃花汤证的补充，除了便脓血，重点是"下利不止"，提示了滑脱性泄利的特点。腹痛，是寒湿凝滞所导致。小便不利，阳虚失于气化导致的。虚寒的滑脱性下利，治疗必须温涩并举，正是桃花汤的适应证。

8. 刺灸法

【原文】

少阴病，下利，便脓血者，可刺。（308）

【释义】

本条论述下利便脓血还可以用针刺法。针刺有泄邪和收敛的双重作用。

文中没有说明刺何穴，据临床报道，刺长强穴可治滑脱下利，另外，天枢、足三里、合谷都可以选用。

【原文】

少陰病，下利，脈微澀，嘔而汗出，必數更衣，反少者，當溫其上，灸之。（325）

【释义】

本条论述虚寒下利可以用灸法。数更衣反少，是本证下利的特点，反映了阳虚气陷的病机。脉微说明阳虚，脉涩说明阴亏，汗出说明阳虚不能固表，呕吐说明阴寒逼迫胃气上逆。本证的重点在于阳虚气陷，灸上部的百会穴可以温经升阳，举陷止利。

（二）少阴热化证

少阴病既然是阴阳两虚的病证，所以除了有阳虚寒化证以外，还有阴虚热化证。仲师论述阴虚热化证的目的，显然是在强调"存津液"的重要性。

1. 黄连阿胶汤证

【原文】

少陰病，得之二三日以上，心中煩，不得臥，黃連阿膠湯主之。（303）

黃連阿膠湯方

黃連四兩　黃芩二兩　芍藥二兩　雞子黃二枚　阿膠三兩

上五味，以水六升，先煮三物，取二升，去滓。內膠烊盡，小冷，內雞子黃，攪令相得。溫服七合，日三服。

【释义】

本条论述少阴热化证失眠的辨证论治。感受外邪二三日以后出现症状，说明了发病具有体质性的因素。也就是说，素体阴虚，外邪诱发后，邪从热而化，于是阴虚火旺，形成了少阴热化证。少阴属于心肾，心属火，肾属水，肾水一旦亏虚，不能上制心火，心火就会独亢于上，所以心中烦，不得眠。临床应当伴见口干咽燥、舌红少苔、脉象细数等一系列的阴虚火旺的脉症。本证的病机是上实下虚，心肾不交，治应疗当滋补肾阴，清泄心火，交通上下，与黄连阿胶汤。

【方解】

仲师用黄连阿胶汤命名，就已经喻示了补泻兼施的组方配伍思路。方中以黄连为主，配伍黄芩，泻心火治疗上实；以阿胶为主，配伍芍药、鸡子黄，滋肾阴以治疗下虚，这样一来，水升火降，心肾交通，心烦失眠自然就痊愈了。

【医案选录】

失眠案

张某，男，技术员，40岁。严重失眠，每日服用安定2～4片才能入睡，随着病情越来越重，后来医生开出氯氮平一类的药物，他打听这是治疗抑郁等精神病才吃的药物，于是就不敢吃了，求诊于中医。患者素体羸弱，读大学的时候就患失眠证，兼有心悸多梦、早泄腰酸、急躁心烦、尿赤盗汗、舌赤少苔而黄，脉象弦数尺弱，诊为少阴阴虚热化证。处方黄连阿胶汤与交泰丸加减：黄连10g，肉桂3g，黄芩10g，阿胶10g，炒白芍10g，鸡子黄2枚，知母12g，地骨皮12g，醋鳖甲10g，生龙牡各30g，酸枣仁30g，夜交藤30g，合欢花30g，丹皮10g，炒栀子10g，炙甘草3g。7剂，水煎，阿胶趁热烊化，鸡子黄临喝药的时候兑入搅匀服下，早晚各用1枚。此方加减连续服30余剂，失眠有所好转，其他症状也有所改善，但是有的时候仍然需要加服安定才能入睡。

后来患者好长时间没有来就诊，本来以为患者因疗效不太理想停服中药了，没想到患者又来复诊。说是从青岛来了一位专门治疗失眠的老中医，经朋友的介绍最近一个多月一直在服用老中医的药，结果疗效不如我的药好，于是转回来继续治疗。当时患者拿出来老中医的处方，发现也是黄连阿胶汤加减，只是缺少鸡子黄。我说这是张古方，原方有鸡子黄，患者说有的，只是用法与你说的不一样。我问：老中医嘱咐鸡子黄如何用？他说药液放在火上加热烊化完阿胶，接着加鸡子黄搅匀。我说如果是这样，岂不打成了鸡蛋汤了？患者说，对呀，就是鸡蛋汤。明白了，鸡子黄用错了。因为仲师原文讲得十分清楚，"内胶烊尽"之后，专门叮嘱两个字"小冷"，意思是再稍微凉一凉，然后"内鸡子黄搅令相得"。也就是说，鸡子黄是生的。

这位患者用黄连阿胶汤加减服药一年多，安定逐渐减量，最后用中药替代了西药，失眠证也痊愈了。

按：黄连阿胶汤治疗心肾不交的失眠，属于常规治法，没有什么新奇的。本案唯一有辨证意义的是，凡是慢性的、反复发作的、用过西医安眠药的失眠症，病机都是比较复杂的，起码是虚实夹杂的，病变往往不只是涉及了心神。就像黄连阿胶汤证一样，上实下虚，心肾不交。像这样的顽固性的失眠症，治疗不但要攻补兼施，还要心肾同治。关键的是，我们做医生的要认清病机，要有信心和耐心。

关于本案还需要指出的是鸡子黄的用法，从表面看只是一个生与熟的区别，实际上反映了我们现在读《伤寒论》的一个通病，就是只局限于教科书，只限于人云亦云，从来不下功夫仔细地品读原文，包括方后注。

2. 猪苓汤证

【原文】

少陰病，下利六七日，咳而嘔渴，心煩不得眠者，豬苓湯主之。(319)

【释义】

本条论述热化兼水气证的辨证论治。实事求是地说，本条尽管论述的症状不少，典型的下焦水气为病的脉症，例如小便不利等并没有出现。所以必须与阳明病篇 223 条猪苓汤证的"渴欲饮水，小便不利"会通起来分析。还有一个问题，水本来属于阴邪，遇到阳才能气化，所以少阴病的水气证，大多见于阳虚寒化证，例如前面的真武汤证，这是常规。而本条偏偏论述少阴阴虚热化的水气证，其中的旨意值得我们深思。少阴阴虚热化，虚热就会与水之下源相结，也会影响水液的气化，从而导致水气证。只是阴虚水气证比较阳虚水气证少见而已，属于变法。

心烦不得眠，是阴虚内热，心肾不交，热扰心神。水液偏渗大肠就下利，水气上逆犯胃就呕吐，水气上逆射肺就咳嗽。口渴，一方面是阴虚不能自救，一方面是水气内停正常的津液不能上承。应该有小便短赤不利的主症，可能是因为阳明病篇的 223 条讲了，本条就省略了。既然是阴虚水气证，用猪苓汤育阴利水。

【医案选录】

热淋案

王某，女，72 岁。年轻时患有慢性膀胱炎尿道炎，生气或者劳累的时候就尿急尿热尿痛，每次发病就输液用抗生素治疗，数天后就可以缓解。更年期以后，发病时抗生素不太管用了，往往需要十多天的输液才能逐渐得到缓解，关键的是发病的频率大大地增加，三天两头地犯病，给患者的生活带来了沉重的负担。家人劝其吃吃中药，于是就诊于中医。四诊的时候，发现除了小便短赤热痛外，兼见体力疲惫，腰膝酸软，两足虚浮，舌赤少苔，脉象沉弱，这是典型的少阴病，而且属于阴虚热化水气证。用猪苓汤合知柏地黄汤加减：阿胶 10g（烊化），猪苓 15g，泽泻 15g，茯苓 15g，滑石 30g，生地 5g，山茱萸 12g，山药 30g，丹皮 10g，黄柏 10g，知母 10g，瞿麦 30g，生甘草 6g。服 7 剂后，小便基本正常，足肿消失，诸症缓解。继续用此方加枸杞子、桑椹子、二至丸等，服 30 余剂，目的是补充少阴，改善体质，巩固疗效。停汤剂以后，建议服用两三个月的知柏地黄丸。后来随访，老人很少发病。

按：本案最有辨证意义的是"少阴体质"的问题，患者年轻的时候少阴不虚，泌尿系炎症发作的时候纯属中医的湿热下注，所以抗生素的治疗效果很好。到年老以后为什么同样的炎症，抗生素治疗却不管用了呢？原因很简单，就是因为少阴虚了。不但是肾阴亏虚化火，而且还影响了水液的气化。湿热下注加上了肾阴亏虚，正虚邪实，有了体质性的因素，病机变得复杂了，因此单纯的抗生素治疗效果就肯定不如以前。而在这种情况下，中医的特色和优势就可以凸显出来了。我们不但具有治疗湿热下注的方药，关键的是我们还有治疗肾阴虚的方药，还有调理少阴体质的理念，还有仲师所说的"阴阳自和"的治疗学思想。

三、少阴咽痛证

少阴的经络循行于咽喉，因此仲师在少阴病篇设置了咽痛证，分别讨论了阴虚、客热、痰热、客寒四种类型的咽痛证。

（一）猪肤汤证

【原文】

少陰病，下利，咽痛，胸满，心煩，豬膚湯主之。（310）

豬膚湯方

豬膚一斤

上一味，以水一鬥，煮取五升，去滓，加白蜜一升，白粉五合，熬香，和令相得，溫分六服。

【释义】

本条论述少阴病阴虚咽痛的辨证论治。少阴本来阴气较少，下利又最容易损伤阴液，于是阴虚生出内热，虚热循经而上扰，闭阻了咽喉，于是咽部就疼痛；虚热扰于胸中，则胸满心烦。阴虚咽痛的特点是，咽红但是不肿，疼痛也比较轻微。

【方解】

猪肤就是猪皮，属于血肉有情之品，性味甘寒，善于滋肾养阴，同时清虚热；白粉就是米粉，炒香以后性味甘平，善于健脾止泻；白蜜甘润，有润肺滋燥的功能。三味药合用，是治疗阴虚咽痛的良方。

（二）甘草汤证与桔梗汤证

【原文】

少陰病，二三日，咽痛者，可與甘草湯。不差者，與桔梗湯。（311）

甘草湯方

甘草二兩

上一味，以水三升，煮取一升半，去滓。溫服七合，日三服。

桔梗湯方

桔梗一兩　　甘草二兩

上二味，以水三升，煮取一升，去滓。溫分再服。

【释义】

本条论述少阴病客热咽痛的辨治。本条论述的脉症十分简单，只提出了一个咽痛的主症。因此要以方测证进行分析。生甘草性寒，善于清热解毒止痛。从用甘草推测咽痛的病机，应该属于邪热客于咽部而导致咽喉红肿疼痛。证候比较轻的，用甘草汤；证候比较重的，用桔梗汤。

【方解】

甘草是仲师运用率最高的药物，但是整个《伤寒论》112方，用生甘草的只有本条的甘草汤和桔梗汤，可以说是个例外。可知，仲师的用意很清楚，客热咽痛，用生甘草清热解毒，利咽止痛。证候重的，再加上桔梗，宣肺利咽，开结止痛，这样一来，热毒去，红肿消，咽痛自然也就痊愈了。

（三）苦酒汤证

【原文】

少陰病，咽中傷，生瘡，不能語言，聲不出者，苦酒湯主之。(312)

苦酒湯方

半夏（洗，破如棗核）十四枚　　雞子一枚（去黃，內上苦酒，著雞子殼中）

上二味，內半夏著苦酒中，以雞子殼置刀環中，安火上，令三沸，去滓，少少含咽之。不差，更作三劑。

【释义】

本条论述痰火咽痛的辨治。所谓的咽中伤生疮，就是咽部红肿糜烂。由于肿得比较重，闭阻了咽喉气道，导致不能发声说话。用苦酒汤敛疮消肿。

【方解】

苦酒就是米醋，米醋善于消肿敛疮。半夏涤痰散结，鸡子白清润利咽。本方的配伍比较简单，可是具体的用法却很是独特，一是用鸡子壳煮药，二是用米醋作煎剂，三是药液不是吞服而是少少含咽之。目的是让药液直接地、持续地作用于咽部，来达到治疗的效果。

（四）半夏散及汤证

【原文】

少陰病，咽中痛，半夏散及湯主之。（312）

半夏散及湯方

半夏（洗）　桂枝（去皮）　甘草（炙）

上三味，等分，分別搗篩已，合治之。白飲和，服方寸匕，日三服。若不能服散者，以水一升，煎七沸，內散兩寸匕，更煮三沸，下火，令小冷，少少咽之，半夏有毒，不當散服。

【释义】

本条论述少阴病客寒咽痛的辨治。本条叙证也是简略的，以方测证，本条的咽痛应该是风寒客于少阴经脉，痰邪阻于咽部所导致的。寒性咽痛，一般咽喉是不红不肿的。

【方解】

方中半夏涤痰开结，桂枝通阳散寒，甘草缓急止痛。方名半夏散及汤，指可用汤，也可用散。

四、少阴急下证

阳明病篇仲师论述了三急下证，又在少阴病篇重复列出三急下证，虽然都属于大承气汤证，都叫做"急下"，但是少阴急下证肯定具有特殊的旨意。否则仲师不会重复论述，更不会在少阴病的治疗中列出大承气汤。

【原文】

少陰病，得之二三日，口燥咽乾者，急下之，宜大承氣湯。（320）

【释义】

本条论述少阴病急下证口燥咽干的辨证。凡是急下证，临床辨证的重点往往不在于大便如何如何，而是阴液枯竭的指征，阳明急下证是这样，少阴急下证也是这样。所以本条的"口燥咽干"就是审证的要点。口燥，是指舌苔焦燥；咽干，咽部是少阴经脉循行的地方，口燥咽干提示了热邪炽盛，消灼肾阴，阴液即将枯竭。另外，"二三日"也具有辨证意义：其一，说明在形成急下证以前，素体肾阴不足；其二，说明一旦病变涉及少阴，伤阴化燥会非常地迅速。

本条只列叙需要"急"下的症状，根据用大承气汤，可以推知肯定兼有便硬、潮热、谵语、腹满等。

【原文】

少陰病，自利清水，色純青，心下必痛，口乾燥者，可下之，宜大承氣湯。(321)

【释义】

本条论述少阴病急下证自利清水的辨证。本条的审证要点就是自利清水，色纯青。单纯从字面意思分析的话，自利清水应该属于少阴寒化证。但是如果与色纯青、心下痛、口干燥结合起来看，就知道本条的自利清水指黑色的臭秽的黏液便，其机理是燥屎内结，迫津旁流，也就是我们常说的热结旁流。心下必痛，是燥屎阻滞，腑气内闭。口干燥，是燥热内炽，灼伤真阴。胃肠燥热本来极盛，少阴本来阴液较少，现在又加上了阴液不断地旁流外泄，阴液枯竭的危机就在眼前，可以说是情况非常地危险，攻下刻不容缓，所以必须急下之。以求达到燥屎祛，旁流止，阴液存的目的。

另外，大承气汤治疗自利清水，又体现了《内经》"通因通用"的特殊治法。

【原文】

少陰病，六七日，腹脹，不大便者，急下之，宜大承氣湯。(328)

【释义】

本条论述少阴急下证腹胀的辨证。本条的腹胀肯定不是一般性的腹胀满，应该是腹大满不通，而且经过了一经的时间，这是无水舟停、腑气内闭的表现，是燥屎内结，热灼真阴的又一特征。所以需要急下，以救肾水。

277

【疑难解析】

急下证——《内经》理论的实践性：近年来国内有人追随日本汉方医家的观点，否认《伤寒论》与《内经》的关系，仲师于少阳病篇重复设立急下证，又一次证明了《内经》"阴阳之气各有多少"的六经分类理论，常常运用在《伤寒论》的辨证论治当中。

众所周知，简捷，是仲师写作《伤寒论》的最大特色，本来在阳明病篇已经论述了急下证，而在少阴病篇又重复列出急下证，这明显与仲师简捷的写作体例是相违背的。另外，阳明病篇讲急下证，讲承气汤，很正常。而少阳病篇讲急下证，讲承气汤，就很不正常，何况还是重复地讲。对于这种明显的反常现象，难道不值得我们质疑吗？可是历代伤寒注家没有把聚焦点放在此处，而是围绕阳明病转化为少阴病，还是少阴病转化为阳明病，在孰先孰后的问题上争来争去，纠缠不休，让人遗憾。其实，谁先谁后是个伪命题，并不重要，因为阳明病燥热消灼阴液，一旦消灼到了肾阴，就会转化为少阴病。同样的道理，少阴阴虚，一旦热化燥化影响到胃肠的津液，也会导致胃家实，从而形成阳明病。所以问题的关键是我们必须搞清楚仲师重复在少阴病篇列出急下证的本意。虽然是讲急下，讲承气汤，但是我们分析问题的聚焦点一定要在"少阴"这两个字上。从"少阴"两个字上能读出什么东西呢？毫无疑问，是阴气较少。元阴少，再加上胃肠燥热消灼阴液，不急下能行吗？以急下为手段，以救阴为目的，泻阳明以救少阴，强调了热病重在救阴的治疗学思想，也提示了固护少阴之阴的重要性。

严格说，承气汤不是治疗少阴病的方子，更不是滋阴扶正的方子，但在阳明燥热灼及真阴的特定情况下，又可以用于治疗少阴病，而且体现了以攻为补的治疗思路，的确是耐人寻味。

第三节　少阴病变证

任何病篇都有变证，少阴病也不例外。只是少阴病篇的变证很少，主要有移热膀胱证和伤津动血证。

一、移热膀胱证

【原文】

少陰病，八九日，一身手足盡熱者，以熱在膀胱，必便血也。（293）

【释义】

本条论述少阴移热膀胱的变证。少阴肾与膀胱，同居于下焦，互为表里，而且都与小便有关。少阴为病，最容易表里相传，由肾脏波及了膀胱。素体肾阴虚衰，化生内热，八九日后，就会移热于膀胱，从而形成膀胱热证。膀胱有热会出现两种情况：一是膀胱主肤表，膀胱腑的热邪循经向外透发，就会一身手足尽热。而膀胱主司小便，膀胱的热邪伤及血络，又可见到血尿。

至于治疗，仲师没有出方，清代注家柯韵伯认为，轻者用猪苓汤，重者用黄连阿胶汤，可以供我们参考。

二、伤津动血证

【原文】

少陰病，咳而下利，譫語者，被火氣劫故也。小便必難，以強責少陰汗也。（284）

【释义】

本条论述少阴病伤津动血的变证。咳嗽与下利同时并见，大多是少阴病的水气证。少阴病禁止发汗，假设这个水气证属于阴虚水气证，例如猪苓汤证，如果是误用火法强发其汗，就会上面灼伤胃津，下面耗损肾阴，于是发生变证。胃津灼伤的话，化燥生热，热扰心神，容易导致谵语。肾阴耗伤的话，就会小便困难的。

【原文】

少陰病，但厥，無汗，而強發之，必動其血。未知從何道出，或從口鼻，或從目出者，是名下厥上竭，為難治。(294)

【释义】

本条论述少阴病下厥上竭的变证。只提出"但厥"，大多是寒厥。肾阳虚衰，既不能温煦四肢而手足厥逆，又不能蒸腾津液而全身作汗，这种情况应该用四逆汤回阳救逆。如果是强发其汗，必然导致阳气大伤，最后虚阳躁动，随着孤阳浮越的趋势，激动营血妄行而上溢。这样一来，下焦因为阳虚而发生厥逆，所以叫做下厥；阴血因为上出而发生虚竭，所以叫做下竭。下厥自然要温阳，血气冲逆又不适宜辛热药物，这就是仲师称为难治的原因所在。

第四节 少阴病类似证

少阴病篇的类似证虽然只有两个方证，但是意义重大，而且还都属于疑难争论问题，值得我们认真品读。

一、吴茱萸汤证

【原文】

少陰病，吐利，手足逆冷，煩躁欲死者，吴茱萸湯主之。(309)

【释义】

本条论述少阴病类似证吐利厥逆的辨证论治。类似证辨证是仲师最为常用的辨证方法，本条就是针对少阴寒化证设立的类似证。少阴寒化证有两大主症，就是下利清谷和手足逆冷；少阴亡阳证有一个指征，就是烦躁，本条紧紧围绕这三个症状展开辨证。上吐下利，应该是太阴病的常见症，但是也可以见于少阴病；手足厥冷，应该是少阴病常见症，但是又可以见于太阴病。关键是"烦躁欲死"，伴随吐利、厥逆出现的烦躁，大多是少阴病孤阳浮躁、神气将亡的先兆。在这种千钧一发的危重关头，应该用四逆汤，甚至是通脉四逆汤急急回阳，绝对不是吴茱萸汤能解决的。仲师一句"吴茱萸汤主之",就告诉我们本证不是少阴亡阳证。那么,问题来了,太阴病可以出现吐利、厥逆、难道还会出现烦躁吗?而且还烦躁到了"欲死"的地步?一句话,太阴病出现烦躁欲死的机理是什么?其实,当太阴脾胃气机逆乱吐泻交作的时候,病人往往会极度地痛苦烦乱不安,这就是所谓的烦躁欲死,其实就是一种痛苦状态的形容而已。相反,真正的死证,仲师从来不说什么"欲死"之类的话。

【疑难解析】

烦躁欲死——读书死于句下和脱离临床的问题:"少阴病"三个字,有的注家,包括全国统编伤寒论教材(五版)都把此证归类到少阴病的本证当中。但是问题在于,吴茱萸汤根本不能治疗少阴病亡阳证,所以教材无奈只得在释义中说什么"借用"。中医辨证论治讲究的是方药必须与病机对应,决不允许"借用"。何况吐利厥逆烦躁这些症状一齐见了,而且又是病关于心肾,试问:在这种情况下敢"借用"其他方药吗?教材之所以这样曲为解释,关键是读书死于句下,把"少阴病"三个字给读死了。关于这个问题,有的注家早就指出了,冠于某某病的不一定就是某某病。换句话说,品读《伤寒论》不要拘于某某病名,而是要以具体到脉症作为分析的依据。

再谈谈"烦躁欲死"的问题。注家和教材注解本条的烦躁欲死,往往与296条"少阴病,吐利,躁烦,四逆者死"会通起来,因为这两条的症状基本相同。可问题是,一个可以治疗,而另一个却直接说"死",其中的原因是什么呢?成无己与尤在泾都提出的解释是"烦躁欲死者,阳气内争"。可是296条的"躁烦"又为什么不是"阳气内争"呢?可见,问题的关键根本不是什么"阳气内争"。如果是拘于烦躁与躁烦的字面意思而脱离临床,恐怕永远也找不到真相。《伤寒论》就是一本临床的书,是仲师临床经验的结晶。这就决定了品读《伤寒论》一定不能脱离临床,本条的烦躁欲死解就是一个例子。296条的"躁烦",主要是"躁",病人处于但欲寐昏迷状态下的躁动不安,病人一定是躺在床上的,属于心肾阳亡,虚阳脱散,神气浮躁的征象。而本条的"烦躁欲死",是中焦寒浊阻塞,气机升降逆乱,病人上吐下泻,异常痛苦、辗转不安的状态的形容而已。两者的区别,只要有一点临床经验的医生都会判别出来。即使是按照字面意思分析,凡是死证,仲师向来说得都很干脆,不是"死"就是"不治"。而本条却说"欲死",欲死的意思就是看样子死去活来的,其实一定是不会死的。事实证明,以辞害义与脱离临床是品读《伤寒论》时时刻刻应该注意的问题。

二、四逆散证

【原文】

少阴病，四逆，其人或咳，或悸，或小便不利，或腹中痛，或泄利下重者，四逆散主之。(318)

四逆散方

甘草（炙）　　枳实（破，水渍，炙干）　　柴胡　芍药

上四味，各十分，捣筛，白饮和服方寸匕，日三服。咳者，加五味子、干姜各五分，并主下利；悸者，加桂枝五分；小便不利者，加茯苓五分；腹中痛者，加附子一枚，炮令坼；泄利下重者，先以水五升，煮薤白三升，煮取三升，去滓，以散三方寸匕，内汤中，煮取一升半，分温再服。

【释义】

本条论述少阴病类似证四逆的辨证论治。本条仲师用了一种极为特异的表述形式，只提了"四逆"一个主症，后面却罗列五个或然症。类证鉴别的意思非常明显，就是以"四逆"作为辨证的指征，来揭示四逆散所治的四逆，与四逆汤所治的四逆，有着本质的区别。

以方测证，本条的四逆是气滞湿遏，阳气内郁，不达于外所导致的。五个或然症也说明了这个问题。咳嗽是湿邪犯肺，肺气不利；心悸是水湿凌心，气机不畅；小便不利是气滞湿郁，气化不利；腹中作痛是气滞湿郁，脾络不通；泄利下重是湿邪下注，气机郁滞。

关键的问题是，本证的四逆虽然手足寒冷，而病机却不是阳虚，而是阳郁，所以治疗不在于"温"，而在于"疏"和"通"。也就是疏泄郁滞，宣畅气机，通达阳气，四逆散的组方用药就体现了这种治法。

【方解】

方名叫做四逆，主治就很清楚了；又叫做"散"，功能也很清楚了。方中的柴胡疏达肝气；枳实理气祛湿，芍药破结通络，甘草调和诸药。这样一来，气机畅了，痰湿祛了，阳气也通了，四逆就自然痊愈了。

或然症的加减：小便不利的，加茯苓淡渗利水；咳嗽的，加干姜、五味子温肺敛气；心悸的，加桂枝温通心阳；腹中痛的，加附子助阳化湿止痛；泄利下重的，加薤白通阳行滞。

【疑难解析】

四逆散——相对性辨证思维的问题：关于四逆散方证的认识，大多的伤寒注家和教科书主张属于少阴病本证，例如钱天来就注解说"少阴病者，即前所谓脉微细但欲寐之少阴病也"。可问题是，"脉微细但欲寐"的少阴病是

心肾的阴阳气血俱虚，应该用四逆汤类方，绝不是四逆散所能够治疗的。还有的教科书，方证的归类把四逆散证归在少阴病的本证当中，而在具体到条文释义当中，又没有少阴心肾什么事，却大谈肝胃气滞，难道肝与胃也属于"少阴"？之所以如此，就是没有用相对性的辨证思维看待这个问题，自然也就不可能看清少阴病类似证的本质。

在同一个病篇里，主治证都是四逆，主治方的名称也都有四逆，可是一个叫做"汤"，一个叫做"散"，很显然是相对的。既然四逆散与四逆汤是相对而言的，我们就要研究研究仲师为什么要这样写？前面讲过，少阳病篇的重点是论述阳虚寒化证，也就是四逆汤类方证，而四逆汤类方证中的标志性症候就是四逆。大量的临床证实，四逆只是个表象，真实的病机尽管大多数属于阳虚寒化，而气滞、阳郁、湿阻、痰结、瘀血等情况也会见到，这就有了鉴别的必要，于是仲师在这里特意举出四逆散证这个问题。为了突出、强调其中的对比、类别的意味，又特意在方证的命名上都叫做"四逆"，但是一个用"散"，一个用"汤"以区别二者病机的迥然不同。所以只有从相对的角度去思考问题，才有可能理解仲师设立四逆散证的真实目的。

【医案选录】

1. 背恶寒案　王某，男，48岁，企业家。背部寒冷如冰十余年，逐年加重。患者平素嗜酒，体质也好，就是背部发凉，开始发病并不太重，而且是自我感觉发凉，别人触摸背部的皮肤并不凉，后来发展到夏季床上要铺狗皮褥子，甚至电褥子的地步。先后去北京、上海等大医院经过各种检查都没有结论，也找过火神派的中医服用过大量的附子干姜，不但没有任何疗效，反而越吃背凉越重。用过灸法，灸的当时还有一些疗效，半月之后依然如故。经朋友介绍来济南找余诊治，刻诊：面色灰黯，身体困倦，昏昏如睡，精神疲乏，情绪低落而还时时烦躁，唯有舌苔极度地黄厚而腻。询问：阴囊潮湿黏腻，小便黄赤混浊，脉象沉缓。诊为湿热郁滞，阻遏阳气。处方四逆散和黄连解毒汤、三妙散加减：柴胡12g，枳实12g，炒白芍10g，炙甘草3g，黄连10g，黄芩12g，黄柏12g，炒栀子10g，薏米30g，苍白术各12g，龙胆草10g，茯苓12g，萆薢30g，竹叶10g。15剂，水煎服。嘱咐忌酒，饮食要清淡。

二诊，除了精神状态和阴囊潮湿有些好转外，背凉和其他情况没有任何改变。湿热阻遏阳气确凿无疑，原方继续服15剂。

三诊，精神大振，黄苔变薄，关键的是背部发凉好转。患者有了信心，反而叮嘱我，尽管药太难喝了，但是千万不要改变方子。患者脾胃的湿热也太重，暂时还不会导致寒中，原方继续服15剂。

四诊，患者基本感觉不到背部发凉，精力也变得充沛。原方去掉龙胆草、萆薢、竹叶。15剂，隔一日服一剂，巩固疗效。后用原方改汤为丸，服用两个月。

按：四逆散在《伤寒论》中治疗的是四逆，就是手足发凉，而不是背部发凉。但是湿浊阻遏于里，阳气不达于外的病机却是一致的，因此可以异病同治。本案其实不难辨证，一个舌诊就足以判断出了病机，之所以迁延十余年久治不愈，关键在于我们医生的辨治思维太僵化了。说到底，还是《伤寒论》没有学好，如果真正理解了仲师用四逆散治疗四逆的机理，用四逆散与四逆汤相对的旨意，对于这种寒证是断断不会用附子干姜的。

以寒治寒，属于变法辨证思维，往往难以让人理解。我们医者在一诊、二诊没有取得明显的疗效的情况下，也会往往自我怀疑，甚至是推翻自己的诊断和方药。其实，只要明白了湿气重浊黏腻容易阻遏阳气的特性和湿邪为病缠绵难愈的道理，就会坚定自己的辨证论治。这一点在临床上十分地重要，尤其是对于疑难病、复杂病的治疗。

本案还有一个补充说明，患者羞于启齿，就是数年来一直阳痿，基本上不能同房。曾经为此病吃过不少中西药物，据患者说吃过的鹿鞭、狗鞭之类的有几麻袋之多，没有任何效验。而没有想到的是，随着背寒的治愈，阳痿也逐渐好转，现在性生活已经恢复正常了。湿热的熏蒸和下注，不但影响到阳气外达于背部，同时也影响到了阳气下通于宗筋。而随着湿热的祛除，阳气内外上下宣通了，背寒与阳痿也必然同时得到解决。

2. 不射精案　张某，男，31岁。不射精达2个月。患者结婚2年，本来是计划3年后要孩子，因为双方家长的压力太大，决定提前怀孕。本来是其妻月经不调，一边吃药一边调经备孕，没有想到出现了意外的情况，就是最近两个月每当其妻排卵期夫妻同房的时候，患者就发生不射精的现象，可是排卵期一结束不射精立即恢复正常。其妻本来就脾气暴躁，现在怒不可遏，而越是这样，患者的心理压力就越大，精神就越加紧张，病情就越加地严重。显然属于肝气郁结，疏泄失常，与四逆散加路路通，自其妻月经结束后连续服用到排卵期后停药。并且给其妻说明不射精的原因和治疗措施，嘱咐其妻一方面不要给老公精神压力，另一方面自己掌握排卵期顺其自然。用药的当月不射精痊愈，三个月后其妻怀孕。

按：四逆散应该是中医疏肝理气第一方，后世的疏肝名方逍遥散和柴胡疏肝散都可以看作四逆散的加减方。三张方子都叫做"散"，散者，散也。顾名思义，与木的曲直特性、肝的疏泄功能，意思是一致的。本案患者受其妻暴躁脾气和急于要孩子的双重压力，心情高度紧张，肝气随着郁结。由于肝主疏泄，而且其经络又走少腹环绕阴器，于是发生了不射精的情况。用四逆散中的柴胡与枳实疏达肝的气分，芍药与路路通通达肝的血分，肝气与经络疏通了，不射精自然就痊愈了。

第五节 少阴病预后

六经病篇在讨论预后的方面，最为详尽的就是少阴病和厥阴病篇。原因是这两个病是六经病的最后阶段，关系到心肝肾等重要脏腑，病机又以正气虚竭为重点，死证最多，因此必须重视预后的问题。少阴病的预后，主要围绕着阳气做文章，一句话，有阳则生，无阳则死。

一、阳回自愈证

【原文】

少陰病，脈緊，至七八日，自下利，脈暴微，手足反溫，脈緊反去者，為欲解也。雖煩，下利必自愈。（287）

【释义】

本条提示脉暴微与手足温是阳回的指征。少阴病下利、脉紧，说明了寒邪亢盛，至七八日，这是经过了一经的时间，病情应该有转归。这时假设脉象由紧变为衰微，再结合手足由寒转温，这就提示了寒邪衰退，阳气来复。心烦，也是阳复的征象，所以说下利必自愈。

【疑难解析】

脉暴微——相对性、动态性辨证思维的问题：如果说手足温是阳气回复的征象很好理解，而脉暴微就存在问题了。单独理解脉暴微，无论在什么情况下，都应该是正气突然衰竭的征象，而仲师在这里却说"为欲解也"，十分反常。会通整个《伤寒论》，我们就会知道，本条的"微"，不可以作微脉解释，因为它具有相对性。也就是说，脉暴微是与前面的脉紧相对而言的，必须从相对性辨证思维的角度去分析理解。脉紧是七八日以前的脉象，标志着阴寒内盛。脉暴微是七八日以后的脉象，脉搏由先前紧实有力突然变为减弱，就是仲师说的"脉紧反去"的意思，说明寒邪衰退了。因此"脉暴微"的"微"字，不可以从实处理解。

以七八日为界限，通过脉象的前后动态变化，尤其是"脉紧反去"四个字，还生动地提示了动态辨证思维的问题。仲师通过脉象的变化告诉我们，疾病是在不断地动态变化之中的，正气与邪气的相搏也不是僵死不变的，我们做医生的必须善于运用动态辨证观看待少阴病的预后问题。

【原文】

少陰病，下利。若利自止，惡寒而踡臥，手足溫者，可治。(288)

【释义】

本条提示手足温是阳回的指征。下利、恶寒、蜷卧都属于少阴病寒化证，此时若利自止，有两种预后的可能：如果伴随着利止，手足仍然厥逆，那么这个利止很可能是阴液枯竭无物可下，病情更加危重；如果伴随着利止，手足转温了，这个利止才是阳复阴退，所以说可治。

【原文】

少陰病，惡寒而踡，時自煩，欲去衣被者，可治。(289)

【释义】

本条提示时自烦是阳回的指征。恶寒蜷卧，阳虚神疲已经到了比较严重的地步，如果在这种情况下，病人时不时地有烦热的感觉，想掀开被子，这是阳气来复的缘故，所以说可治。

【原文】

少陰中風，脈陽微陰浮者，為欲愈。(290)

【释义】

本条提示脉阴浮是阳回的指征。凡是叫做"中风"的，都偏于阳热。叫"少阴中风"的，肯定不是少阴阳虚寒化。本条要注意脉象的阴阳部位的相对性问题，寸部为阳脉，主表；尺部为阴脉，主里。寸脉沉微，说明阳气不足而内伏。一旦尺部脉由微渐渐转浮，浮属于阳脉，阳脉见于阴部，这是里阳渐复，由阴出阳的征象，所以可以推断疾病向愈。

【原文】

少陰病，吐利，手足不逆冷，反發熱者，不死。脈不至者，灸少陰七壯。(292)

【释义】

本条提示手足不逆冷是阳回的指征。少阴病吐利，是阳虚寒化证，手足应当厥逆，同时伴有恶寒。假如此时反发热，有两种可能，一是阴盛格阳，虚阳外浮。如果虽然反发热而手足不逆冷，应该是阳气来复。所以说不死。

假若脉不至，这是阳气虚而内闭，脉气一时不能接续，与阳亡阴竭的脉绝不同，可以用灸法来温阳通脉。灸少阴七壮是指灸少阴经的穴位，据临床报道可以灸太溪、涌泉、关元、气海等穴。

二、阳亡不治证

【原文】

少陰病，惡寒，身踡而利，手足逆冷者，不治。（295）

【释义】

本条提示亡阳的指征是手足逆冷。少阴病恶寒身踡而利，是阳衰阴盛，在这个基础上，如果兼见手足逆冷，说明元阳已经衰亡，所以断为"不治"。可见，手足的温与厥往往是阳复与阳亡的重要指标。

【原文】

少陰病，吐，利，躁煩，四逆者，死。（296）

【释义】

本条提示躁烦四逆是亡阳的指征。吐利是少阴阳虚寒化，如果手足逆冷，说明阴寒极盛，阳气极虚。若是再兼见神识不清，躁烦不安，这是虚阳浮躁，神气将亡，所以是死证。

【原文】

少陰病，下利止而頭眩，時時自冒者，死。（297）

【释义】

本条提示头眩自冒是亡阳的指征。按照辨证的常规思维分析，少阴病下利是阳衰阴盛，下利止是阳复寒退，一般来说，应该伴见手足转温，脉气渐浮，神清气爽。而现在出现了反常现象，下利虽然停止了，却头晕目眩，昏蒙不清，提示利止属于阴液枯竭于下，眩冒属于阳气脱于上，既然是阴竭阳脱，肯定是死证。

【原文】

少陰病，四逆，惡寒而身踡，脈不至，不煩而躁者，死。（298）

【释义】

本条提示脉不至与躁是亡阳的指征。恶寒、身踡、四逆，本来就是阳气衰亡。此时脉象的诊断非常重要，假如脉不至，这就说明不但是真阳将绝，阴液也接近枯竭。再见到不烦而躁，又是阴盛格阳，阳浮神亡，自然属于死证。

【原文】

少陰病，六七日，息高者，死（299）

【释义】

本条提示息高是亡阳的指征。肾主纳气，少阴病六七日是过了一经，病情会发生变化，这种时候出现呼吸表浅，呼多吸少的息高现象，属于肾气绝于下，肺气脱于上，所以说是死候。

【原文】

少阴病，脉微细沉，但欲卧，汗出不烦，自欲吐，至五六日，自利，复烦躁不得卧寐者，死。（300）

【释义】

本条提示烦躁不得卧寐是亡阳的指征。脉微细沉、但欲寐，是少阴病全身性虚衰的表现；汗出，是阳虚失于固摄；欲吐，是寒邪犯胃上逆；不烦，说明阴阳还没有离决。经过五六日一经的时间，元阳进一步地虚衰，又出现了自利。此时就要提高警惕了，假如患者由"但欲卧"转为"复烦躁不得卧寐"，标志着阳气将脱，神气浮躁，阴阳离决，所以说"死"。

附：备 考 原 文

病人脉阴阳俱紧，反汗出者，亡阳也。此属少阴，法当咽痛而复吐利。（283）

少阴病，下利便脓血者，可刺。（308）

少阴病，下利，脉微涩，呕而汗出，必数更衣，反少者，当温其上，灸之。（325）

小 结

少阴病是以心肾虚衰、水火不交为主要病机变化的疾病。大多是平素少阴阳虚或阴虚的人，复感外邪，邪气直接侵犯少阴而发病。或者是其他经的病失治误治，损伤了少阴心肾的阴阳从而转属少阴。少阴病以脉微细、但欲寐为主要的脉症特点。

少阴病本证有表证里证的分类，以里证为重点。少阴表证的主要脉症有发热、脉沉、无里证，用温经解表的麻黄附子细辛汤治疗；表证较轻的用麻黄附子甘草汤治疗。

少阴里证有寒化证、热化证、咽痛证及三急下证四种类型，其中以寒化证为重点。寒化证为阳虚化寒，属里虚寒证。除了具备少阴病的共同脉症脉微细、但欲寐外，还有恶寒踡卧、四肢厥逆、下利清谷、小便清长等症，治法是回阳救逆，方药是四逆汤。脉微欲绝的，用通脉四逆汤。虚阳下陷的，用白通汤。寒病与热药发生格拒的，用白通加猪胆汁汤。阳虚水泛证，用真武汤。阳虚寒湿身痛证，用附子汤。下利便脓血证，用桃花汤。

少阴热化证为水虚火炽、心肾不交，主要脉症有心烦不得眠、舌红、脉细数等，治法是育阴清热，用黄连阿胶汤；阴虚内热兼有水气的，治法是育阴清热利水，用猪苓汤。

少阴咽痛证，阴虚咽痛，用猪肤汤滋肾润肺益脾。客热咽痛，用甘草汤、桔梗汤清热开结。痰热咽痛，用苦酒汤清热涤痰、敛疮消肿。客寒咽痛，用半夏散及汤散寒涤痰开结。

少阴三急下证，为土燥水竭，主要见症有腹胀不大便，自利清水色纯青、心下痛、口干舌燥等，以大承气汤急下，泻阳明以救少阴。

少阴病的变证有：移热膀胱证和伤津动血证。

少阴病的类似证有：吴茱萸汤证，以手足逆冷、烦躁欲死为主症；四逆散证，以四逆为主症。

少阴病的预后，取决于阳气与阴液的存亡，阳回则生，阳亡则死，阴竭也死。其中阳气的存亡常是决定预后的关键，手足温、时自烦，多为阳回，多为可治或者向愈。手足逆冷、躁烦、头眩自冒、脉不至、息高、不烦而躁等，多为阳亡的危重证或者死证。

288

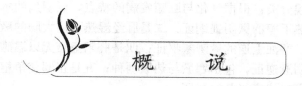

概　说

1. 厥阴

（1）厥阴的涵义：厥阴，就是阴气最少的意思。《素问·至真要大论》讲："厥阴何也？岐伯曰：两阴交尽也。"两阴交尽，就是阴气最少的意思，所以厥阴又叫做"一阴"。按照阴气由多到少的排列顺序，一阴自然要排在三阴病篇的最后。

《素问·阴阳类论》又说："一阴至绝作朔晦。"作朔晦是用月亮的盈亏变化形象地阐述阴阳的交接转化，说明厥阴主阴阳的枢机，具有物极则必反，阴尽则阳生的变化，所以厥阴又寓有阴尽阳生意思。

（2）厥阴的功能：厥阴，包括手厥阴心包络与足厥阴肝，《伤寒论》的厥阴病篇，主要论述的是肝脏的病变。肝为血脏，内寄相火，体阴用阳，性喜条达，功主疏泄。其疏泄的功能，能调气血，通阳气，畅情志，促运化，而且与人体气机的升降出入的关系十分密切。厥阴的经脉布胁肋，抵少腹，环阴器，又上达于颠顶。

厥阴与少阳互为表里，这种表里关系主要表现在人体阳气内外出入的调节。具体说来，阳气由里达表，由阴出阳，外而不内，是少阳所主持；反之，阳气由表达里，由阳入阴，内而不外，则由厥阴所主持。

2. 厥阴病

（1）定义：厥阴病主要是肝脏功能失常的疾病，是具有阴尽阳生、寒热错杂、厥热往来等特殊病机及证候特征的疾病。

（2）病因病机：厥阴病的形成有自发与转属两种：一是平素厥阴的功能失常，在此基础上，又复感外邪，邪气直接中于厥阴，形成本经自发的厥阴病。二是其他经的病，失治或者误治，伤及了厥阴，或者引邪气内陷，于是疾病转属厥阴。

289

厥阴发病，除了常见的寒证、热证之外，最具特征的是反映阴尽阳生、阴阳转化失常的上热下寒证、手足厥逆证以及厥热往来证。其基本病机是肝失条达，相火失布，气机逆乱，阴阳失调。具体来说，肝火消灼阴液，相火肝气冲逆，形成上热下寒证。肝气失于疏泄，相火内闭；或者是肝脏虚寒，阳失温煦，形成手足厥逆证。厥阴阴尽生阳，阴阳气交替进退，阳气衰退就厥逆，阳气回复就发热，正邪争于厥阴这个阴阳枢机的位置，就有了厥热往来（胜复）的特殊表现。

（3）证候分类：根据气化与脏腑发病的特点，厥阴病的本证主要分为五种：一是上热下寒的厥阴提纲证；二是肝经湿热下注大肠的厥阴热利证；三是肝寒犯胃、寒浊上逆的厥阴寒呕证；四是肝阳虚衰无以温煦与相火内闭不能外达的厥阴厥逆证，包括寒厥与热厥两种；五是正邪交争枢机位置，阳气交替进退的厥热往来（胜复）证。

（4）治法方药：厥阴的病证比较复杂，因此治法和方药也比较多，以厥阴病的本证来说，上热下寒证，治疗当寒热并用，滋阴柔肝，方用乌梅丸加减；厥阴热利证，治疗当清肝解毒，燥湿止利，方用白头翁汤；厥阴寒呕证，治疗当温肝散寒，和胃降浊，方用吴茱萸汤；血虚寒厥，治疗当温肝养血，通利血脉，方用当归四逆汤和当归四逆加吴茱萸生姜汤等。

290

（5）兼变类证：厥阴病篇主要是本证与类似证组成的，其中类似证最多，围绕着厥阴本病的上热下寒、厥逆、下利、呕哕四大本证，分别列述了相对应的类似证，目的是类证以鉴别。唯独厥热往来（胜复）证，这是厥阴病所独有的，不需要鉴别，因此没有相应的类似证。

厥阴病篇没有阐述变证，这是六经病篇唯一的例外。

第一节　厥阴病纲要

厥阴病篇的纲要，内容比较少，主要讲了提纲证与愈期的问题。但是这两个内容，都与厥阴的气化特点有关系，所以十分重要。

一、厥阴病提纲

【原文】

厥陰之爲病，消渴，氣上撞心，心中疼熱，饑而不欲食，食則吐蚘。下之利不止。（326）

【释义】

本条论述厥阴病的提纲证。凡是提纲证反映的都是本经病最具有特色的内容，厥阴病的提纲证也是这样的。阴尽阳生，阴阳转化是厥阴病变的特点。肝脏属于厥阴，内寄相火，主持疏泄。假设邪气直接进入厥阴，肝气与相火疏泄失常，一是相火炽盛伤阴，肝气横逆上冲，出现消渴、气上撞心、心中疼热、嘈杂似饥；另一方面肝气乘犯脾土，使脾脏虚寒，脾胃不能受纳运化，勉强饮食就容易吐出来，甚至随着食物吐出蛔虫，这就形成了上热下寒证。

厥阴上热下寒证，很显然是以肝火炽盛的上热为重心，因为是无形的相火，如果妄用苦寒攻下法，必然更加损伤了下焦的阳气，导致虚寒加重而下利不止。

因为是提纲证，所以仲师没有出方药，伤寒注家柯韵伯主张用乌梅丸治疗，后世医家大都赞同。

【疑难解析】

消渴——以词害义与阴阳气多少的问题：首先谈谈以词害义的问题，《伤寒论》里讲了两个消渴，一个是太阳病篇蓄水证的消渴，一个就是本证的厥阴病的消渴。按照字面意思来讲，消渴应该是渴饮如消，大量饮水，随饮随消，有的教科书也是这样解释的。前面讨论过，这种注解是不追求实质，只局限于字面，是典型的以词害义。比如蓄水证消渴的机理是三焦阳虚气化失常，水饮内停，津液不能上承口舌。小便也是不利的，根本无处可消。真正的消渴，就像《金匮要略》所说的："男子消渴，小便反多，以饮一斗，小便一斗。"厥阴病的消渴，其机理是本来阴气最少，再加上相火炽盛，灼伤肝阴，所以口渴很严重，甚至是舌赤少苔，饮不解渴。两种消渴，一个在首篇，一个在末篇；一个属于水气，一个属于阴虚；一个属于寒，一个属于热。仲师在《伤寒论》列出两条完全不同的消渴，前后对比鉴别的意思不言自明。

再谈谈阴阳气多少的问题。这是《内经》三阴三阳分类的基本理论，尽管日本汉方医家和国内某些人坚决否认。但是《伤寒论》条文的客观现实摆在这里，想否认恐怕也难。就像有人要否认脏腑经络学说一样，你可以在临床上抛弃脏腑经络而诊病处方，但是你不能硬说仲师也是这样的。试问：《伤寒论》中的"胃家实"、"脾家实"、"刺期门"，你如何解释？总的来说，研读《伤寒论》，首先要尊重原文和仲师的本意，不能信口胡说，更不能将自己的意见强加给仲师。

品读本条的消渴，不能孤立地分析，一定要和前面太阴病篇的"自利不渴"、少阴病篇的"自利而渴"联系起来。三阴病依次列述的不渴－而渴－

消渴，实质上说明了阴气由多到少的变化，与三阴病篇阴气三二一的排列顺序是一致的。太阴病阴气最多，即使是下利，也不会口渴；少阴病阴气较少，即使是虚寒利，也会口渴；到了厥阴病，阴气最少，即使是不下利，也会口渴，而且是消渴。可知，仲师在厥阴病提纲证开篇就讲"消渴"，无非是点明了厥阴病的气化特点。

【医案选录】

寒热不调案

陈某，女，50岁。近几年处于更年期，一会寒一会热，寒的时候四肢厥逆，手连碗也不敢碰，拿着碗就像拿着一块冰一样的感觉。热的时候，连太阳光也不能见，出门见到太阳就热得不行，面赤躁烦，热汗淋漓。伴有夜间阵发性盗汗，两腿寒冷如冰，倦怠乏力，舌赤少苔，脉象沉弱。住院经过各种检查没有发现大的异常，诊为神经官能症，服药没有效果，也服过不少的中药，同样是没有任何的效验，由于其整天精神紧张，过于敏感，要死要活的，其丈夫不但不能出海干活，自述被媳妇折磨得快得精神病了，于是到济南诊治。本病属于厥阴病，处以乌梅丸加减：乌梅12g，黄柏10g，黄连10g，炮附子10g，干姜10g，川椒10g，细辛3g，肉桂10g，党参30g，当归10g，柴胡10g，醋鳖甲12g，炙黄芪30g，地骨皮12g，佛手10g，炙甘草3g。14剂，水煎服。

二诊：寒热不调的情况有所好转，盗汗基本停止，两腿还是寒冷如冰，精神稍微平稳了一些。效不更方，前方继续服用14剂。

三诊：两手端碗已经不感到冰冷，见到太阳也不会面赤热汗，体力与精神大好，舌上有了薄薄的一层白苔，脉象转为沉细弦，只是夜间两腿还是寒冷。前方去鳖甲、地骨皮，又继续服用30剂基本治愈。考虑本病容易复发，原方改汤为丸善后。

按：妇女到了更年期，不但肝肾的阴阳气血虚了，阴阳气的调节也会出现问题。尤其是"女子以肝为先天"的厥阴，由于具有阴尽阳生和主阴阳之枢的功能和特点，所以一旦厥阴发病了，就会出现这种寒热不调、忽寒忽热的表现，何况还兼有手足厥逆与舌赤少苔同时并见。临床证明，五十岁以后的男女，发生类似厥阴病提纲证描述的这样寒热错杂的情况比较多，确实属于乌梅丸的适应证。

二、厥阴病愈期

【原文】

厥陰病欲解時，從丑至卯上。（328）

【释义】

丑、寅、卯三个时辰，是从半夜一时到凌晨七时。半夜子时，正是阴尽生阳的时候，借助自然界阳气生发的时机，既可以扶助厥阴的阳气，以解除寒邪；又可以借助阳气的升发，使郁闭的相火，得以外发。因此无论是厥阴病的寒证热证，一般说来，欲解的时机，常常在丑、寅、卯时。当然，临床上厥阴病的辨证处方也要关注这个时辰。

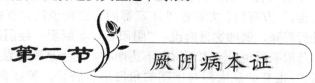

第二节　厥阴病本证

厥阴病有五大本证，除了上热下寒的厥阴提纲证外，还有厥逆证、下利证、呕哕证、厥热胜复证，下面分别进行分析讨论。

一、厥逆证

厥逆这个症状，最能说明厥阴阴尽生阳和阴中有阳的特点，因此仲师在厥阴病篇就厥证的病机、临床特征，以及厥阴病本证的厥证等问题作了详细的阐述。我们虽然在少阴病篇学习了不少的厥证，但是如果想对厥证有一个全面系统的理解，就必须进一步学习厥阴病篇有关厥证的论述。

厥阴病的厥证又分为寒厥与热厥两种，寒厥证自然属于阳虚失温，热厥则是相火内闭。

（一）厥证的病机与特征

【原文】

凡厥者，陰陽氣不相順接，便爲厥。厥者，手足逆冷者是也。（337）

【释义】

本条论述厥证的病机与临床特征。本条就两句话，第一句话的重点是"阴阳气不相顺接"，这是厥证病机的总概括。阴主内，阳主外，阴阳气不相顺接，是指表里内外的气不相接续。这个气，主要指的是阳气，因为阳主温煦，而厥就是阳气不能达于手足所导致的。不相顺接的情况又可以分为两种：一是阳气虚衰，无以温之。就是身体没有足够的阳气来温暖手足，例如四逆汤证的厥就属于这种情况；一是阳气内郁，难以温之。就是身体虽然具有足够的阳气，但是这个阳气因为各种原因不能外达于手足，所以手足照常寒凉，例如四逆散证的厥就属于这种情况。

第二句话的重点是"手足逆冷"，这是关于"厥"的基本涵义和临床特征。有人讲《伤寒论》中的厥应该包括昏厥在内，这不是仲师的本意，是后人的一厢情愿。

【疑难解析】

阴阳气——注解虚玄与接地气的问题："阴阳气"是什么意思？历代注家的认识不一样。有的以经络学说解释，例如成无己说："手之三阴三阳，相接于手十指，足之三阴三阳，相接于足十趾，阳气内陷，阳不与阴相接，故手足为之厥冷也。"方有执、尤在泾等注家都同意这种说法。有的从厥阴与阳明的角度进行解释，例如沈目南说："阴阳者，非厥阴一经阴阳也，阴乃厥阴肝也，阳乃阳明胃也……木郁胃阳不达四肢，则手足厥冷为厥，谓之阴阳气不相顺接。"也有的从太阴与阳明的角度进行解释，例如黄昆载讲："足之三阴随阳明而下降，足之三阴随太阴而上升，中气转运，胃降脾升，则阴阳顺接。"还有的用四肢与五脏的关系进行解释，例如陈平伯讲："阳受气于四肢，阴受气于五脏，阴阳之气相贯，如环无端。若寒厥则阳不与阴相接，热厥则阴不与阳相接也。"以上这些注解都太过虚玄了，伤寒注家对于《伤寒论》的研究和注解贡献是巨大的，没有他们可以说根本形不成蔚为大观的伤寒流派。但是也不可否认，有的注家喜欢玩文字游戏，注解虚玄晦涩，竟然比仲师的原文还难以理解。也就是说，越解越玄，让人摸不着头脑。我主张，注解和阐发《伤寒论》要接地气。理论上要简洁明了，让人听得懂；临床上要实实在在，符合实际情况。像上面的这些关于阴阳气注解，表面上看起来头头是道，一旦读起来就似是而非。

阴阳的概念涵括的内容非常多，例如表与里也可以分阴阳，表气属于阳，里气属于阴。所以有的注家就从表里的角度进行注解，这样一来，就很好理解了。人体的阳气生于脏腑之里，而宣发于四肢在表，所谓的阴阳气不相顺接，就是说在里的阳气不能与肤表四肢的气相连接，于是手足四肢缺少了阳气的温煦而厥逆。如果是阳虚的厥，就用四逆汤温阳助火来让表里的阳气相顺接；如果是阳郁的厥，就用四逆散宣通阳气来让表里的阳气相顺接。

（二）厥证的类型与证治

1. 热厥证

【原文】

伤寒一二日至四五日，厥者必發熱，前熱者後必厥，厥深者熱亦深，厥微者熱亦微。厥應下之，而反發汗者，必口傷爛赤。（335）

【释义】

本条论述热厥的形成、病机特点及其治法。厥的症状是手足寒冷，表面上是属于寒证的，但导致厥的原因有很多，其中就包括热邪导致的厥证，我们通常叫做热厥。本条就揭示了由热发展到厥的病机演变过程，伤寒一二日，是热病的初期阶段，只是发热不会厥的，至四五日，随着热邪的深入，内陷而郁滞了，容易发展为厥逆，这就是热厥。热厥的临床有三种特征：一是厥与热是并存的，就是原文说的"厥者必发热"。二是先发热逐渐发展为厥冷，就是原文说的"前热者后必厥"。三是热厥病机是热邪深入内闭，阳气郁滞不达于四肢，因此热邪闭郁的程度越是深重，手足四肢厥冷的程度就越是严重；热邪闭郁的程度越是轻浅，手足四肢厥冷的程度就越是轻浅，就是原文说的"厥深者热亦深，厥微者热亦微"。

因为是热厥，治法应该用寒凉攻下，热邪有了出路，厥逆就自然痊愈了。热厥是不可用辛温发汗法的，否则必然会助热伤阴，进而火邪炎上，导致"口伤烂赤"的变证。

【原文】

伤寒热少微厥，指頭寒，嘿嘿不欲食，煩躁。數日小便利，色白者，此热除也。欲得食，其病爲愈。若厥而嘔，胸脅煩满者，其後必便血。（339）

【释义】

本条论述厥阴热厥轻证的两种转归，是阐述厥阴和少阳互为表里，阳气动态进退变化最为生动的条文。少阳主外，厥阴主内，阳气外而不内就会发热，病属于少阳；阳气内而不外就会厥逆，病属于厥阴。可知，发热与厥逆是判断病发少阳，还是病发厥阴的分水岭。也是第7条"发热恶寒者，发于阳也；无热恶寒者，发于阴也"的最好的例子。

热少与微厥不但评判出了阴阳，而且还标明了阴阳偏衰偏盛的程度。热少，说明阳气外出得并不多；微厥，说明阳气内闭得比较轻，病情动态变化于少阳和厥阴之间，处于不稳定的状态。"指头寒"，就是具体描述微厥的程度。因此，从厥逆的角度讲，属于厥阴热厥的轻证。这种情况，经过"数日"后，可能有两种转归：一是由阴出阳，里热外透，疾病向愈。这种时候指头寒应该消失，小便也会转清，食欲好转；二是由阳入阴，里热内闭，病情深重，形成真正的厥阴热厥证。这种时候，指头寒会转化成手足厥，不欲食加重为呕逆，烦躁发展为胸胁烦满。治疗应该疏肝透热，通阳止厥。方药适合四逆散加减。

厥阴主藏血，内热伤及血络，有热迫血液妄行的趋势，所以推测"其后必便血"。

【疑难解析】

微厥——动态辨证思维的问题：仲师的《伤寒论》与《金匮要略》，原来就是一本书，王叔和整理的时候，根据内容的差别分成了两部书。就辨证思维说来，这两部书的差别之一，就是《伤寒论》以六经辨证的形式，生动地阐述了中医临床的动态辨证思维。而《金匮要略》中展现动态的东西就比较少。六经辨证讲动态，是有专用名词的，例如"传"、"转属"或者"转系"等等。动态辨证思维很重要，因为它是中医辨证论治当中活法的体现。而辨证论治的"活"、"灵"、"动"，可以说是中医临床诊治学的灵魂所在。

本条仲师就是以"厥"作为辨证的眼目，以指头寒的微厥到数日以后的厥的变化作为主线，揭示了少阳病与厥阴病之间动态的表里关系，同时也揭示了厥阴主阴阳转换的枢机以及阴尽阳生、阴中有阳、寒中包热的特点。厥与热是鉴别厥阴与少阳的重要标志，"呕而发热者，小柴胡汤主之"，如果是在发热的时候出现手足厥，哪怕仅仅是指头寒，已经显现出病邪进入厥阴的征象，就不适合小柴胡汤，而是四逆散的适应证。这就是这两个方子的区别，其实，四逆散用芍药的本身也体现了动态的辨治观。四逆散所治疗的四逆，是肝失疏泄，气滞阳郁，不达于手足，可以肯定地说是气分的病变，可是方中为什么配伍芍药这样的血分药呢？这是治疗厥阴病必须要考虑的问题，就是肝为血脏，体阴而用阳。提示我们，在治疗肝气病变的时候，必须要想到肝血的问题，因为气病一定会影响到血分，尽管血分的病证并没有出现，治病防病于先机，这就是四逆散组方配伍中寓含的动态辨证论治思维。

2. 寒厥证

【原文】

手足厥寒，脉细欲绝者，当归四逆汤主之。（351）

当归四逆汤方

当归三兩　桂枝三兩（去皮）　芍藥三兩　細辛三兩　甘草二兩（炙）
通草二兩　大棗二十五枚（擘，一法，十二枚）

上七味，以水八升，煮取三升，去滓，溫服一升，日三服。

若其人內有久寒者，宜當歸四逆加吳茱萸生薑湯。（352）

當歸四逆加吳茱萸生薑湯方

當歸三兩　芍藥三兩　甘草二兩（炙）　通草二兩　桂枝三兩（去皮）
細辛三兩　生薑半斤（切）　吳茱萸二升　大棗二十五枚（擘）

上九味，以水六升，清酒六升和，煮取五升，去滓。溫分五服。（一方，水酒各四升）。

【释义】

两条论述厥阴病血虚寒凝致厥的辨证论治。辨证的关键词有三个，分别是脉细、当归、吴茱萸。本证的病机是平素肝血虚少，又复感寒邪，寒气凝滞经脉，导致血行不畅，四肢失于温养，从而手足厥寒。按照常法辨证思维，手足厥寒应该是阳气虚衰，脉象的"欲绝"也说明了这个问题。但是本条讲的不是脉微欲绝，而是脉细欲绝，细脉主血虚，这就证明了本证的手足厥寒，不是单纯的阳虚，而是还具有血虚的因素。另外，众所周知，四逆汤治疗厥逆证，但是在四逆汤的前面加上了"当归"两个字，当归属于血分药，又进一步证明本证的手足厥寒确实与血分有关系，而厥阴肝脏恰恰就是血脏。再联系 352 条的吴茱萸，吴茱萸归经于厥阴肝脏，是温肝降逆的首选药物，加吴茱萸又一次地证明本证属于厥阴寒厥证。既然是病在厥阴经脉血分，是经脉有寒，而不是脏腑有寒，因此不用姜附类温脏回阳，而是用当归四逆汤温通肝经，养血散寒。

352 条实质上与 351 条是一个整体，进一步论述血虚寒厥兼脏腑久寒的证治。所谓的"久寒"，当指肝脏素有陈寒痼冷。应该兼见腹痛、便溏、纳呆、呕恶等症。既然是经脉与脏腑同时有寒，治疗就应在当归四逆汤的基础上，再加吴茱萸、生姜，温肝祛寒，和胃止呕。这样一来，经络的病与脏腑的病同时治疗。

【方解】

当归四逆汤虽然也叫做"四逆"，因为有了当归，用药与主治与四逆汤有很大的区别。方中的当归、芍药、通草养血通络；桂枝、细辛温经散寒；大枣、甘草补益气血。全方具有养血、温阳、通络三大功效，因此是治疗寒凝血脉的良方。

假如兼有肝脏的陈寒痼冷，就再加上吴茱萸和生姜温肝散寒。同时用清酒煎药，取酒的温通之性，来强化温通血络、祛除寒邪的功能。

【医案选录】

关节脱位案

冯某某，女，19 岁。1982 年 12 月 8 日就诊。一月个以前患感冒发汗愈后，遂发生关节脱位，近来每每因为体力过重或者体位不适而频频发作，尤其以左侧的髋、腕关节较严重，脱位的时候惊恐万分，疼痛不可转侧，伴冷汗淋漓，有时每日脱位竟达数次之多。必以手法整复方可复位。患者求助于中医药，本证颇为怪异，经详查细诊，发现其手足常年欠温，冬季尤为严重，时常眩晕头重，舌淡苔白，六脉沉细。显然属于血虚内寒。古今没有治疗关节脱位的对症方药，应当针对血虚寒厥从整体辨证论治，处以当归四逆加吴茱萸生姜汤：桂枝 15g，赤白芍各 20g，当归 15g，细辛 3g，生姜 5 片，大枣 5 枚，炙甘草 20g，路路通 15g，吴茱萸 6g。上方服三剂，手足转温，关节仅仅脱位一次，两小腿腓肠肌有缩引疼痛感，原方继服六剂。后因诊治

297

其他的病，询问患者此后关节再没有脱位。

按：有些《伤寒论》研究者最喜欢方证相应这个词，甚至认为方证相应是六经辨证的精髓所在，本案证明所谓的方证相应是不合适的。频繁的、没有任何外力的关节脱位，属于怪病的范畴。如果说方证相应的话，恐怕找不到一个方剂能够治疗关节脱位，因为古今医著方书没有任何记载。之所以运用当归四逆加吴茱萸生姜汤，而且取得了很好的疗效，是根据其他的脉症，判断病机是血虚内寒。换句话说，是当归四逆加吴茱萸生姜汤与血虚内寒的病机相应，证明方机相应才是六经辨证的精髓和灵魂。否则什么异病同治、同病异治等等都不能够成立。

【原文】

病者手足厥冷，言我不结胸，小腹满，按之痛者，此冷结在膀胱关元也。（340）

【释义】

本条论述冷结膀胱关元厥逆的辨证论治。关元，属于任脉的穴位，在脐下三寸。这里膀胱与关元并提，实际上是代表了下焦的部位。下焦不但是阳气生发的源泉，还是厥阴肝经循行的地方。厥阴肝的经络走少腹环绕阴器，一旦寒邪直入肝经，就会冷结下焦，除了手足厥冷外，多兼有小腹满、按之痛，或者兼见睾丸冷痛、小便清长等下焦阴寒的表现。仲师没有出治疗的方法，应该灸关元、气海诸穴以温暖下焦，或者用当归四逆加吴茱萸生姜汤暖肝祛寒，温通经脉。

"言我不结胸"一句，是排除病在上焦的病变，因为上焦痰浊阻遏阳气也会出现手足厥冷的，例如瓜蒂散证。

（三）厥证的治疗禁忌

【原文】

诸四逆厥者，不可下之，虚家亦然。（330）

【释义】

本条论述厥证不可用攻下法。335条论述热厥的证治时，提出"厥应下之"的治法。本条又提出"诸四逆厥者，不可下"，自然指的是寒厥。寒厥是阳气衰微，阴寒内盛，治疗应当急急回阳。凡是攻下，大都是寒凉的药物，误用攻下必然会导致亡阳的变证。

所谓的"虚家亦然"，是说凡是正气虚衰的厥证，不论是气虚、血虚、阳虚、阴虚，都不可以用下法治疗。

【原文】

伤寒五六日，不结胸，腹濡，脉虚復厥者，不可下，此亡血，下之死。（347）

【释义】

本条论述血虚厥证的治疗禁忌。伤寒五六日是过了一经的时间，在这种时候出现厥证，应该据脉症来判定属于哪种厥证，再确定治疗的方法。不结胸，排除了痰厥；腹濡，排除了燥结的热厥和冷结的寒厥；脉虚，说明了是正气虚衰导致的厥证。既然属于正虚的厥证，自然不可下。仲师最后特意进一步指出"此亡血，下之死"，强调了误下犯了虚虚之戒，甚至会造成死证。

亡血的厥证，是血虚不能温养四肢所导致的，治疗应当养血通阳，适合当归四逆汤。

二、下利证

厥阴病下利证主要讨论的是热利，是肝经湿热下注大肠导致的下利。因为厥阴肝脏为血脏，所以厥阴病下利一般是脓血利。厥阴病下利证仲师只讲了两条。

【原文】

热利下重者，白頭翁湯主之。（371）

白頭翁湯方

白頭翁二兩　黃檗三兩　黃連三兩　秦皮三兩

上四味，以水七升，煮取二升，去滓，溫服一升。不愈，更服一升。

下利，欲飲水者，以有熱故也。白頭翁湯主之。（373）

【释义】

以上两条论述厥阴病热利的辨证论治，辨证的要点是下重与白头翁。371条讲得非常简捷，就两句话，但是包含的内容却非常地丰富。热利，说明了主症和病性。下重，说明了病位是在厥阴肝脏。下重，后世叫做里急后重，表现为腹痛急迫，肛门坠重，利下不爽。这是气机失常的表现，而肝主疏泄，所谓的疏泄，主要是对于气机的调节。一旦肝失疏泄，胃肠气机逆乱，就会出现下重。热利，也有脾胃湿热，例如葛根黄连黄芩汤证，因为不涉及厥阴肝脏，所以只是单纯的热利，不会有下重的情况。

再讨论白头翁，方用白头翁汤，而且以白头翁命名，这就说明了白头翁的重要性。白头翁入血分，归经于厥阴，善于治疗厥阴热利，尤其是脓血利。所以本条的热利，应该是下利脓血、红的多白的少、甚至是纯下鲜血，同时伴有发热口渴、尿赤肛热、舌红苔黄、脉弦数等。其基本病机是肝经湿热，下迫大肠，湿热火毒，郁滞肠道，损伤肠络。治法是清肝凉血，解毒

299

止利。

373 条承接 371 条，用口渴来补述厥阴热利的辨证。

【方解】

白头翁汤一共四味药，仍然体现了仲师组方简捷的特点，方中白头翁、秦皮都归肝经，入血分，两味药相配伍，清肝凉血，解毒止利；黄连、黄柏，入气分，清热燥湿，坚阴止利。四味药同用，凉血解毒、燥湿治利的功效尤其显著。

《伤寒论》中治疗热利有三个代表方，我们作一个比较：首先是白头翁汤与葛根黄芩黄连汤，最大的区别是白头翁汤用了血分药，体现了凉血解毒治疗肝阴热利的特点；葛根黄芩黄连汤只是治疗胃肠的湿热泄泻，因此没有配伍凉血解毒的药物。其二是白头翁汤与黄芩汤，两个方子最大的特点是都用了血分药，所不同的是黄芩汤用的是活血通络的芍药，而不是凉血解毒的白头翁、秦皮，因为黄芩汤治疗的是少阳郁热下迫大肠的下利，少阳胆腑与厥阴肝脏互为表里，其下利难免与血分有关，但血分的热毒不是那么重。

【医案选录】

附件炎症

张某，女，44 岁。患附件炎症，左下腹疼痛，按之有包块，黄带较多有异味，急躁易怒，小便赤，舌质鲜红苔黄，脉弦。经妇科专家诊疗两次，服中药十余剂没有效验，就诊于余。考虑少腹属于肝经循行的地方，这个地方出现包块和疼痛，是肝血瘀滞，再加上舌质鲜红和脉弦，认为热毒已经进入了厥阴血分，于是改用白头翁汤加减：白头翁 12g，秦皮 10g，黄柏 12g，黄连 10g，薏米 30g，三棱 10g，莪术 10g，醋鳖甲 10g，生蒲黄 10g，炒灵脂 10g，炙甘草 3g。三剂，水煎服。

二诊：下腹包块明显缩小，只是按之少有压痛，黄带也大为减少。原方继续服用 6 剂。

三诊：病情基本控制，去鳖甲、炒灵脂，继续服 6 剂巩固疗效。后来询问患者经常复发，又改汤为丸以防止复发。

按：本案热证是毫无疑问的，为什么服药无效呢？查看以往的病例，发现第一位医生处以三妙散加白花蛇舌草等清热解毒药，显然按照湿热下注的黄带治疗的。第二位医生改为茯苓桂枝丸加败酱草等清热解毒药，显然是按照癥瘕积聚治疗的。按道理讲，两位医生的辨证和处方大方向是没有问题的，但就是疗效不好，这就说明了辨证思维一定是存在着某种偏差。考虑再三，最后从厥阴肝经的循行以及舌诊和脉诊，找到了问题的所在，认为是厥阴病，治以白头翁汤，结果证明这个辨证的思路是正确的。

白头翁汤仲师用以治疗厥阴热利证，上案用以治疗附件炎症，临床有报道，还有的用以治疗眼结膜炎症和乳腺炎症，眼睛是病在上，乳腺是病在中，热利和附件是病在下，一个方可以治疗上中下三个部位的病，这就是异病同治。异病同治的机理是病位可以不同，而病机必须是相同的，就白头翁汤说来，必须是厥阴热证，而且是热在血分。本案的治疗又一次证明了六经辨证和经方运用，不是简单的、表象的、机械的方证相应，而是方机相应。

三、呕吐证

由于肝主疏泄，肝与脾胃的关系又非常密切，所以一旦厥阴有病常常侵犯脾胃，我们叫做肝气犯胃，或者肝脾不和。仲师于篇中列出呕哕证，就是为了阐述这种病机。

【原文】

乾嘔吐涎沫，頭痛者，吳茱萸湯主之。（378）

【释义】

本条论述厥阴病呕吐证的辨证论治。主症是呕吐，但辨证的要点却是头痛。厥阴肝寒犯胃，胃寒生浊，浊阴上逆，所以干呕、吐涎沫。阴病一般不应该有头痛，因为阴经不走头，但是唯独厥阴经例外，厥阴肝脉与督脉会于颠顶。一旦肝寒循着经络上逆，气血不通，于是颠顶作痛，可见本条的头痛是辨证病在厥阴的重要依据。既然属于厥阴病，而且是肝寒，所以治疗用温肝暖胃、降浊止痛的吴茱萸汤。

有一个问题需要讲明白，《伤寒论》中吴茱萸汤证共有三条，这三条所处的位置不一样，所表达的意思也是不同的。一是阳明病篇的"食谷欲呕"（243），主旨是论述阳明中寒证，提示我们阳明病不仅有承气汤、白虎汤这样的热证，还有吴茱萸汤这样的寒证，突出了双向辨证思维；二是少阴病的"吐利，手足逆冷，烦躁欲死"（309），这又是从少阴病类似证的角度，提出少阴寒化亡阳证的疑似鉴别；三是本条的"干呕，吐涎沫，头痛"，主旨是论述厥阴病本证，并且与厥阴病的热证相类比，揭示厥阴肝发病寒有上逆（呕吐）、热有下注（热利）的逆向病机与证型。三条吴茱萸汤证，尽管症状有所区别，位置也有不同，但是病位却都在厥阴肝和阳明胃，病机也是一致的，这就是阴寒内盛、浊阴上逆。我们常说的异病同治，也是这个道理。

【医案选录】

1. 头痛目胀案　王某，女，47岁，工人。1982年12月13日初诊。主诉：头痛，目胀三年，近日加重。伴全身酸胀发紧，失眠多梦，心烦易怒，大便偏干。患者素有高血压病史，现在血压170/110mmHg。查阅以往的病例，前面的医生曾经治以龙胆泻肝汤，但是血压反升，症状不减，大便稀溏，胃中嘈杂。后又给予天麻钩藤饮，服了六剂以后，又出现颜面浮肿，皮肤发紧，难以忍受，血压升至 190/110mmHg。前医的清泄肝火和平肝潜阳显然是错误的，结合患者舌淡胖，苔薄白。改用吴茱萸汤加减：吴茱萸 9g，党参 10g，大枣 5 枚，生姜 5 片，葛根 12g，泽泻 12g，茯苓 20g。2 剂，水煎分早午晚三次服。

12 月 16 日二诊：头痛若失，目胀减轻，小便增多，颜面浮肿消失，脉象由弦劲转为弦滑，血压降到 145/100mmHg。前后服药 12 剂，除了偶然心烦以外，其他症状都治愈了。

2. 眩晕案　高某，男，35 岁，1982 年 11 月 15 日初诊。患者于八年前饮酒以后患眩晕病，经医院检查诊断为高血压。以后经常地发作，每次发作就眩晕头痛，头重脚轻，耳如蝉鸣，手指麻木。冬天病情加重，到了夏季就减轻。舌淡苔薄白滑。左脉滑，右脉沉弦细。血压 150/100mmHg。因为舌苔白滑，诊为肝胃寒浊上逆清阳不升的眩晕证。治以吴茱萸汤加减：吴茱萸 12g，党参 12g，生姜 5 片，大枣 4 枚，葛根 10g，杜仲 15g，菟丝子 20g。服上方 3 剂，眩晕、头痛、耳鸣三个症状都消失了，唯独血压不降。药已中病，原方续服 3 剂，血压降到 140/94mmHg。先后服药 12 剂，血压降到了 130/90mmHg。随访两个月，血压平稳，眩晕没有再次发作。

按：以上两个病例，我们如果严格地按照中医的辨证论治思维考虑问题，是不难诊断的。虽然是眩晕头痛，虽然属于高血压，可是全身找不到任何一点阳热的征象，关键的是，舌苔都是淡白的，显然属于阴寒证。但是我们医生的辨证为什么总是寒热阴阳颠倒呢？尤其是第一例，本来没有任何阳热，你泄的什么火？潜的什么阳呢？由于以寒治寒，结果不但没有疗效，反而越是泄火，血压越高；越是潜阳，病情越重。如果找原因的话，那就是辨证思维出了问题。而辨证思维之所以出问题，又是中西医结合带来的弊病。因为在我们有的医生的意识里，西医的高血压是等同于中医的肝阳上亢。这样一来，临床上就会按图索骥，遇到高血压就不问青红皂白，千篇一律地平肝潜阳，甚至患者服药以后没有效验甚至有了副作用，仍然继续地误辨误治，可见惯性思维的顽固性。

四、厥热胜复证

阴尽阳生，阴阳之枢，是厥阴的特点所在。而在临床上最能体现阴尽阳生，枢机失常的就是厥热胜复证，又叫做厥热往来证。厥阴病篇的厥热胜复证仲师只是作为判断预后的辨证指证，没有出方药。这种厥热交替胜复的特殊现象，是厥阴阴尽阳生转化机制的外在反映，所以三阴病当中只有厥阴病才有厥热胜复。因而后面的类似证中，唯独没有厥热胜复的类证鉴别。

【原文】

傷寒先厥，後發熱而利者，必自止；見厥復利。（331）

【释义】

本条论述厥阴厥热胜复的过程与现象。厥热胜复，是手足厥逆与发热交替出现的一种现象，属于厥阴病的临床特征之一。厥逆，代表着阴邪内盛；发热，代表着阳气来复。伤寒发病，厥阴寒化，一般是先手足厥逆，同时兼有虚寒性地下利。后发热，手足也肯定不厥了，这是阴寒衰退，阳气来复，下利也必然逐渐停止。本来是疾病已经向愈了，可是由于厥阴的阴阳转换枢机出了问题，发生阴寒复胜的现象，这时又会手足厥逆，下利也随着复发的。

【原文】

傷寒病，厥五日，熱亦五日。設六日當復厥，不厥者自愈。厥終不過五日，以熱五日，故知自愈。（336）

【释义】

本条论述根据厥热胜复日数的多少推测阴阳的盛衰进退，判断疾病的预后。厥逆与发热的日数，只是举例说明厥阴病阴阳进退时间长短的大致情况，不能僵化地看待。厥逆五日，发热也是五日，这样厥和热时间是相等的，按照厥热胜复的规律，第六日应当复厥。如果没有发生厥逆，这就提示了阴阳平衡。《内经》讲"阴平阳秘，精神乃治"，所以可以推断"自愈"。

【原文】

傷寒厥四日，熱反三日，復厥五日，其病爲進。寒多熱少，陽氣退，故爲進也。（342）

【释义】

本条根据厥多热少推断病情加重。厥阴病先厥了四日，发热反而是三日，厥多于热，说明了阴胜于阳。复又厥了五日，说明阳气更虚，病情深化，所以叫做"其病为进"。

【原文】

傷寒發熱四日，厥反三日，復熱四日，厥少熱多者，其病當愈。四日至七日熱不除者，必便膿血。（341）

【释义】

本条与上条对比论述厥热胜复的道理。发热四日，厥反三日，复热四日，说明了热明显多于厥，提示阳气来复，所以推测其病当愈。

303

最后一句意在说明阳复太过可能出现的情况，假如四到七日发热不除的话，这是阳复太过，阳热壅滞血络，进而血败肉腐成脓，会出现便脓血。

【原文】

傷寒先厥後發熱，下利必自止。而反汗出，咽中痛者，其喉爲痹。發熱無汗，而利必自止，若不止，必便膿血。便膿血者，其喉不痹。（334）

【释义】

本条论述阳复太过的两种表现。伤寒先厥后发热，下利也停止了，这是阳气来复。此后可能有两种情况：一是复厥，再来一个厥热胜复。二是阳复太过，这又有阳热上蒸与下迫两种情况：假若反汗出，咽中痛，这叫做喉痹，是热邪上蒸气分，热蒸津泄就会汗出，热闭喉咽就会喉痹。另一种情况是不出汗而便脓血，这是热邪下迫血分，邪热内闭就会无汗，热伤血络就会便血。厥阴病的阳复太过，最容易有"脓血"的变化，又与肝为血脏密切相关。

【原文】

傷寒始發熱六日，厥反九日而利。凡厥利者，當不能食，今反能食者，恐爲除中。食以索餅，不發熱者，知胃氣尚在，必愈，恐暴熱來出而復去也。後三日脈之，其熱續在者，期之旦日夜半愈。所以然者，本發熱六日，厥反九日，復發熱三日，並前六日，亦爲九日，與厥相應，故期之旦日夜半愈。後三日脈之，而脈數，其熱不罷者，此爲熱氣有餘，必發癰膿也。（332）

【释义】

本条论述如何判断厥阴病除中及阳复太过两种情况的预后。本条是厥阴病篇讲述厥热胜复最为详细的条文，开始发热六日本来是好事，结果厥反九日，又兼见下利，这是典型的阴盛阳衰。肝胃虚寒应当食欲不振，现在是反而能食，毫无疑问属于反常的现象，这就要考虑除中的可能。除中，顾名思义就是中气消除的意思。具体说来，是胃阳垂绝而反能食的一种特异现象。辨识是否除中可以采用"食以索饼"的方法，假如进食索饼后，患者不发暴热，四肢渐渐温和，这是胃阳来复；假如进食索饼后，患者突然发躁热，这是胃阳脱散。《内经》明确讲过"有胃气则生，无胃气则死"，所以除中实质就是胃阳败绝的回光返照。

反能食的另一种预后是胃阳逐渐恢复，体温持续稳定，三日后观察患者的发热持续存在的话，就可以推测次日借着夜半子时阳气生的时候应该自愈。这是因为厥逆和发热相等，阳气的来复也比较适度的缘故。仲师接着又作了阳复太过的推测，假若三日后，脉数不去，发热也不退，日久热邪必然入络，耗阴动血，热盛肉腐，发为痈脓。

通过以上这些论述厥热胜复条文的分析可知，厥阴与少阳相表里，少阳为半表半里，所以有寒热往来；厥阴为阴阳之界，所以有厥热往来。六经病只有少阳病和厥阴病具有这种极其特异的"往来"现象，根本原因是少阳与厥阴都主枢机。所不同的是，少阳主表里之枢，所以是寒热的往来；厥阴主阴阳之枢，所以是厥热的往来。

【原文】

伤寒脉迟六七日，而反與黃芩湯徹其熱。脈遲爲寒，今與黃芩湯，復除其熱，腹中應冷，當不能食，今反能食，此名除中，必死。(333)

【释义】

本条论述厥阴病厥热胜复证慎用寒凉方药。有阳则生，无阳则死，这是三阴病的辨证论治中始终应该注意的，本条以黄芩汤为例子说明这个问题。伤寒脉迟六七日，按照脉象辨证的常规，应是厥阴肝寒。即使出现了发热，也可能是厥热胜复证，这时的发热属于阳气来复，医家一旦误认为是少阳热证，"反与黄芩汤彻其热"的话，不但损伤了初复的阳气，还容易导致胃阳的衰败，甚至造成"今反能食"的除中证。

第三节 厥阴病类似证

六经病篇在证候分类方面有特殊的意义，就是前后两个病篇各有不同，太阴病篇变证最多，厥阴病篇类似证最多。这是有原因的，太阴病篇之所以变证最多，是因为百病之始皆始于皮毛，百病之变也同样始变于皮毛。而厥阴病篇之所以类似证最多，是因为厥阴阴尽阳生、寒热错杂、厥热胜复，极其复杂，必须强化类证鉴别，才不至于误诊误治。

厥阴病除了厥热胜复证不需要鉴别，其他的围绕上热下寒、厥逆、下利、呕吐四大本证进行类证鉴别。其中，又以厥逆证的类似证最多。因为厥逆，尤其是热厥，最能反映厥阴阴尽生阳、阴中有阳的特点。

一、上热下寒证

与厥阴病提纲证的类似鉴别，仲师列出了两个方证，这就是干姜黄芩黄连人参汤证和麻黄升麻汤证，一个是胃热脾寒，一个是肺热脾寒。虽然都属于寒热错杂证，但是与厥阴没有任何关系。

305

(一) 干姜黄芩黄连人参汤证

【原文】

伤寒本自寒下，醫復吐下之，寒格更逆吐下，若食入口即吐，乾薑黄芩黄連人参湯主之。(359)

乾姜黄芩黄連人参湯方

乾薑　黄芩　黄連　人参各三兩

上四味，以水六升，煮取二升，去滓，分溫再服。

【释义】

本条论述胃热脾寒证的类证鉴别。伤寒本来有虚寒性地下利，医生可能因为外感发热而误用吐下法，这样一来，就会导致表热内陷于上，阳气更伤于下，于是形成了寒热格拒的胃热脾寒证。仲师生动地把这种情况叫做"寒格"，就是寒热上下格拒。寒格的临床表现是：胃热气逆不降，出现饮食入口即吐；脾寒阳虚失运，下利更加严重。既然是胃热脾寒，治法应该寒热并用，清上温下，健脾和胃，用干姜黄芩黄连人参汤。

"若食入口即吐"，是胃热辨证的关键，脾寒就会朝食暮吐，胃热就会食入即吐。

【方解】

本方体现了仲师一贯配伍简捷的特点，方中黄芩、黄连清胃热，干姜温脾寒，人参补脾扶正。本方虽然是治疗脾胃的方药，但是不去滓再煎，而是只煎一次，意在取轻清之气，使药力分走上下，来消除寒热的上下格拒。

本方与黄连汤都是治疗胃热脾寒证，黄连汤属于没有经过误下而自然演变的上热下寒证，具有体质性的因素，因此治疗要缓，用药也比较多。而本方证属于误下形成的，发病比较突然，所以治疗要急，用药当然简捷，突出了急急救误的治疗思路。

(二) 麻黄升麻汤证

【原文】

伤寒六七日，大下後，寸脈沈而遲，手足厥逆，下部脈不至，喉咽不利，唾膿血，泄利不止者，爲難治，麻黄升麻湯主之。(357)

麻黄升麻湯方

麻黄二兩半（去節）　升麻一兩一分　當歸一兩一分　知母十八銖　黄芩十八銖　萎蕤十八銖（一作菖蒲）　芍藥六銖　天門冬六銖（去心）　桂枝六銖（去皮）　茯苓六銖　甘草六銖（炙）　石膏六銖（碎，綿裹）　白术六

306

铢 乾薑六铢

上十四味，以水一斗，先煮麻黄一兩沸，去上沫，内諸藥，煮取三升，去滓。分溫三服。相去如炊三斗米頃令盡，汗出愈。

【释义】

本条论述肺热脾寒的类证鉴别。伤寒应该发汗反而误下，导致表邪陷于上，形成了胸肺郁热；里阳伤于下，形成了脾肠虚寒。这样一来，阳气郁于胸肺，寸部脉沉迟艰涩；热邪闭阻于上，就喉咽不利疼痛；热邪伤损了肺络，就可能唾脓血。阴血与阳气两虚，就下部脉不至；脾肠虚寒，所以泄利不止；上部阳郁不能宣发，下部阳虚不能温煦，于是手足厥逆。本证寒热错杂，虚实兼夹，气血同病，所以仲师说"难治"。

本证虽然病机复杂，头绪很多，关键在于邪陷阳郁。治法的要点在于发越郁阳，麻黄升麻汤的组方配伍就体现了这种治疗的思路。

厥阴提纲证与干姜黄芩黄连人参汤证、麻黄升麻汤证都属于上热下寒，唯独厥阴提纲证是肝热脾寒，属于厥阴病。

【方解】

本方是《伤寒论》用药最多、配伍最为复杂的方剂，共14味药。方中麻黄、升麻为君药，发越胸肺的郁阳；当归为臣药，补益阴血，以上三味药用量最重，是方中的主药。其他的药用量很小，可以分作两组，一组是清热滋阴，主要是治疗喉痹脓血，药有知母、黄芩、葳蕤、天冬、石膏、芍药；一组是温阳补脾，主要是治疗泄利不止，药有茯苓、桂枝、白术、干姜、甘草。全方发越郁阳，清上温下，补血运脾。药物虽然多，用量差异也大，但是杂而不乱；寒药热药并用，同时攻补兼施，但是主次非常分明。而且与阳郁邪陷、上热下寒、虚实杂夹的病机正相适宜。

【疑难解析】

麻黄升麻汤——规律性与特殊性的常变辨证思维的问题：因为麻黄升麻汤是十四味药组成的，成为《伤寒论》112方药物最多的方剂，于是有的注家就提出了异议，认为此方与仲师组方简捷的规律性相悖，因此否定这是仲景方。例如柯韵伯就讲："旧本有麻黄升麻汤，其方味数多而分量轻，重汗散而畏温补，乃后世粗工之技，必非仲景方也。此证此脉，急用参附以回阳，尚恐不救。以治阳实之品，治亡阳之证，是操革下石矣，敢望其汗出而愈哉？绝汗出而死，是为可必。"日本人丹波元坚也同意柯氏的说法，提出："案此条方证不对，注家皆以为阴阳错杂之证，回护调停，为之诠释。而柯氏断然为非仲景真方，可谓千古卓见矣。"其实，这牵扯到规律性与特殊性的问题，也就是分析思维中的常法与变法问题。用药精当的确是经方的特点，难道能以此就千篇一律地认为仲景方不能有用药庞杂的方剂吗？否定特殊性和变法的本身，就不是科学的方法论。何况《伤寒论》中的方剂相当一部分是仲师继承古人的，并不是自己独创的。但是只要记载在《伤寒论》中，不论是古人的，还是仲师的，那就是经方。更为关键的问题是，麻黄升麻汤与方证病机是否相合，关于这一点，前面的注释方解已经讲得很清楚了。

二、厥证

前面讲过，厥证最能反映厥阴病阴尽阳生、阴中有阳的特点，所以仲师在厥阴病篇设置了比较多的、不同病机的类似证，如热厥、寒厥、蛔厥、痰厥、水厥证等等，目的是与真正的厥阴病厥证类比鉴别。

1. 热厥证

【原文】

伤寒脉滑而厥者，里有热，白虎汤主之。（350）

【释义】

本条论述热厥的类比鉴别。本条厥虽然是主症，而辨证关键却是脉滑。滑属于阳脉，主热证，主实证，脉象就证明了此厥应该属于热厥证，所以原文说"里有热"。表象是厥，内里是热，是典型的真热假寒证，治疗应当寒因寒用，以白虎汤清透热邪。也就是说，邪热既得到了内清，又得到了外透，郁遏的阳热就能够外达于手足四肢，厥逆也就自然得愈了。

本条可以说是《伤寒论》中论述白虎汤和白虎加人参汤证最有意义的条文，品读本条可以与168、169条白虎加人参汤证的无大热、时时恶风、背微恶寒相参，还可以与麻杏甘石汤证、大陷胸汤证、承气汤证的无大热或者微热相参，从中体会仲师关于热证辨证论治思维的旨意。本条对那些动不动就以所谓的"四大证"来限定白虎汤的辨证和运用的医者们说来，是当头棒喝。

厥阴病的热厥证与白虎汤的热厥证相比较，脉象不会是滑的，而应该是弦的。同时多兼见胸胁烦满、呕吐等症。

2. 寒厥证

【原文】

大汗出，热不去，内拘急，四肢疼，又下利厥逆而恶寒者，四逆汤主之。（353）

大汗，若大下利而厥冷者，四逆汤主之。（354）

【释义】

两条论述寒厥证的类比鉴别。大汗出以后热不去而恶寒，这是表证仍在。关键是大汗出以后，还出现了厥逆下利，这是大汗亡阳，脾肾阳虚；四肢疼痛，腹内拘急，这是大汗伤阴，筋脉失养。本证虽然是表里同病，但是已经见到了厥逆，有亡阳的危险，所以必须用四逆汤温阳救逆。

354条继续论述大汗导致的大下利而厥逆，其机理仍然是大汗亡阳，脾肾阳虚，依然用四逆汤急温之。

显然以上两条讨论的是少阴病，而不是厥阴病。

3. 蛔厥证

【原文】

伤寒，脉微而厥，至七八日肤冷，其人躁无暂安时者，此爲藏厥，非蛔厥也。蛔厥者，其人当吐蛔，今病者静而復时烦者，此爲藏寒，蛔上入其膈，故烦，须臾復止，得食而嘔，又烦者，蛔闻食臭出，其人常自吐蛔。蛔厥者，乌梅丸主之。又主久利。（338）

乌梅丸方

乌梅三百枚　细辛六两　乾薑十两　黄连十六两　附子六两（炮，去皮）　当歸四两　黄檗六两　桂枝六两（去皮）　人参六两　蜀椒四两（出汗）

上十味，异擣篩，合治之，以苦酒漬乌梅一宿，去核，蒸之五斗米下，飯熟擣成泥，和藥令相得，内白中，與蜜杵二千下，丸如梧桐子大，先食飲服十丸，日三服，稍加至二十丸。禁生冷、滑物、臭食等。

【释义】

本条论述蛔厥证的类比鉴别。本条是以与脏厥相对比的形式阐述蛔厥的，所以先从脏厥谈起，脏厥属脏腑的阳虚寒厥，具有三个特点：一是厥逆程度比较严重，不但是四肢厥冷，可以冷过肘膝，甚至通体皆冷，也就是"肤冷"；二是一定脉微，甚至是脉微欲绝。三是阴盛格阳，神气浮躁，患者呈现持续性躁动不安，也就是原文说的"无暂安时"的意思。显然，脏厥属于四逆汤证或者通脉四逆汤证。

下面紧接着对比讨论蛔厥的问题，蛔厥是因为蛔虫窜扰，体内的气血紊乱，阴阳气不相顺接，而导致的手足厥冷。对比之下，也有三个特点：一是厥逆的程度比较轻，一般不会冷过肘膝，更不会通体皆冷。二是有明确的吐蛔史，就是原文说的"常自吐蛔"。三是不躁而烦，而且呈现时静时烦这样阵发性的特点。

蛔虫喜温而恶寒，蛔虫之所以扰动不安，就是因为膈胃有热，脾肠有寒。所以蛔厥的治疗，要寒热并用，清上温下，安蛔止厥，代表方是乌

309

梅丸。

【方解】

本方也属于经方中用药比较多的方剂，连同制药中的苦酒、白蜜和米粉，一共13味药。组方配伍的重点有两个：一是针对上热下寒的病机，二是针对蛔虫得酸则静、得苦则下、得辛则伏的特性。用药又分为四个部分：一是重用乌梅，而且还要用苦酒浸泡，来强化酸味，目的是以酸制蛔。另外，以乌梅命名也体现了乌梅是君药的意思。二是用蜀椒、桂枝、干姜、附子、细辛五味辛热药，辛以制蛔，同时又兼以温下寒。三是用黄连、黄柏，苦以驱蛔，同时又兼以清上热。四是用当归、人参、白蜜、米粉，调补气血。这样一来，全方清上热，温下寒，调气血，安蛔虫。只要蛔虫安定了，气血调和了，阴阳顺接了，手足厥逆自然会痊愈的。由于本方的组方配伍非常地合理全面，临床的驱虫的疗效也非常好，所以后世医家奉为治疗蛔虫的祖方。

【疑难解析】

（1）又主久利——异病同治的问题：毫无疑问，本条的重点是讲蛔厥的，并且通过蛔厥讲厥证的类证鉴别。但是仲师在条文的最后，看似不经意地讲了一句"又主久利"，其实，从乌梅丸的临床运用和异病同治的角度讲，这句话的意义非常重大，不可以忽视。

首先是概念问题，仲师在提醒我们，切不可把乌梅丸看作单纯的治虫专剂。后世的《方剂学》就把乌梅丸归类于驱虫剂中，在概念上大大地局限了对于此方的理解和运用。如果《方剂学》设置一个寒热并用剂，把所有著名的寒热并用方剂归类在一起，进行比较类别，相信会对学生理解方剂配伍的特色大有好处。

仲师为什么在条文的最后补充了"又主久利"？《伤寒论》讲了很多的下利证，对于这个久利，我们从中要体会什么东西？我认为，关键是久利的"久"字。什么样的下利适合乌梅丸呢？一定是慢性、长期地泻利，也就是所谓的"久利"。因为久利的病机一般比较复杂，长期地下利容易形成气血双虚，阴阳紊乱，寒热错杂。乌梅丸当中，乌梅味酸，善于滋补阴液，又具有酸敛固脱的功能；热性药，温阳散寒以止利；寒性药，清热燥湿以止利；当归、人参，补益气血。全方清、温、补、涩四种功能俱全，而且剂型是丸，丸者缓也，尤其善于治疗慢性疾病，所以乌梅丸不但治疗蛔厥，同样也是治疗慢性泄泻的良方。

清代医家柯韵伯首先提出"乌梅丸为厥阴主方，非只为蛔厥之剂也"。历代医家大多赞同这个说法。吴鞠通指出："肝为刚脏，内寄相火，非纯刚所能折，阳明脏，非刚药不复其体"，故"乌梅丸寒热刚柔同用，为治厥阴、防少阳、护阳明之全剂。"陈修园认为乌梅丸的组方符合仲师提出的"夫肝之病，补用酸，助用焦苦，益用甘味之药调之"的原则。并依据脏腑相关的理论，进一步说明了其治疗厥阴病的道理，提出乌梅丸"味备酸甘焦苦，性兼调补助益，统厥阴体用而并治之，则土木无忤矣"。秦伯未也讲此方可用于"肝脏正气虚弱而寒热错杂之证"。应该提出的是，乌梅丸治疗厥阴病，应该根据病情寒热的偏重，灵活地掌握方中的热性药和寒性药的比例。

（2）脏厥——借宾定主的问题：太阳病篇讨论 149 条半夏泻心汤证和 131 条结胸证的时候，我讲过仲师善于运用借宾定主法，阐述两种表面相似而本质不同病证之间的区别。本条同样也运用了借宾定主法，具体说来，是借脏厥之宾，以定蛔厥之主。如果不能理解仲师这种特殊的阐述问题的方法，就会将两种病证并列平等地看待，这样一来，很难体会到仲师的本意。借宾定主法，实质上是六经辨证的相对性辨证思维的具体运用。

【医案选录】

久利案

王某，男，56 岁。患溃疡性结肠炎十余年，大便常年带有脓血，时有下坠感，但是大便始终成形，而且每日一次。患者拒服中药，十余年来基本靠服用各种抗生素维持病情，近年来做肠镜发现不但炎症加重，还有多发的肠息肉。由于息肉太多，恐怕发生癌变，西医建议手术，于是在上海医院做了肠切除术。没有想到第二年复查肠镜，发现在手术的吻合口附近又有了多发性的息肉，西医还是建议手术，这次患者恐惧了，坚决不手术，于是求中医药治疗。刻诊：患者较为肥胖，面色有些萎黄，精神体力欠佳，食欲还好，烦躁易怒，大便仍然带有脓血，血色多数是鲜红的，吃辛辣、海鲜和寒凉的东西，脓血会加重，平素怕冷，舌红苔薄黄，脉沉缓。诊为寒热错杂的久利证，乌梅丸合白头翁汤加减：乌梅 30g，黄柏 10g，黄连 10g，秦皮 10g，白头翁 12g，炮姜 10g，炮附子 6g，椿根白皮 30g，炒地榆 15g，当归 10g，党参 30g，炒蒲黄 10g，全蝎 10g，夏枯草 30g，三棱 10g，莪术 10g，醋鳖甲 12g，醋山甲 12g，炙甘草 3g。每日 1 剂，2 个月一疗程。外用灌肠方，隔一天灌肠一次。

2 个月后大便脓血偶尔可以见到，复查肠镜，肠黏膜炎症减轻，肠息肉也减少。效不更方，原方继续服用 4 个月。后乌梅改为 60g，蒲黄、全蝎、鳖甲、山甲都改为 30g，另加三棱 12g，莪术 12g，改汤为丸，每次服 15g，每日两次，连续服用 10 个月，大便脓血不见了，复查肠镜肠黏膜基本恢复正常，肠息肉也不见了。停止灌肠，水丸改为每次 10g，每日两次，善后治

311

疗 2 年停药。近年来复查数次肠镜，均正常。

按：本案是溃疡性结肠炎中比较少见的，一是大便基本正常并不溏泄，二是多发性息肉非常严重。按照中医辨证属于寒热错杂的久利证，而且邪气已经进入到了厥阴血分，必须寒热并用，凉血止血，所以用乌梅丸合并白头翁汤加减治疗。然后根据病情的变化，汤剂、灌肠、丸剂，或者合并应用，或者单独应用。尤其是丸剂的缓治，最适合这种久利的病情。

本案另一个值得注意的是息肉的治疗，息肉应该属于中医所说的癥瘕积聚的范畴，息肉最大的危险性是容易癌变。中医治疗息肉一般按照邪"毒"结聚的病机，有针对性地解毒散结。我常用的药物是乌梅、蒲黄、夏枯草、三棱、莪术、全蝎、鳖甲、山甲等，对一些多发性的、比较小的息肉，有一定的疗效。但是仍然要随时注意观察息肉的变化。

4. 痰厥证

【原文】

病人手足厥冷，脉乍紧者，邪结在胸中，心下满而烦，饥不能食者，病在胸中，当须吐之，宜瓜蒂散。(355)

【释义】

本条论述痰厥的类比鉴别。肺为储痰之器，卫阳出于上焦，痰邪郁于胸肺，胸中的阳气就会被闭阻，而难以通达四肢，也可以导致手足厥冷。心下满而烦与饥不能食，都是痰食内积中上焦、气机郁滞内外不通的缘故。至于脉乍紧，也是痰结气滞，脉络时而通畅时而不畅形成的。《内经》讲"其高者因而越之"，邪结胸脘高位，故用瓜蒂散催吐。痰食一旦吐出来，胸肺的阳气就内外通畅了，手足的厥冷自然也就痊愈了。

本条与太阳病篇的 166 条都属于痰阻胸脘的瓜蒂散证，都作为类似证，但是用意有所不同。166 条以"病如桂枝证"，是作为太阳病的类似证；本条以"病人手足厥冷"，作为厥阴病厥证的类似证。

5. 水厥证

【原文】

伤寒厥而心下悸，宜先治水，当服茯苓甘草汤，却治其厥。不尔，水渍入胃，必作利也。(356)

【释义】

本条论述水饮致厥的类证鉴别。厥与心下悸同时并见，辨证的要点应该是心下悸，因为水气凌心最容易导致心下悸。既然是水气为病，那么这个厥，就应该属于水饮阻遏阳气不达四肢而导致的，所以仲师说"宜先治水"。用茯苓甘草汤温胃散水，水饮散去了，阳气就通了；阳气通了，厥逆就愈了。

条文的后半段，仲师做了一个常变辨证思维的假设，厥证按照常法辨证，属于阳虚阴寒。假如医者以变为常，也就是以厥为寒的话，就不治水了，用仲师的话说"却治其厥"，这样一来，治法与病证是相反的，结果是不但厥逆不会痊愈，反而导致水饮下渗大肠，发生下利的变证。

仲师在《伤寒论》中设置了两条茯苓甘草汤证，都是作为类似证呈现的。太阳病篇的 73 条以"不渴"为标志，与五苓散证类比鉴别；本条则以"厥"为标志，与厥阴病厥证类比鉴别。

三、下利证

与厥阴病下利的白头翁汤证类比鉴别的，仲师列出了四个方证：分别是四逆汤证、通脉四逆汤证、小承气汤证和栀子豉汤证。

1. 四逆汤证

【原文】

下利腹胀满，身體疼痛者，先溫其裏，乃攻其表，溫裏宜四逆湯，攻表宜桂枝湯。（372）

【释义】

本条论述少阴病下利的类比鉴别。下利腹胀满，是脾肾阳虚；身体疼痛，属于表邪未尽。病为表里同病，仍然按照表兼里虚者先温里后解表的原则，先用四逆汤温里，后用桂枝汤解表。

2. 通脉四逆汤证

【原文】

下利清穀，裏寒外熱，汗出而厥者，通脈四逆湯主之。（370）

【释义】本条论述下利的类证鉴别。下利清谷，与厥并见，属于少阴寒化证。假如再见发热、汗出的话，就是阴盛格阳、虚阳外浮的真寒假热证。虽然没有提出脉微欲绝，也要大力破阴回阳，所以用通脉四逆汤。

3. 小承气汤证

【原文】

下利讝語者，有燥屎也。宜小承氣湯。（374）

【释义】

本条论述热结旁流的类证鉴别。本证应该是最接近厥阴下利的类证鉴别，因为都属于热利。所不同的是，厥阴病的下利是与下重同时并见的，而本证的下利是与谵语同时并见的。虽然厥阴病也会有谵语，但是按照辨证的常法，谵语还是多见于阳明病，因为胃络上通于心，是胃热上扰心神所导致

313

姜建国伤寒论讲稿

的。谵语是阳明实热证的主症，本来应该大便硬，现在却是下利。这就说明下利可能是燥屎内结，津液旁流，下利也应该为黑色臭秽的黏液粪水，所以仲师讲"有燥屎也"。下利为假象，燥结是本质，治疗应当以小承气汤通因通用。

【原文】

下利後更煩，按之心下濡者，爲虛煩也，宜梔子豉湯。（375）

【释义】

本条论述下利虚烦的类证鉴别。栀子豉汤主治的虚烦证，主要见于太阳与阳明病的变证，形成的机制是汗吐下后，余热未尽，留扰于胸膈。本证是下利后的烦躁，厥阴病有热利证，肝经郁热也会心烦的。但是厥阴病的下利兼见下重，与按之心下濡没有什么关系。由此知道是胃肠湿热下利导致的余热未清，用栀子豉汤清宣郁热以除烦。

四、呕哕证

厥阴病的呕哕证主要是吴茱萸汤证，它的类似证，从寒化证的角度看，主要有四逆汤证；从呕哕的主症看，主要有小柴胡汤证等。

【原文】

嘔而脈弱，小便復利，身有微熱，見厥者難治，四逆湯主之。（377）

【释义】

本条论述寒化证呕吐的类证鉴别。呕吐兼见脉弱，首先应该肯定属于虚证。小便复利就是小便遗溺失禁，与手足厥逆并见，应该属于少阴阳虚证。因为肾主二便，肾阳大衰，失于固摄，小便才会遗溺失禁的。有微热，不会是阳气来复，应该是阴盛格阳，虚阳外浮，所以说四逆汤主之。

寒性呕吐，如果与腹满腹痛并见，是太阴病；如果与小便复利并见，是少阴病；如果与头痛并见，那就是厥阴病了。

【原文】

嘔而發熱者，小柴胡湯主之。（379）

【释义】

本条论述少阳病呕吐的类证鉴别。从条文排列的顺序看，本条紧接在378条吴茱萸汤证的后面，显然仲师的本意是以"呕"为标志，与厥阴病的呕吐证对比鉴别。

呕吐，是厥阴病与少阳病共有的症状，但"发热"却是"发于阳"的特征，所以本条的发热，是鉴别病属于厥阴还是属于少阳的眼目所在。按照辨证的常法，阳病的呕吐，多兼以发热，主治方是小柴胡汤；阴病的呕吐，多

第六章 辨厥阴病脉证并治

兼以厥寒，主治方是吴茱萸汤。

厥阴病篇列出小柴胡汤证除了类证鉴别外，还有另外一种意义，就是使我们从厥阴与少阳互为表里整体观的角度来看待问题。如果是由先厥逆而转为发热，那就是厥阴病由阴出阳，由里达表，由厥阴转出少阳，病机是顺的。既然已经转出少阳了，当然要用小柴胡汤。

【原文】

傷寒，大吐大下之，極虛，復極汗者，其人外氣怫鬱，復與之水，以發其汗，因得噦。所以然者，胃中寒冷故也。(380)

【释义】

本条论述胃寒作哕的类证鉴别。伤寒本当发汗，医生误用吐下法，损伤胃阳。又复用水法作汗，进一步损伤阳气，结果导致胃中寒冷，升降失常，气逆作哕。

本证既然属于胃寒气逆，也可以用吴茱萸汤温胃降逆止哕。但是虽然可以用吴茱萸汤，却不可以此认定本证属于厥阴病。因为本证的哕仅仅病在胃腑，没有涉及肝脏。

【原文】

傷寒，噦而腹滿，視其前後，知何部不利，利之即愈。(381)

【释义】

本条论述哕而腹满的类证鉴别。哕证有虚有实，上条论述的是虚寒哕证，本条论述的是实性哕证。为什么这样讲呢？因为哕兼见的是腹满，这是邪气壅滞，气机不利，逆则生哕的。

对于实性的哕证，仲师提出的治疗方法是"视其前后，知何部不利，利之则愈"。意思是，如果哕而兼小便不利的，是水饮邪气阻滞，应该利其小便；如果哕而兼大便不通的，是宿食糟粕阻滞，应该通其大便。邪气祛除了，气机就条畅了；气机条畅了，哕也就停止了。

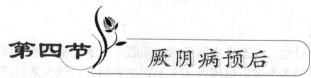

第四节　厥阴病预后

仲师于少阴病篇列述了大量的预后条文，厥阴病篇也是这样。因为这两个病篇是六经病最后的阶段，脏腑又涉及了心肝肾这样重要的脏器。厥阴病的预后，同样也是有阳则生，无阳则死。

一、阳回欲愈

【原文】

厥陰中風，脈微浮爲欲愈，不浮爲未愈。（327）

【释义】

本条论述厥阴中风欲愈的脉象。厥阴病篇仲师一共列述了四条冠称"厥阴病"的条文，而在预后中就列出了两条，本条就是其中之一。《伤寒论》中的中风都是相对中寒而言的，意思是，或者阳虚不太严重，或者是从阳而化热。厥阴内寄相火，无论是肝阳不足，或者是相火内闭，脉象都会沉伏。现在如果脉象由沉微微地转浮，属于阴病见阳脉，提示阳气来复，或者相火由阴出阳，都属于好的现象，所以说"欲愈"。反过来，假设脉象不浮仍然是沉的，说明病情一点转机也没有，所以说"为未愈"。

【原文】

厥陰病，渴欲飲水者，少少與之愈。（329）

【释义】

本条论述厥阴渴欲饮水的预后和处理方法。厥阴本来就是一阴，阴气最少，容易口渴。厥阴热证是消渴，也不会"少少与之愈"的。所以本证应该属于厥阴寒证，往往在阳气初复的时候，会渴欲饮水的。这种情况的口渴，程度比较轻，舌苔应该是淡白的，处理方法只需少少地饮水，使津液逐渐地恢复，口渴就可以治愈的。

【原文】

下利，有微熱而渴，脈弱者，今自愈。（360）

【释义】

本条论述微热而渴是阳复自愈的征象。下利是阴寒内盛，如果有微热口渴，再加上脉象由紧变得不那么紧了，应该判断是寒邪退去，阳气来复。所以说"今自愈"。

【疑难解析】

脉弱——相对性、动态性辨脉思维的问题：由于注家们不了解仲师脉法运用的特点，对于本条脉弱机理的认识上存在着问题。钱天来就按照弱脉主病的常规进行注解，说"脉弱者，方见其里气本然之虚"。程郊倩虽然也认为脉弱表示邪气退，然而终究还是脱不开弱脉主虚的惯性思维，说什么"知邪已退而经气虚耳"。

只要是从正气虚来理解脉弱，就与"今自愈"相矛盾了。原因很简单，正气虚了，怎么能够自愈？会通少阴病篇的287条，就会发现本条脉弱实际上与287条的"脉紧……脉暴微……必自愈"的"脉暴微"是一个意思，在与脉紧相对的前提下，用脉象的恒动变化揭示寒邪消退的病机而已。与287条不同的是，本条没有直接提出"脉紧"，但脉紧的意思是明确存在的。

【原文】

下利脉数，有微热汗出，今自愈。设复紧，为未解。（361）

【释义】

本条论述脉数微热自愈的预后。虚寒性下利，一般应该脉紧恶寒，现在脉象由紧转数，症状由恶寒转为微热，提示了阳气来复。实际上脉数与汗出并见，说明了阳复太过，尽管是这样，终究是阴病转阳，属于自愈的佳象。

后面的"设复紧，为未解"一句，厥阴病的特点又出现了。因为脉象由数再次地转紧，这是寒邪又一次复盛，大有厥热往来的趋势。

【原文】

下利，寸脉反浮数，尺中自涩者，必清脓血。（363）

【释义】

本条论述阳复太过的脉症。虚寒性下利，脉象应当沉紧或者沉迟，如果是寸部脉反而浮数，寸脉属阳，浮数主热，阳脉见于阳部，毫无疑问是阳气来复，阴证转阳。如果是兼见尺中自涩，这就有问题了，因为尺部脉属阴，涩脉又表示不足，所以尺中自涩，说明了热邪消灼阴血，阴血已经受到了损伤。症状上有可能出现必清脓血，这是补充说明了热伤血络，阴血外溢，蒸腐为脓。

需要说明的是，寸脉反浮数，并不是说尺部脉就不数了。因为数脉是脉搏的至数，要数的话，三部脉都数，不可能仅仅寸部脉数，而关尺部脉不数的。仲师在本条只是以寸与尺、数与涩的相对，说明阳复太过与阴血损伤的病机而已。

【原文】

下利脉沉弦者，下重也，脉大者，为未止；脉微弱数者，为欲自止，虽发热不死。（365）

【释义】

本条举脉判辨病势和预后。本条以下利为主症，以兼见的脉象为辨证的标志，来推断疾病的预后。下利伴脉沉弦，弦属于肝脉，肝气失疏，气机郁滞，下利必兼有里急后重，这就是厥阴下利证。下面又用脉大与脉微弱数的相对，说明两种不同的病机。脉大，《内经》讲"大则病进"，脉大就说明邪气亢盛，所以说"为未止"；本条脉微弱数，是说脉由沉弦转为脉微弱，说明邪气衰退了，所以说下利"为欲自止"。尽管脉数了，加上发热，阳复有些太过了，但终究是邪气在衰退，与阳虚寒化相比，肯定是虽然发热不死。

本条的"脉微弱"与前面360条的"脉弱"意义是相同的，都是以脉象的相对变化来表示疾病的转机。所不同的是，本条直接相对"脉大"，而360条没有明确讲"脉紧"而已。

【原文】

下利，脈數而渴者，今自愈。設不差，必清膿血，以有熱故也。(367)

【释义】

本条论述阳复太过的预后。虚寒性下利，见到脉数而渴，这应该是阳气来复，下利也应该随着自止。假如下利没有自止，而且出现了脓血利，这是阳复太过，由寒变热，热盛肉腐，从而发生下利脓血的变证。

二、阳亡不治

【原文】

傷寒六七日，脈微，手足厥冷，煩躁，灸厥陰，厥不還者，死。(343)

【释义】

本条论述脉微厥冷烦躁的预后。伤寒六七日，经过了一经，同时也是厥阴发病的日期，这时如果手足厥冷兼见脉微，属于肝阳虚衰，阴寒内盛。如果再见到烦躁，问题就严重了，有可能是阴盛格阳，虚阳浮躁。阴阳有离决的趋势，首先要急灸厥阴，迅速地宣通肝阳。假如灸后手足逐渐温暖，脉搏逐渐浮起来，这是肝阳来复的征兆；假如灸后仍然手足厥逆，脉微欲绝，这是肝阳已绝，应该属于死证。

原文只是说"灸厥阴"，没有具体的经穴，张令韶主张灸行间及章门诸穴，可以作为参考。

【原文】

傷寒發熱，下利厥逆，躁不得卧者，死。(344)

【释义】

本条论述躁不得卧的预后。下利厥逆，是阳衰阴盛。兼见发热有两种可能：一是阳气来复，但是阳气来复应该伴随着利止厥回，而且神志清醒平和。如果像本证这样神志昏迷，躁扰不宁，就属于孤阳外亡，心神浮越，这是死候。

【原文】

傷寒發熱，下利至甚，厥不止者，死。(345)

【释义】

本条论述厥不止的预后。下利至甚，不但说明了阳气衰亡，而且表示了阴液也即将枯竭。在这种情况下，包括运用温经回阳等治法，厥逆仍然不止的话，提示了阴竭阳亡。此时即便是发热了，也不会是阳复，而是虚阳外浮。所以说"死"。

【原文】

伤寒六七日不利，便發熱而利，其人汗出不止者，死。有陰無陽故也。（346）

【释义】

本条论述汗出不止的预后。伤寒六七日不下利，表示阳虚的不太重。由不下利发展为下利，表示病情恶化，此时的发热，恐怕不是阳复。厥阴寒证，假如发热不是阳复，便是虚阳外浮。结合汗出不止，知道为孤阳外亡所导致，所以叫做有阴无阳的死候。

【原文】

下利，手足厥冷，無脈者，灸之不溫，若脈不還，反微喘者，死。少陰負趺陽者，爲順也。（362）

【释义】

本条论述脉不还微喘的预后。厥逆和下利并见，如果已经摸不到脉了，毫无疑问属于危重证。此时可以急急用灸法，来通阳复脉。如果灸了以后，手足还是厥，脉气也不还，反而病人出现了微喘，这是肾气下绝，肺气上脱，一定是死候。

如果灸了以后，寸口脉不还，还可以观察一下足部动脉，来推测预后。足部有少阴（太溪）与趺阳（冲阳）两个脉，少阴太溪脉属于肾，趺阳冲阳脉属于胃。"少阴负趺阳"的意思是，少阴太溪的脉气虽然微弱，但是趺阳冲阳的脉气还可以，说明了胃气还存在，这样气血的生化有源，《内经》讲过有胃气则生，这就是"少阴负趺阳者为顺也"的道理所在。

【原文】

下利後脈絕，手足厥冷，晬時脈還，手足溫者生，脈不還者死。（368）

【释义】

本条论述脉不还的预后。突然地下利，脉搏一时性地垂绝，同时伴随着手足厥冷，有的时候是气血暴脱，阳气闭绝，不一定是死候。应该或者用灸法，或者用方药，积极地进行治疗，并且注意观察病情的变化。如果经过了一昼夜的时间，也就是晬时，阳气逐渐地回复，脉气也随着浮起，手足必然逐渐温暖，预后应该是好的。假如脉搏仍然不起，这是真正的阳气垂绝，没有任何的生机，所以为死候。

【原文】

傷寒下利，日十餘行，脈反實者，死。(369)

【释义】

本条论述脉反实的预后。虚寒性下利，如果是每天十多次的话，说明了阳气衰亡，阴液下脱，病情十分严重，在这种情况下，脉象往往是判断预后的关键点。如果是脉沉微，说明脉症是相符的，尽管病情危重，但是病机是顺的。假如脉反实，这个"实"，是脉搏坚劲有力，属于《内经》讲的脉无胃气的真脏脉，脉症相逆，所以断为死候。

附：备考原文

發熱而厥，七日下利者，爲難治。(348)

傷寒脈促，手足厥逆，可灸之。(349)

傷寒四五日，腹中痛，若轉氣下趣少腹者，此欲自利也。(358)

下利清穀，不可攻表，汗出必脹滿。(364)

下利，脈沈而遲，其人面少赤，身有微熱，下利清穀者，必鬱冒汗出而解，病人必微厥，所以然者，其面戴陽，下虛故也。(366)

嘔家有癰膿者，不可治嘔，膿儘自愈。(376)

小　结

厥阴属于肝与心包络，厥阴内寄相火，功主疏泄，同时又具有阴尽阳生、阴阳转化的特征。所以厥阴为病，以寒热错杂，相火内炽为提纲证。在厥阴病的本证中，除寒热错杂证以外，还有厥逆、下利、呕哕及厥热胜复四大证。

厥阴病的厥逆证，包括热厥证与寒厥证（当归四逆汤证、当归四逆加吴茱萸生姜汤证）。厥阴病的下利证，主要是热利证（白头翁汤证）。厥阴病的呕哕证，主要是寒呕证（吴茱萸汤证）。厥热胜复证，是厥与热交替往来出现，反映厥阴阳气进退转换的机制，是厥阴病所独有的，尤其能体现阴尽阳生的病机特点。

厥阴病篇除了本证外，类似证多是其最大的体例特点。这是因为厥阴病的病机复杂，证候多端，变化无常。仲师为了强调及突出厥阴病的辨证思维，采用了类证鉴别的方式，针对厥阴病的上热下寒及厥逆、下利、呕哕等证，列出相应的类似证。上热下寒证的类似证有：干姜黄芩黄连人参汤与麻黄升麻汤证。厥逆证的类似证有：热厥的白虎汤证、寒厥的四逆汤证、蛔厥的乌梅丸证、痰厥的瓜蒂散证及水厥的茯苓甘草汤证。下利证的类似证有：四逆汤证、通脉四逆汤证、小承气汤及栀子豉汤证等。呕哕证的类似证有：四逆汤证、小柴胡汤证、胃寒哕证及邪壅哕证等。

厥阴病的预后，仍然以阳气的盛衰进退为辨证的标准。阳气回复的，预后良好，大多主生；阳气衰亡的，预后不良，大多主死。

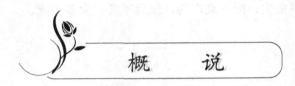

第七章
辨霍乱病脉证并治

概　说

霍乱是一种卒然发作、上吐下泻为主要临床表现的病证。霍，有急骤、卒然、迅速的意思；乱，有撩乱、变化的意思。就是因为发病急骤，剧烈地上吐下泻，顷刻之间有挥霍撩乱的状况，所以病名叫做霍乱。正如《景岳全书》讲的那样："霍乱一证，以其上吐下泻、反复不宁而挥霍撩乱，故曰霍乱。"

《伤寒论》的霍乱，以吐利交作作为主症，包括现在的多种急性肠胃疾病，例如食物中毒、肠胃型感冒等等，与西医学所说的霍乱病是有所区别的。

霍乱的发病原因，大多是由于饮食不干净，或者冷热不调，或者感受了暑湿、寒湿疫疠之气，伤及了脾胃，使中焦升降失职，清浊相干，气机逆乱，从而呈现吐泻交作。后世医家根据临床表现的不同，将此病分为湿霍乱与干霍乱两个类型：上吐下泻，吐利交作的，为湿霍乱；脘腹绞痛，欲吐不吐，欲泻不泻，烦闷不安，短气汗出的，为干霍乱。因为湿霍乱有因寒因暑的差别，又有寒霍乱与热霍乱的区分。本篇所讨论的霍乱为湿霍乱中的寒霍乱证，包括阳虚寒湿证、亡阳证、亡阳阴竭证等。

因为本病的发生多与外邪有关，常常兼见头痛、发热、恶寒、身疼等脉症，与伤寒病相类似；而吐利又与太阴病、少阴病相类似，所以仲师将本证列于六经病篇的后面，作为附篇，与正统的六经病类比鉴别。

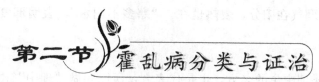

第一节 霍乱病的证候特征

与前面的六经病篇一样，霍乱病篇属于附篇，虽然没有设置提纲证，却照常列述了霍乱病的有关概念和证候特征等问题。

【原文】

問曰：病有霍亂者何？答曰：嘔吐而利，此名霍亂。（382）

【释义】

本条论述霍乱病的基本概念和证候特征。仲师是以问答的形式说明问题的，什么是霍乱病呢？回答得非常简洁，就是吐利交作。邪气中于胃肠，使其功能紊乱，清气不升，浊气不降，清浊相干而上吐下泻。就像《灵枢·五乱》所说的："清气在阴，浊气在阳……清浊相干……乱于肠胃，则为霍乱。"

【原文】

問曰：病發熱頭痛，身疼惡寒，吐利者，此屬何病？答曰：此名霍亂。霍亂自吐下，又利止，復更發熱也。（383）

【释义】

本条论述外感引起霍乱的辨证。霍乱是病在胃肠，但是有的会因为感受外邪而引发，外邪直中胃肠，除了吐利交作外，常常兼有发热、头痛、恶寒等表证。尽管有表证，但还是霍乱。

有表证的霍乱，最容易与伤寒病相混淆，必须进行鉴别。霍乱一定是以吐利为主的，而且初起的时候就吐利交作。伤寒病初起不会有吐利的，先是以发热恶寒、头身疼痛等表证为重点，当邪气由表传里的时候才会见到吐利的。

第二节 霍乱病分类与证治

霍乱病虽然比较简单，也会按照病程的发展，出现诸如五苓散证、理中丸证、四逆加人参汤证、四逆汤证、四逆加猪胆汁汤证以及桂枝汤证等。

一、五苓散与理中丸证

【原文】

霍亂，頭痛發熱，身疼痛，熱多欲飲水者，五苓散主之；寒多不用水者，理中丸主之。（386）

五苓散方

（見太陽病篇）

理中丸方

人參　乾薑　甘草（炙）　白术各三兩

上四味，搗篩，蜜和爲丸，如雞子黃許大。以沸湯數合，和一丸，研碎，溫服之，日三四，夜二服。腹中未熱，益至三四丸，然不及湯。湯法：以四物依兩數切，用水八升，煮取三升，去滓，溫服一升，日三服。若臍上築者，腎氣動也，去术，加桂四兩；吐多者，去术，加生薑三兩；下多者，還用术；悸者，加茯苓二兩；渴欲得水者，加术，足前成四兩半；腹中痛者，加人參，足前成四兩半；寒者，加乾薑，足前成四兩半；腹滿者，去术，加附子一枚。服湯後如食頃，飲熱粥一升許，微自溫，勿發揭衣被。

【释义】

本条论述霍乱寒热的辨证论治。霍乱吐利，如果是兼见头痛、发热、身痛等表证，应该根据具体的证候，区分表里寒热的不同，而采取相应的治法。如果渴欲饮水的，这是三焦的气机紊乱，水饮的决渎失职，津液不能正常地输布，所以在上吐下利的同时，以口渴为证候特点，方用五苓散解表通阳，化气行水，通利三焦，利小便而实大便。如果不欲饮水，一般是中焦阳虚，寒湿内盛，清气不升，浊气上逆，方用理中丸温中散寒，使脾能升清，胃能降浊，吐利自然会停止的。

有一点必须讲清楚，本条的"热多"与"寒多"，是相对而言的。"热多欲饮水"，表明邪气在阳分，表热也在。"寒多不用水"，表明邪气在阴分，中焦寒湿。

【方解】

理中丸是燮理中焦的名方，也是代表方，所以叫做"理中"。方中的四味药，一温三补：一温是干姜，善于温中散寒；三补分别是，白术健脾燥湿，人参、甘草补中益气。

理中丸为一方二法，既可以制成丸剂，又可以作为汤剂。丸者缓也，病情较为轻缓的用丸；汤者荡也，病情较为重急的用汤。服药以后腹中转热的，是药有疗效，可以继续服用；如果腹中没有热的，可以增加丸药的用量，或者干脆改用汤剂。为了增强疗效，服药以后可以喝热粥，温覆取暖，来帮助中阳恢复。如果服药以后感觉身体发热，这是阳气回复，不可以因为身热而减去衣被，这就是"勿发揭衣被"的意思。

仲师对于理中丸的运用，阐述了详细的加减法：如果脐上筑，就是肚脐周围有悸动的感觉，这是肾中的水气上冲，有奔豚的可能，应该去白术的升散，加桂枝温心阳，制肾水；如果是呕吐比较多，是胃寒气逆，去白术的升散，加生姜温胃降逆；如果下利比较重，是脾阳虚而水湿盛，还要用白术的健脾止利；如果心下悸，这是水气凌心，加茯苓利水宁心；如果渴欲饮水，这是脾不散精，应当重用白术健脾散精；如果腹中痛，因为中气虚筋肉失养的，要重用人参补中益气；如果里寒比较严重，要重用干姜，以温中散寒；如果腹满的，这是脏寒生满病，去白术的补益，加附子散寒通阳除满。

【疑难解析】

（1）渴欲得水者加术——变法辨证思维的问题：按照辨证论治的常法，口渴，一般是津液亏虚；用药，大多是栝蒌根、麦冬润燥之品来生津止渴。而理中丸方后注却说"渴欲得水者加术"，这就值得思考了。因为白术属于辛燥之品，常用于水饮湿邪的病证，例如茯苓桂枝白术甘草汤、五苓散、真武汤、附子汤等。口渴用白术，是以燥治燥，明显是违反治法用药的常规。关于这个问题，实际上古人已经有过论述。《内经》就讲过"辛以润之"，意思是辛燥的药物也能起到"润之"的作用。关键是这个"燥"是因为什么原因形成的，如果是脾不能散精，或者是水饮阻遏津液不布，使得口腔局部缺乏津液而口渴的，就必须用辛味的药升散布达津液，从而达到"润之"的目的。就像清代医家邹澍讲的："用术加术之意，总在使脾气散精，上归于肺，通调水道，下输膀胱而已。"辛以润之治法的临床运用，辨证的要点在于，虽然口渴，但是舌淡苔白，甚至滑腻，没有任何的热象。

可见，"渴欲得水者加术"，实际上是仲师在提醒我们，关于口渴燥证的一种变法辨证论治思维而已。它的意义，要比渴者加天花粉重要得多。

（2）腹中痛者加人参——变法辨证思维的问题：与渴欲得水者加术一样，仲师在理中丸的方后注中提示了两个变法辨证思维的问题，第二个就是腹中痛者加人参。按照仲师一贯的常规治法，腹中痛者应该加芍药。因为腹中痛者大多责之于脾络不通，而芍药是最善于通脾络止腹痛的药物。例如少阳病小柴胡汤方后注的"若腹中痛者，去黄芩，加芍药三两"，太阴病的"腹满时痛"和"大实痛"者，治以桂枝加芍药汤、桂枝加大黄汤，"腹中急痛，先与小建中汤"等等。但是本条理中汤的方后注偏偏提出腹中痛者加人参，不是用通法治疗腹痛，而是用补法治疗腹痛，揭示了痛证的变法治疗思维。中气虚衰，胃肠的筋脉失养，照常疼痛，只不过属于不荣则痛而已。

理中丸与小建中汤都治疗中焦虚寒，都可能有腹中痛。不同的是，理中丸以脾胃气虚为主，所以重用人参补气止痛；小建中汤以寒凝脾络为主，所以重用饴糖缓急止痛。

二、四逆汤证

【原文】

吐利汗出，發熱惡寒，四肢拘急，手足厥冷者，四逆湯主之。（388）

【释义】

本条论述霍乱亡阳伤阴的证治。霍乱的吐利是十分严重的，会迅速地亡阴亡阳，本条论述的就是这个问题。手足厥冷是重点，是阳气衰亡的标志。四肢痉挛抽搐，说明了阴液亏虚，筋脉失养。如果从亡阴亡阳的角度讲，汗出恶寒，也是阳气虚衰，不能温煦固表。发热，是虚阳外越。所以用四逆汤回阳救逆。

有的注家认为本证的发热恶寒汗出是表证未解，这样说也有道理，因为霍乱有的时候是感受外邪引起的。

【原文】

既吐且利，小便復利而大汗出，下利清穀，內寒外熱，脈微欲絕者，四逆湯主之。（389）

【释义】

本条讨论霍乱亡阳内寒外热证治。既吐且利，本来就是亡阴亡阳，再加上小便失禁和大汗淋漓，而且还脉微欲绝，病情更加地严重，于是就出现了内寒外热的后果。这就是阴盛格阳，虚阳外脱，治以四逆汤急救回阳。其实，用通脉四逆汤加葱白更为适宜，因为通脉四逆汤是专门对应脉微欲绝的，加葱白是专门应对"外热"的。

三、四逆加人参汤证

【原文】

恶寒脉微而復利，利止，亡血也，四逆加人参湯主之。（385）

四逆加人参湯方

甘草二两（炙）　附子一枚（生，去皮，破八片）　乾薑一两半　人参
一两

上四味，以水三升，煮取一升二合，去滓，分溫再服。

【释义】

本条论述霍乱亡阳脱液的证治。前面的两条四逆汤证也牵扯到了亡阴脱液的问题，但是重心仍然是亡阳，而本条的重心则是"亡血"。辨证的要点不是恶寒脉微，而是"利止"。按照常规，霍乱吐利停止了，应该是病愈的征兆。如果真是病愈的话，就不会兼见恶寒脉微。这种情况下的利止，显然不是阳气回复，而是阴液枯竭，无物可下，所以说"利止，亡血也"。阳亡液脱的危证，仅仅用四逆汤是不够的，必须加人参大补阴气，以解决"亡血"的问题。

【方解】

本方是四逆汤加人参组成的，属于四逆汤类方的范畴。四逆汤回阳救逆，加人参益气生津，是阴阳双补的方剂。后世的参附汤，可以看作本方的简化方。

四、通脉四逆加猪胆汁汤证

【原文】

吐已下斷，汗出而厥，四肢拘急不解，脉微欲絕者，通脉四逆加猪膽汁湯主之。（390）

通脉四逆加猪膽汁湯方

甘草二两（炙）　乾薑三两（强人可四两）　附子大者一枚（生，去皮，破八片）　猪膽汁半合

上四味，以水三升，煮取一升二合，去滓，内猪膽汁。分溫再服，其脉即来。無猪膽，以羊膽代之。

【释义】

本条论述霍乱亡阳竭阴的证治。吐已下断，意思是霍乱的吐利都已经停止了，按照常规，属于阳回欲愈的好现象。但是如果仍然兼见"汗出而厥，四肢拘急不解，脉微欲绝"等脉症，知道这不仅是亡阳的问题，而且阴液也枯竭，病情恶化了。这种情况下，治疗必须在回阳救逆的基础上，兼顾抢

救阴液。仲师用通脉四逆汤，加上了猪胆汁。

【方解】

通脉四逆加猪胆汁汤也属于四逆汤的类方，通脉四逆汤破阴回阳，关键是加猪胆汁，猪胆汁属于血肉有情之品，可以直补阴液来抢救阴液的枯竭。

仲师用猪胆汁的方剂有两个，另一个是白通加猪胆汁汤。两个方证用猪胆汁的重点有所差异，白通加猪胆汁汤证，病机的特点是寒病格拒热药，加猪胆汁的目的是引阴入阳，以消除格拒。而本方则是利用猪胆汁的特性直接滋补阴液。

五、桂枝汤证

【原文】

吐利止，而身痛不休者，当消息和解其外，宜桂枝汤小和之。（387）

【释义】

本条论述霍乱愈后身痛的证治。霍乱本来就有外感引起的，身痛不休是正常的。霍乱吐利止了以后，又会伤阴伤阳引起筋脉失养，也会身痛不休的。不管是外感，还是内伤，只要是身痛不休，就说明肌表营卫不和，所以用桂枝汤以调和营卫。"小和之"的意思是，邪气已经很轻微了，不要用像麻黄汤那样的重剂，只需要桂枝汤这样的轻剂，稍微调和一下营卫就可以了。

附：备考原文

傷寒，其脈微濇者，本是霍亂，今是傷寒，卻四五日，至陰經上，轉入陰必利，本嘔下利者，不可治也。欲似大便，而反矢氣，仍不利者，此屬陽明也，便必鞭，十三日愈。所以然者，經盡故也。下利後，當便鞭，鞭則能食者愈。今反不能食，到後經中，頗能食，復過一經能食，過之一日當愈，不愈者，不屬陽明也。（384）

吐利，發汗，脈平，小煩者，以新虛不勝穀氣故也。（391）

小　结

　　霍乱是发病急骤，剧烈地上吐下泻的胃肠疾病。霍乱的病因是饮食不洁不节，或者是感受时邪而导致的。

　　本篇所论述的霍乱，多属于后世的"湿霍乱"，证候偏寒湿的比较多。霍乱的证治，大致可以分以下几种：霍乱吐利，渴欲饮水兼表的，这是三焦紊乱，决渎失职，用五苓散解表通阳，化气行水；偏寒湿内盛，不欲饮水的，用理中丸温补脾胃，燮理中焦。霍乱吐利，亡阳厥逆者，用四逆汤回阳救逆。若吐利而亡阳脱液的，用四逆加人参汤，回阳救逆，益气生津。霍乱阳亡阴竭的，用通脉四逆加猪胆汁汤回阳救逆，益阴救液。霍乱初愈，营卫不和身痛的，用桂枝汤调和营卫。

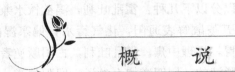

第八章
辨阴阳易差后
劳复病脉证并治

概 说

"辨阴阳易差后劳复病脉证并治"篇，是仲师在《伤寒论》设置的最后一个病篇，虽然不是六经病，属于附篇，但是辨证论治的意义非常重大，不可轻视。六经病新瘥以后，气血必然亏虚，正气也没有恢复，应该谨慎地调养，否则容易导致疾病的复发或者传变。

仲师列出专篇予以讨论病后的调理和预防，可以说是《内经》"治未病"思想在临床上的体现，有着重要的指导意义。

第一节 阴阳易病证治

阴阳易，指的是六经病以后因为房事不慎，导致的男女之间相互染易而发生的病证。

【原文】

伤寒阴阳易之爲病，其人身體重，少氣，少腹裏急，或引陰中拘攣，熱上沖胸，頭重不欲舉，眼中生花，膝脛拘急者，燒禈散主之。（392）

燒禈散方

婦人中禈，近隱處，取燒作灰。

上一味，水服方寸匕，日三服，小便即利，陰頭微腫，此爲愈矣。婦人病取男子禈燒服。

【释义】

本条论述阴阳易的证治。阴，指的是女人；阳，指的是男人；易，指的是男女交接而相互染易发病。阴阳易的意思是，原来没有病的与伤寒恢复期的病人交接而发病，男病传女的，叫做阳易；女病传男的，叫做阴易。

过度的房室是最容易耗伤精气的，尤其是六经病恢复期本来就正气虚损的病人。阴阳易所有的症状都与精气损伤、毒热攻冲有关：身体沉重、少气无力，是气虚；少腹拘急疼痛，或牵引阴部拘急痉挛，或两膝胫部拘急抽掣，是阴精内虚，筋脉失养；热上冲胸、头目昏重、视物不清，是毒热之邪，循经上冲。整个症状是由阴阳交媾，染易毒邪而导致的，所以治疗应当导邪外出，方用烧裈散。

【方解】

中裈，就是内裤。裤裆接近阴器的地方，平时得浊阴之气最多，烧成灰冲服，取其以类相从，导邪下出。

【疑难解析】

阴阳易——存疑待考的问题：阴阳易这个病，虽然顺文释义是可以讲得通的，但是确实有疑惑点：一是阴阳易这个病名，与具体描绘的症状不符。因为从症状上看，是一派房室过度耗伤阴精的表现，与男女相互染易好像没有多大的关系。二是烧裈散这个方子，用药的蹊跷和治疗机理的虚玄，都让人怀疑。尤其是这个方子能否治疗条文描述的这些症状，更是让人怀疑。所以我的意见是存疑待考。

正是由于疑点太多，历代医家对阴阳易属于何种病证，烧裈散是否有效，众说纷纭，莫衷一是。除了前述男女交互染易的观点外，还有认为是伤寒的一种变证。例如日本学者山田正珍在《伤寒论集成》中说："阴阳易者，便是伤寒变证，故冠以'伤寒'二字也……此平素好淫人，伤寒中更犯房事，夺精血，以致此变易也。"阴阳易相当于现代医学的何种疾病，也有不同的说法：有的认为属于男女生殖器官的炎症，或者是某些性传播疾病，甚至有的认为属于性神经官能症等等。

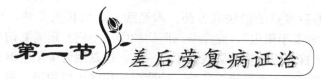

第二节　差后劳复病证治

差后劳复病，指的是由于饮食起居的失常，过于烦劳地伤正，使得疾病复发的病证。其中，因为劳累而复发的，叫做"劳复"；因为饮食不节而复发的，叫做"食复"。在这部分内容里，仲师列述了不同情况的方证。

一、枳实栀子豉汤证

【原文】

大病差後，勞復者，枳實梔子豉湯主之。（393）

枳實梔子豉湯方

枳實三枚（炙）　梔子十四箇（擘）　香豉一升（綿裹）

上三味，以清漿水七升，空煮取四升，內枳實、梔子，煮取二升，下豉，更煮五六沸，去滓，溫分再服，覆令微似汗。若有宿食者，內大黃如博棋子大五六枚，服之愈。

【释义】

本条论述大病新差劳复的证治。大病初愈，余热有可能还没有完全清除，这时如果妄动作劳，容易导致余热复发。以方测证的话，应该是热邪郁于胸膈，气机痞塞不通，出现心中懊憹、低热、心下痞塞或胸腹满闷、舌苔薄黄等症。治疗应当清热除烦、宽中行气，方用枳实栀子豉汤。如果兼见宿食不消，大便秘结，可以再加上围棋子大小的大黄五六枚。

【方解】

本方是栀子豉汤加重了豆豉的用量，再加上枳实而组成的，可以看作栀子豉汤的加减方。方中栀子清热除烦，豆豉宣散郁热，枳实宽中行气。

本方运用的另一特点是用了清浆水，清浆水，又名酸浆水，徐灵胎《伤寒论类方》讲："浆水即淘米泔水，久储味酸为佳。"清浆水，性凉善走，通关开胃，正好适宜本证的治疗。

二、小柴胡汤证

【原文】

傷寒差以後，更發熱，小柴胡湯主之。脈浮者，以汗解之；脈沈實者，以下解之。（394）

【释义】

本条论述差后发热的治法和方药。六经病差后的再次发热，与劳复有关。"发热恶寒者发于阳也"，究竟是三阳病的哪一个病？还需要做进一步地具体分析。仲师首先把邪复少阳放在了第一位，这是因为少阳主枢机，最容易影响阳气的进退出入而发热。另外，治疗少阳病的小柴胡汤，最善于扶正透邪，补虚退热，是治疗发热疗效最好的方剂。后面的两种情况，仲师以脉辨证，而且只设了治法，没有出方药。与邪复少阳相比，主次关系十分明确。如果是表邪未尽复发太阳，发热应当伴有脉浮，可用汗法解除表邪；如果是胃肠燥热复发阳明，发热应该伴有脉沉实，治以下法清除燥热。

三、牡蛎泽泻散证

【原文】

大病差後，從腰以下有水氣者，牡蠣澤瀉散主之。（395）

牡蠣澤瀉散方

牡蠣（熬） 澤瀉 蜀漆（暖水洗，去腥） 葶藶子（熬） 商陸根（熬） 海藻（洗，去鹹） 栝樓根各等分

上七味，異搗，下篩爲散，更於白中治之。白飲和服方寸匕，日三服。小便利，止後服。

【释义】

本条论述大病差后湿热下注的证治。湿热邪气重浊黏腻很难驱除，大病差后，常常会留下湿热，一旦劳复，湿热邪气就容易下注，从而发生以腰以下水肿为特征的水气证。临床可以见膝胫足跗水肿，或者大腹肿满，伴有小便不利，脉沉实缓涩。湿热壅聚下焦，一般的利水剂恐怕力量不够，所以治以牡蛎泽泻散清热化湿，逐水消肿。

【方解】

牡蛎泽泻散方中七味药，体现了散、利、逐的三大功能。散的是牡蛎、海藻、栝楼根，软坚散结，清热化痰；利的是泽泻，主在渗湿利水；逐的是葶苈子、蜀漆、商陆根，清热逐水消肿。七味药合用，软坚散结，利湿消肿，清热逐水，特别适用于湿热水气壅结于下焦的病证。

牡蛎泽泻散与真武汤都可治疗四肢水肿，但真武汤治的是阳虚衰水泛证，主旨在于温阳镇水；牡蛎泽泻散治的是湿热水证，主旨在于清热散结，逐水利水。

四、理中丸证

【原文】

大病差後，喜唾，久不了了，胸上有寒，當以丸藥溫之，宜理中丸。（396）

【释义】

本条论述大病差后中焦虚寒的证治。三阴病本来就阳气虚衰，三阳病经过汗吐下以后必然损伤阳气，所以六经病差后，最容易导致的就是中焦虚寒。中焦脾脏主持运化，一旦脾家虚寒，运化就会失职，水湿内生凝为涎唾，随着胃气上泛而吐出来，而且呈现"久不了了"的状态。涎唾生在脾脏，聚在胸脘，所以说"胸上有寒"。既然是脾家虚寒，临床应该伴见涎唾

稀薄、口淡不渴、喜温畏寒、舌苔白滑等症。治疗当然是理中丸，温中健脾，涎沫不生，喜唾就自愈了。

五、竹叶石膏汤证

【原文】

伤寒解後，虚羸少氣，氣逆欲吐，竹葉石膏湯主之。(397)

竹葉石膏湯方

竹葉二把　石膏一斤　半夏半升（洗）　麥門冬一升（去心）　人參二兩

甘草二兩（炙）　粳米半升

上七味，以水一斗，煮取六升，去滓，内粳米，煮米熟，湯成去米。溫服一升，日三服。

【释义】

本条论述热病后期气液两伤余热未清的证治。凡是热性病，最容易伤阴耗气。往往形成虽然外面的大邪已解，胃中的余热不清，同时兼有气液两虚。身体虚羸，气息低微，是气阴不足；气逆欲吐，是胃失和降。临床多伴有低热不退、心烦口渴、舌红苔少、脉细数等脉症，方用竹叶石膏汤生津益气，清热降逆。

【方解】

本方石膏清透余热，竹叶清心导热，人参、麦冬益气生津，半夏降逆止呕，甘草、粳米和中养胃。全方攻补兼施，润燥同用。

【医案选录】

呕吐案

陈某，女，23岁，工人，1982年5月11日初诊。呕吐数日，每次饭后必吐，吐出食物或者酸水，伴频频嗳气，大便黏滞不爽，心烦易怒，舌边红少苔，脉沉。先从急则治其标入手，处以旋覆代赭汤降逆止呕。三剂后，仍然呕吐不止，胃脘灼热，大便不通，心烦加重，舌赤少苔，脉沉。脾胃阴虚内热的征象显露无遗，应该处以竹叶石膏汤加减：生石膏30g，知母12g，麦冬12g，竹叶9g，黄连9g，大黄6g，竹茹9g，苏梗9g，姜半夏9g，炙甘草3g。三剂后，呕吐基本停止，时有恶心，脘腹少有胀满。原方加厚朴9g。四诊，呕吐恶心痊愈，食欲好转，心不烦，腹不胀，大便不成形，口干。去大黄、厚朴，加天花粉15g，三剂善后。

按：我们平时临床上最习惯于运用常法辨证思维考虑问题，从而处方用药，本案就是例证。患者呕吐，医生脑子首先想到的是止呕，由止呕首先想到的是和胃降逆的代表方旋覆代赭汤。实际上出诊的时候，患者呕吐酸水、心烦易怒、舌红少苔，已经显示了胃脘虚热的征象，但是这一切都让呕吐的表象遮住了眼目，于是误辨误治就在所难免了。到了二诊，旋覆代赭汤没有效果了，才发现应该属于竹叶石膏汤证。说明了知常者易，达变者难。也说明了复杂性辨证思维对于医生和临床是十分重要的。

六、差后微烦证

【原文】

病人脉已解，而日暮微烦，以病新差，人强与谷，脾胃气尚弱，不能消谷，故令微烦，损谷则愈。（398）

【释义】

本条论述大病差后应当注意饮食的调养。病人脉已解，是以脉代证，说明大病已经差了。这种时候如果出现了日暮微烦，就是傍晚的时分有轻微的心烦，或者是轻微的烦热，这是大病初愈，脾胃的功能还没有完全恢复，消化力比较差，如果勉强进食，就会食滞生热，这就是"强与谷"的意思。因为是微烦，又没有脘腹胀满，所以不需要服药治疗，只要适当地节制饮食，就可以自愈的。

小　结

本篇主要论述伤寒大病差后的调护和治疗。分别从阴阳易、劳复、食复三个方面，列举了可能出现的各种病证以及治法、方药。阴阳易，治以烧裈散。有烦热痞满的，用枳实栀子豉汤除烦、宽中下气。差后复发热的，要首选小柴胡汤和解少阳以退热。腰以下有水气的，用牡蛎泽泻散清热逐水消肿。寒饮吐涎沫的，用理中丸温运脾阳。虚羸少气，气逆欲吐的，用竹叶石膏汤生津益气、清热降逆。

本篇的条文虽少，但是提示了病后调养护理的重要性及"治未病"的思想，具有较大的理论和临床意义。

附录一
关于《伤寒论》中药物剂量的几点说明

《伤寒论》属汉代医著，关于其中的药物剂量，历代医家及学者进行过不少研究和论述，中国历朝历代的度量衡本来不一，所以说法颇多。现就基本认可的药物剂量的有关问题作一说明，仅供参考。

1. **关于重量** 吴大澂根据新莽货币较得新莽时1两为13.67464g；刘复从新莽嘉量较得的为14.1666g；吴承洛将这两个数据平均，得出新莽1两为13.9206g，1斤为222.73g。柯雪帆等根据大量出土的秦汉铜铁权及现存于中国历史博物馆的东汉"光和大司农铜权"，实测结果，东汉1两为15.625g，1斤为250g。

2. **关于容量** 10合为1升。吴承洛认为东汉1升的容量为198.1ml，刘复从新莽嘉量测得1升为200.6349ml（均见《中国度量衡史》）。现藏上海博物馆的商鞅铜方升，实测其容量为200ml。可以基本肯定，东汉1升为200ml，1合为20ml。

3. **关于长度** 刘复根据新莽嘉量较出新莽尺的长度为23.088cm；吴承洛根据新莽尺折为清营造尺，再算出新莽尺的长度为23.04cm。

4. **关于"两"、"铢"、"分"** 《汉书·律历志》："二十四铢为两，十六两为斤。"据此，汉代以6铢为1分，4分为1两。

5. **关于"方寸匕"、"钱匕"** 赵有臣根据出土文物"铜律撮"铭文及《本草经集注》与《隋书·律历志》的记载，考得1方寸匕的容量约为5ml。尚未见对钱匕的可靠考证。

6. **关于个数或体积** 柯雪帆根据上海中医药大学中药标本室所藏《伤寒论》中用药实测得出的结果是：附子中等者，1枚10～15g，附子大者1枚20～30g，杏仁50枚15g，桃仁50枚15g，栝楼实（今称瓜蒌）中等者1枚60～80g，栀子14个7g，乌梅300枚680g，石膏鸡子大56g，芒硝半升62g，半夏半升42g，五味子半升38g，香豉半升48g，麻仁半升53g，吴茱萸1升70g，葶苈子半升62g，麦门冬半升45g，赤小豆1升156g，虻虫30个10g，水蛭（大小相差很大）30个约为40g。

336

　　中药的临床药量因为影响的因素比较多，所以是一个十分复杂的问题，一般而言，《伤寒论》的药量对比现代临床中药的习惯用量，显然过大。但《伤寒论》的方药一般只煎一次，分多次服，又与现代临床煎服法（煎两次，分两次服）不同。因此，我们既不能机械套用《伤寒论》原方原量，又要吃透经方药量的精髓，做到临床辨证用药，适当用量。

附录一　关于《伤寒论》中药物剂量的几点说明-

附录二 方剂索引

339

附录三 条文索引

341

附录三 条文索引

343